癌診療指針のための
病理診断プラクティス
皮膚腫瘍

総編集 **青笹克之**
大阪大学名誉教授

専門編集 **清水道生**
博慈会記念総合病院病理診断センター

新井栄一
埼玉医科大学国際医療センター病理診断部

中山書店

刊行にあたって

　腫瘍および類縁疾患の診断において，病理診断はつねに中心的な位置を占める．近年の病理診断技法の進歩と専門的な知識の集積はめざましい．一方，画像医学の進歩は病態の精緻な把握を可能としてきた．加えて分子レベルでの腫瘍の特性解析は個々の患者への適切な治療法の選択へと道を拓きつつある．このような状況において，腫瘍医療に携わる臨床医の最低限知るべき病理診断に関する知識と病理医が知るべき最先端治療の情報は飛躍的に増加してきている．

　昨今，腫瘍の病理形態，画像所見，分子レベルでの異常などを総合した治療方針の決定が強く求められており，もちろん現場サイドにおいても診断から治療への有機的な連携への期待が高まっている．このため病理医，臨床医ともに診断・治療の流れのなかでの両者の役割を相互に理解することが必要となる．いいかえれば，診断と治療の最新の進歩と限界を臨床医と病理医の双方が熟知していることが求められているのである．

　今般の企画は，癌の診断・治療の第一線にある病理医・臨床医にむけて腫瘍の病理診断の実際的かつスタンダードな知識を提供することを目的としている．このため，本シリーズでは各臓器ごとに「病理診断の流れとポイント」を概説した後に，診断に際して必要とされる「基本的知識」を簡明かつ総説的に示した．個々の疾患の診断についてのセッションでは写真とシェーマを豊富に用いて治療方針の決定に役立つ「診断のポイント」と「鑑別診断のフローチャート」を示した．また，日常業務の現場での使いやすさを考え，説明の文章は箇条書きとして簡明にした．編集は各臓器癌の病理診断の第一線で活躍している病理医にお願いし，執筆は病理医と腫瘍臨床の現場で実績のある外科，内科，放射線科医に加わって頂き，腫瘍の病理診断から治療までの一連の流れが理解できるように努めた．

　本書が腫瘍医療に携わる臨床医と病理医を中心とした関係者に広く活用されることを期待している．

2010 年 11 月

大阪大学大学院医学系研究科
病態病理学教室教授

青笹克之

■ ■ 序 ■ ■

　わが国において，皮膚病理検体数は，パンチ生検という手軽なやり方も駆使されることから，一般病院，検査会社を含め，トップクラスである．数の多さに加え，皮膚科疾患は炎症性疾患だけでなく，本書のターゲットである腫瘍性疾患もきわめて種類が多く，その命名の仕方も独特であるため，診断病理医を悩ませている．このような状況のなかで，皮膚科腫瘍の病理診断を効率的に行うために，簡素な記載とわかりやすいフローチャートによる本シリーズは非常に有用であると思われる．

　本書では，シリーズの構成をそのまま踏襲して，わかりやすさを追求している．1章では「病理診断の流れとポイント」について解説しているが，皮膚腫瘍全体を見渡して，具体的に記述し，鑑別診断の基本的な考え方を明示している．まずは一読して頂きたい．2章は「診断のための基本知識」で，皮膚科の成書を開かなくても臨床事項の重要な点を理解できるものとなっている．3章は「皮膚腫瘍の概要と鑑別診断」と，本書の核心部分であり，日常病理診断に必要な組織型を網羅し，簡素な説明と使いやすいフローチャートにより鑑別が列挙されている．4章「病理検体の取り扱い」では皮膚科特有のやり方を提示している．5章「症例の実際」ではとくに鑑別の難しい病変を取り上げており，難解な皮膚病理診断がわかりやすい表現で簡潔にまとめられている．

　本書は皮膚腫瘍性疾患の病理診断と診療に直接役立つ "鑑別診断書" としてきわめて有用と考える．本書によりわが国の皮膚科腫瘍の診断レベルが向上することを希望します．最後に，本書の企画，立案，執筆に関わった皆様，および多大な労力をおかけした中山書店編集部の皆様に深謝いたします．

2017 年 7 月

専門編集　**新井栄一　清水道生**

癌診療指針のための
病理診断プラクティス
皮膚腫瘍
Contents

1章 病理診断の流れとポイント

清水道生　2

2章 診断のための基本知識

皮膚腫瘍の免疫組織化学	永田耕治	14
ダーモスコピー	土田哲也	30
皮膚科領域の画像診断	吉川周佐	41
皮膚悪性腫瘍の病期分類	緒方　大	46
皮膚悪性腫瘍の治療	緒方　大	58

3章 皮膚腫瘍の概要と鑑別診断

■ 表皮系腫瘍

良性病変	後藤啓介	70
前癌症および悪性病変	横山繁生，西田陽登，駄阿　勉	79
悪性病変	塩見達志	90

■ 付属器系腫瘍

毛包系腫瘍	安齋眞一	102
脂腺系腫瘍	山元　修	121
汗腺系腫瘍	阿部佳子，新井栄一	130

■ メラノサイト系腫瘍

良性病変	伊東慶悟	155
悪性黒色腫	都築豊徳	173

■ 間葉系腫瘍

線維性・線維組織球性腫瘍	藤本正数，村田晋一	191
脂肪性・筋性腫瘍	松山篤二	211
血管性腫瘍	福本隆也	225
神経系，軟骨・骨形成性腫瘍	廣瀬隆則	249

※参考文献は巻末にまとめました.

■ リンパ・組織球・造血系腫瘍
　偽リンパ腫　　　　　　　　　　　　　　　　　　　　　　新井栄一　274
　皮膚 B 細胞性悪性リンパ腫　　　　　　　　　　　　　　　新井栄一　282
　原発性皮膚 T 細胞性悪性リンパ腫　　　　　　　　　　　　中塚伸一　291
　non-lymphoid 病変　　　　　　　　　　　　　　　　　　濱田利久　312
■ 転移性腫瘍　　　　　　　　　　　　　　　　上原慶一郎, 清水道生　321

4章　病理検体の取り扱い

　皮膚の病理検体の取り扱い　　　　　　　　　　　　　　　三浦圭子　330

5章　症例の実際

症例1 汗孔癌の鑑別　　　　　　　　　　　　　　　　　　安齋眞一　338
症例2 keratoacanthomatous lesion の鑑別　　　　　　　　三砂範幸　343
症例3 Spitz 母斑の鑑別　　　　　　　　　　　　　泉　美貴, 大原國章　352
症例4 verrucous carcinoma とその鑑別　　　　　　　　　寺木祐一　360
症例5 atypical fibroxanthoma とその鑑別　　　　　　　　田中麻衣子　364
症例6 木村病, 好酸球性血管リンパ球増殖症（類上皮血管腫）の鑑別
　　　　　　　　　　　　　　　　　　　　　　　寺本祐記, 桜井孝規　369
症例7 紡錘形細胞脂肪腫（粘液型）とその鑑別　多田豊曠, 福嶋麻由, 土田　孝　373

　　　　　　　　　　　　　　　　　　　　参考文献 ⋯⋯⋯⋯⋯⋯⋯⋯ 379
　　　　　　　　　　　　　　　　　　　　索引 ⋯⋯⋯⋯⋯⋯⋯⋯⋯⋯ 388

執筆者一覧

（執筆順）

清水　道生	博慈会記念総合病院 病理診断センター	
永田　耕治	埼玉医科大学国際医療センター病理診断科	
土田　哲也	埼玉医科大学皮膚科	
吉川　周佐	静岡県立静岡がんセンター皮膚科	
緒方　　大	埼玉医科大学皮膚科	
後藤　啓介	Department of Pathology and Cytology, Karolinska University Hospital	
横山　繁生	大分大学医学部診断病理学講座	
西田　陽登	大分大学医学部診断病理学講座	
駄阿　　勉	大分大学医学部診断病理学講座	
塩見　達志	鳥取大学医学部病理学講座器官病理学分野	
安齋　眞一	日本医科大学武蔵小杉病院 皮膚科	
山元　　修	鳥取大学医学部感覚運動医学講座皮膚病態学分野	
阿部　佳子	地域医療機能推進機構 東京山手メディカルセンター病理診断科	
新井　栄一	埼玉医科大学国際医療センター病理診断部	
伊東　慶悟	日本医科大学武蔵小杉病院 皮膚科	
都築　豊徳	愛知医科大学附属病院 病理診断科	
藤本　正数	和歌山県立医科大学人体病理学教室	
村田　晋一	和歌山県立医科大学人体病理学教室	
松山　篤二	産業医科大学第1病理学	
福本　隆也	福本皮フ病理診断科	
廣瀬　隆則	兵庫県立がんセンター病理診断科	
中塚　伸一	大阪国際がんセンター病理・細胞診断科	
濱田　利久	岡山大学病院 皮膚科	
上原慶一郎	神戸市立医療センター中央市民病院 病理診断科	
三浦　圭子	東京医科歯科大学医学部附属病院 病理診断科	
三砂　範幸	中尾医院 皮膚科	
泉　　美貴	東京医科大学医学教育学分野	
大原　國章	虎の門病院 皮膚科	
寺木　祐一	埼玉医科大学総合医療センター皮膚科	
田中麻衣子	マツダ病院 皮膚科	
寺本　祐記	京都大学医学部附属病院 病理診断科	
桜井　孝規	京都大学医学部附属病院 病理診断科	
多田　豊曠	豊川市民病院 病理診断科	
福嶋　麻由	浜松医科大学医学部附属病院 病理部	
土田　　孝	浜松医科大学医学部附属病院 病理部	

1章

病理診断の流れとポイント

病理診断の流れとポイント

皮膚腫瘍の分類

皮膚腫瘍の病理診断は，皮膚腫瘍の分類とその主な疾患を整理・理解することがそのスタートであり，このスタート地点に立ったうえで次の診断アプローチへと進むことになる．

本書における分類

皮膚腫瘍は皮膚原発の腫瘍と転移性腫瘍に2大別される．皮膚原発腫瘍は表皮系腫瘍，付属器系腫瘍，メラノサイト系腫瘍，軟部腫瘍，神経系腫瘍，血液リンパ系腫瘍に大きく分類される．このうち，表皮系腫瘍はケラチノサイト系腫瘍あるいは角化細胞性腫瘍とも呼ばれる．また，表皮系腫瘍と付属器系腫瘍をまとめて上皮系腫瘍とする立場もある．メラノサイト系では，母斑を限局性の皮膚奇形とみなす立場もあるが，ここではWHO分類に従い良性のメラノサイト系腫瘍として扱い，軟部腫瘍と神経系腫瘍をまとめて間葉系腫瘍とした．さらに血液リンパ系腫瘍はリンパ球・組織球・造血系腫瘍として扱った．これらの原発性および転移性の皮膚腫瘍を順に列挙したものが 表1 である．

代表的な教科書における分類

皮膚腫瘍の分類に関しては，教科書によって若干の相違がみられ，これらの違いを熟知しておくことも重要である．代表的な教科書の分類として，Lever's Histopathology of the Skin 表2，Weedon's Skin Pathology 表3，WHO分類における皮膚腫瘍の分類 表4 がある．これらを見比べてみると，本書の分類はWHO分類に近く，簡潔に整理されており，実用的な分類といえる．

表皮系腫瘍（tumors of the epidermis）表5

表1 に示した腫瘍をさらに細かく分類していくと，まず表皮系腫瘍は，良性のものとしては，脂漏性角化症（seborrheic keratosis），澄明細胞性棘細胞腫（clear

表1 皮膚腫瘍の分類（本書における分類）

1. 表皮系腫瘍（tumors of the epidermis）
2. 付属器系腫瘍（adnexal tumors）
3. メラノサイト系腫瘍（melanocytic tumors）
4. 間葉系腫瘍（mesenchymal tumors）
5. リンパ球・組織球・造血系腫瘍（hematolymphoid tumors）
6. 転移性腫瘍（cutaneous metastases）

表2 Classification of the Skin Tumors

1. Tumors and cysts of the epidermis
2. Tumors of the epidermal appendages
3. Benign pigmented lesions and malignant melanoma
4. Tumors of fibrous tissue involving the skin
5. Vascular tumors：Tumor and tumorlike conditions of blood vessels
6. Tumors with fatty, muscular, osseous, and/or cartilaginous differentiation
7. Tumors of neural tissue
8. Cutaneous lymphomas and leukemias
9. Metastatic carcinoma of the skin

（Elder DE, et al. eds. Lever's Histopathology of the Skin, 11th ed. Philadelphia：Wolters Kluwer；2014. の contents より抜粋）

表3 Classification of the Skin Tumors

1. Tumors of the epidermis
2. Tumors of cutaneous appendage
3. Lentigines, nevi, and melanomas
4. Tumors and tumor-like proliferations of fibrous and related tissues
5. Tumors of fat
6. Tumors of muscle, cartilage, and bone
7. Vascular tumors
8. Neural and neuroendocrine tumors
9. Cutaneous infiltrates – nonlymphoid
10. Cutaneous infiltrates – lymphomatous and leukemic
11. Cutaneous metastases

（Patterson JW. Weedon's Skin Pathology, 4th ed. London：Elsevier；2015. より抜粋）

表4 Classification of the Skin Tumors

1. Keratinocytic tumors
2. Appendageal tumors
3. Melanocytic tumors
4. Soft tissue tumors
5. Hematolymphoid tumors
6. Neural tumors

（LeBoit PE, et al. eds. World Health Organization Classification of Tumours of Pathology & Genetics of Skin Tumours. Lyon：IARC Press；2006. より抜粋）

表5 表皮系腫瘍：その主な疾患

良性病変	脂漏性角化症，澄明細胞性棘細胞腫，大細胞性棘細胞腫，疣贅状異常角化腫など
悪性病変（ただし，前癌症を含む）	ケラトアカントーマ*，日光角化症，Bowen 病，Bowen 様丘疹症，基底細胞癌，扁平上皮癌，疣状癌など

*WHO 分類ではケラトアカントーマの同義語に，well-differentiated squamous cell carcinoma（keratoacanthoma type）が記載されている．

cell acanthoma），大細胞性棘細胞腫（large cell acanthoma），疣贅状異常角化腫（warty dyskeratoma）などが挙げられる．一方，悪性病変（前癌症を含む）には，ケラトアカントーマ（keratoacanthoma），日光角化症（actinic keratosis），Bowen 病，Bowen 様丘疹症（Bowenoid papulosis），基底細胞癌（basal cell carcinoma：BCC），扁平上皮癌（squamous cell carcinoma：SCC），疣状癌（verrcous carcinoma）などがある．squamous cell carcinoma の日本語名として皮膚科医は「有棘細胞癌」を好んで用いる傾向があるが，ここでは病理総論で使用される「扁平上皮癌」を用いた．また，「基底細胞癌」は最近では悪性の毛包系腫瘍として分類される傾向にあるが，これまでの慣習に従い表皮系腫瘍に含めて記載した．

付属器系腫瘍（adnexal tumors）表6

付属器系腫瘍は毛包系腫瘍，脂腺系腫瘍，汗腺（アポクリン，エクリン）系腫瘍に分けられる．これは付属器系腫瘍が正常の皮膚付属器のどの成分，すなわち毛包，脂腺，アポクリン汗腺，エクリン汗腺のどれに由来するかで分類される．この理解には図1 に示した「表皮と付属器の発生」を知っておく必要があり，そのなかでも folliculo-sebaceous-apocrine unit という１つの単位が重要である．すなわち，すべての付属器は胎生期の表皮胚細胞層に由来し，毛髪，脂腺，アポクリン腺は毛包に由来する一単位としてとらえることができる．これに対してエクリン汗管や汗腺は folliculo-sebaceous-apocrine unit とは別個に発生する．この考えに基づけば，毛包系腫瘍でしばしば脂腺やアポクリン腺への分化を示す症例があることも理解しやすい．ただし，HE 標本でアポクリン系かエクリン系かを区別する組織学的指標は少なく，現時点では両者の鑑別に有用な免疫組織化学的マーカーはない．このことから，WHO 分類では両者をあえて区別せず「tumors with apocrine and eccrine differentiation」と記載しているが，アポクリン系か，エクリン系かを明確に区別できない症例が少なからず存在することを認識しておくことは大切である．付属器系腫瘍のうち，脂腺系腫瘍は比較的疾患の種類が限られているのに対し，毛包系腫瘍や汗腺系腫瘍では疾患の種類が多い．

メラノサイト系腫瘍（melanocytic tumors）表7

良性のメラノサイト系腫瘍の代表が，単純黒子，母斑細胞母斑（＝色素性母斑），

表6 付属器系腫瘍：その主な疾患

毛包系腫瘍	毛包腫，毛包上皮腫，毛芽腫，外毛根鞘腫，毛母腫，増殖性外毛根鞘性腫瘍，毛母細胞癌など
脂腺系腫瘍	脂腺増殖症，脂腺腺腫，脂腺腫，脂腺癌など
汗腺系腫瘍*	汗管腫，汗孔腫，汗腺腫，らせん腺腫，円柱腫，乳頭状汗管嚢胞腺腫，乳頭状汗腺腫，皮膚混合腫瘍，アポクリン癌，乳房外 Paget 病，粘液癌，汗孔癌，小嚢胞性付属器癌，らせん腺癌など

*アポクリン系腫瘍とエクリン系腫瘍の両者を含む．

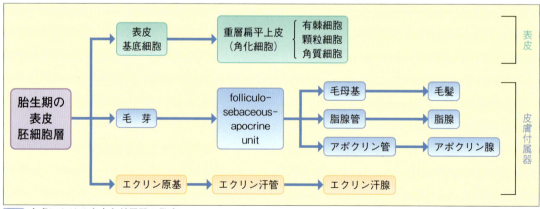

図1 皮膚における表皮と付属器の発生

表7	メラノサイト系腫瘍：その主な疾患
良性病変	単純黒子，母斑細胞母斑（＝色素性母斑），先天性色素性母斑，部位特異性母斑（肢端，外陰部など），Spitz母斑，蒙古斑，青色母斑，太田母斑，異形成母斑など
悪性病変	悪性黒色腫（表皮内，浸潤性，特殊型），悪性青色母斑など

Spitz母斑，蒙古斑（mongolian spot），青色母斑，太田母斑（nevus of Ota）などで，悪性病変は悪性黒色腫（malignant melanoma）である．悪性黒色腫は，大きく表皮内悪性黒色腫（melanoma *in situ*），浸潤性悪性黒色腫（invasive melanoma），特殊型（線維形成性黒色腫や母斑様黒色腫など）に分けられる．さらに，浸潤性悪性黒色腫は臨床病理学的に，①悪性黒子型黒色腫（顔面などの露光部に生じ，増殖は緩徐），②表在拡大型黒色腫（体幹や四肢に多い），③末端黒子型黒色腫（手掌，足底，爪に好発し，日本人に多い），④結節型黒色腫（全身のあらゆる部位に発生し，最も悪性度が高い）の4型に分けられ，Clark分類と呼ばれている．ただし，Clark分類は発生部位を反映させたもので，予後を反映しない，各型がoverlapする症例が存在する，必ずしも4型のいずれかに分類できない，などの点からその使用頻度は減少しつつある．

間葉系腫瘍（mesenchymal tumors）表8

　間葉系腫瘍の大部分は良性で，悪性腫瘍は1%程度であると考えられている．そのうち，軟部腫瘍には，種々の線維性腫瘍，線維組織球性腫瘍，脂肪性腫瘍，筋性腫瘍，血管性腫瘍があり，このなかでは血管性腫瘍の疾患数が多い．神経系腫瘍としては，神経腫（neuroma），神経線維腫（neurofibroma），神経鞘腫（neurilemmoma），顆粒細胞腫（granular cell tumor），悪性末梢神経鞘腫瘍（malignant peripheral nerve sheath tumor：MPNST），Merkel細胞癌などがある．なお，本書ではこれに軟骨腫（chondroma），副耳（accessory ear），爪下外骨腫（subungual exostosis）などの軟骨・骨形成性腫瘍を加えている．

リンパ球・組織球・造血系腫瘍（hematolymphoid tumors）表9

　リンパ球・組織球・造血系腫瘍のうち，リンパ系腫瘍は良性病変と悪性病変に分けられる．良性病変には，皮膚リンパ球腫（lymphocytoma cutis），偽リンパ腫性毛包炎，薬剤性・虫刺症性偽リンパ腫などがある．悪性病変には，T細胞性およびB細胞性の悪性リンパ腫などが挙げられる．また，non-lymphoid病変としては，形質細胞性，マスト細胞性，Langerhans細胞性などの腫瘍がある．

皮膚腫瘍の診断アプローチ

　日常の皮膚腫瘍の診断を進めていくプロセスは，他臓器において腫瘍性病変を診断していく場合と基本的には同じと考えてよい．以下に具体的にどのように考えながら，診断を進めていくかを示す．
① まず，病変が炎症性（非腫瘍性）か，腫瘍性かを判断する．一般的に，炎症性病

表8 間葉系腫瘍：その主な疾患

線維性・線維組織球性腫瘍	肥厚性瘢痕，ケロイド，皮膚線維腫，結節性筋膜炎，皮膚筋線維腫，後天性指被角線維腫，腱鞘巨細胞腫，隆起性皮膚線維肉腫，異型線維黄色腫，線維肉腫など
脂肪性・筋性腫瘍	表在性皮膚脂肪腫性母斑，脂肪芽細胞腫，脂肪腫，冬眠腫（褐色脂肪腫），血管脂肪腫，脂肪肉腫など
	平滑筋腫，血管平滑筋腫，平滑筋肉腫，横紋筋腫，横紋筋肉腫など
血管性腫瘍	リンパ管腫，静脈湖，被角血管腫，化膿性肉芽腫，単純性血管腫，小児血管腫（イチゴ状血管腫），老人性血管腫，洞様毛細血管腫，海綿状血管腫，微小細静脈血管腫，糸球体様血管腫，紡錘形細胞性血管腫，好酸性増加随伴性血管類リンパ組織増殖症，グロムス腫瘍，筋周皮腫，類上皮血管内皮腫，Kaposi肉腫，血管肉腫など
神経系，軟骨・骨形成性腫瘍	外傷性神経腫，柵状被包性神経腫，神経線維腫，神経鞘腫，神経鞘粘液腫，顆粒細胞腫，悪性末梢神経鞘腫瘍，Merkel細胞癌など
	軟骨腫，副耳，爪下外骨腫など

表9 リンパ球・組織球・造血系腫瘍：その主な疾患

良性病変		皮膚リンパ球腫，偽リンパ腫性毛包炎，薬剤性・虫刺症性偽リンパ腫など
悪性病変	B細胞性	濾胞中心リンパ腫，辺縁帯B細胞リンパ腫，びまん性大細胞型B細胞リンパ腫など
	T細胞性	菌状息肉症，Sézary症候群，成人T細胞白血病/リンパ腫，皮膚原発CD30陽性リンパ増殖症，皮下脂肪織炎様T細胞リンパ腫，NK/T細胞リンパ腫など
non-lymphoid病変		肥満細胞症，Langerhans細胞組織球症など

変では皮膚の基本構築の乱れは少なく，多種類の細胞が出現することが多い．これに対して，腫瘍性病変では出現する細胞は多彩性を欠き，単調なことが多い．

② 腫瘍性病変と考えられたならば，出現している腫瘍細胞に結合性がみられるか否か，ある特殊な配列の有無がうかがえるかを観察する．結合性がみられ，特殊な配列がみられる場合，すなわち organoid pattern **図2** を示す場合は，上皮性腫瘍の可能性が高い．一方，結合性を欠き，びまん性に増殖する histoid pattern **図3** がみられる場合は，非上皮性腫瘍が考えられる．ここで少し補足すると，organoid は "resembling an organ"，histoid は "histioid" ともいい，"resembling normal tissue in structure" が英語での定義である．鍍銀染色（reticulin stain）で腫瘍細胞の集塊が細網線維（reticular fiber）で囲まれているものが通常 carcinoma（癌腫）で，腫瘍細胞の1つひとつが細網線維に取り囲まれているのが sarcoma（肉腫）であるが，イメージとしては carcinoma が organoid pattern であり，sarcoma が histoid pattern に相当する．これを模式化し

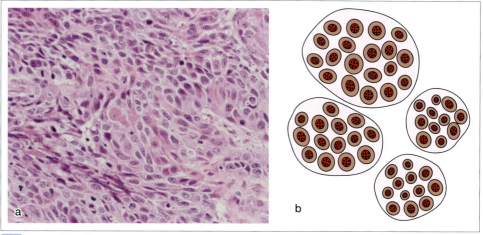

図2　organoid pattern
a：出現している腫瘍細胞には結合性がみられ，部分的に層状の配列が認められる．いわゆる organoid pattern を呈している（症例は扁平上皮癌）．
b：organoid pattern の模式図
（b：真鍋俊明．外科病理診断学 病理組織診断のつけ方・考え方，京都：金芳堂；1998．を基に作成）

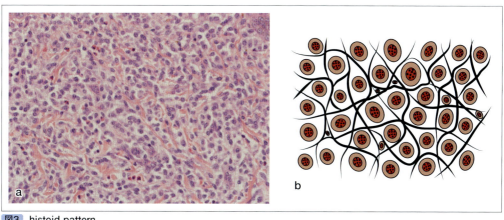

図3　histoid pattern
a：出現している細胞には結合性がなく，一定の配列を示さずにびまん性に増殖している．いわゆる histoid pattern を呈している（症例は肥満細胞症）．
b：histoid pattern の模式図
（b：真鍋俊明．外科病理診断学 病理組織診断のつけ方・考え方，京都：金芳堂；1998．を基に作成）

たものが 図2b, 3b である．ただし，低分化な腫瘍や未分化な腫瘍では，上皮性腫瘍であっても histoid pattern を示すことがあり，逆に organoid pattern を示す非上皮性腫瘍〔胞巣状軟部肉腫（alveolar soft part sarcoma：ASPS），胞巣型横紋筋肉腫（alveolar rhabdomyosarcoma）など〕も存在することを知っておく必要がある．また，奇形腫や癌肉腫では両者が混在する organoid-histoid pattern を呈する．

③ 次いで，良性腫瘍か，悪性腫瘍かの判定に移る．その要点を弱拡大（シルエット像），中拡大，強拡大の順に示す．

1）弱拡大では，病変の主座（表皮，真皮，皮下脂肪織のどこに存在するのか），形の対称性，大きさ，広がり（表在性か深部に及ぶか），輪郭（明瞭か不明瞭か），辺縁（膨張性発育か浸潤性発育か），潰瘍の有無，などがポ

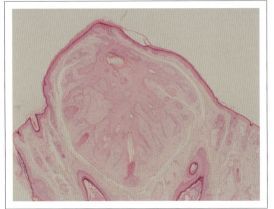

図4 弱拡大で押さえるべき所見
中央部から真皮内に放射状に毛包の増殖が認められる．病変は表在性に位置し，境界明瞭で，ほぼ左右対称性である．病変部とその周囲との間に裂隙の形成がみられる．全体としては良性のシルエット像を呈している（症例は毛包腫）．

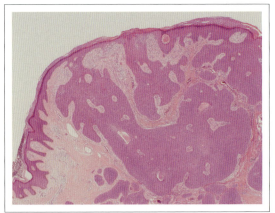

図5 中拡大で押さえるべき所見
表皮から連続性に真皮内に結節性ないしは胞巣状に増殖する病変が認められる．それぞれの結節ないし胞巣と周囲間質との境界は明瞭で，壊死巣などは認められない（症例は汗孔腫）．

イントとなる 図4．
2) 中拡大では，腫瘍細胞の分布の均一さ，境界部の平滑さ，壊死巣の有無などが指標となる 図5．
3) 強拡大では，個々の腫瘍細胞の核形，核クロマチン，細胞質，核・細胞質比（N/C比），核小体，核分裂像などの所見に注目する 図6．

④ 同時に細胞の起源（分化方向）をみていく．すなわち， 表1 のどれに属するかを検討していく．なお，ここで 表2 の Lever's Histopathology of the Skin の分類にあるように表皮系腫瘍に「囊胞」を含めて「Tumors and cysts of the epidermis」ととらえておくのも1つの方法である．

付属器系腫瘍であれば，毛包系腫瘍（follicular tumors），脂腺系腫瘍（sebaceous tumors），汗腺系（エクリン系，アポクリン系）腫瘍（sweat gland tumors）のいずれに属するかを判定する．メラノサイト系腫瘍であれば，母斑なのか，悪性黒色腫なのか，間葉系腫瘍であれば，軟部腫瘍（soft tissue tumors），神経系腫瘍（neural tumors）のいずれに属するかを検討する．さらにリンパ球・組織球・造血系腫瘍であればT細胞由来なのかB細胞由来なのか，あるいはそれ以外のマスト細胞，Langerhans 細胞なのかを考慮する．また，転移性腫瘍であれば癌の転移なのか，肉腫の転移なのかについて検討することになる．

⑤ 上記の診断手順を踏んで疾患を絞っていくと，多くの場合，正診にたどり着くことが可能である．たとえ診断にたどり着かなくとも，鑑別診断をある程度まで絞り込むことができる．診断がしっくりこない場合には，病変の経時的変化，すなわち，腫瘍の初期病変，最盛期病変，あるいは晩期病変をみている可能性がないかを考慮してみる．この経時的変化を考慮することは，炎症性疾患における病理診断では特に重要であるが，腫瘍性病変においても考慮することが大切である．regressing keratoacanthoma, ancient schwannoma などがそのよい例である 図7．また，腫瘍によっては，組織像がいくつかの pattern や

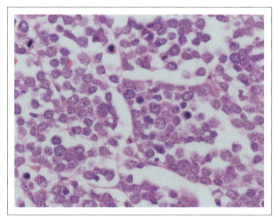

図6 強拡大で押さえるべき所見
腫瘍細胞は緩い結合性を示し，小型類円形で細胞質は乏しい．核は円形で，微細顆粒状で明るい（dusty nuclei）．核分裂像も認められる（症例は Merkel 細胞癌）．

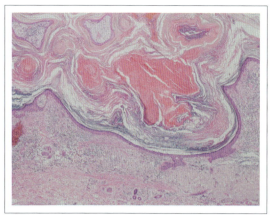

図7 regressing keratoacanthoma
ケラチンを含む本来のクレーターは浅くなり，その直下の表皮も菲薄化し，真皮内にはリンパ球浸潤を伴う瘢痕組織が認められる．ケラトアカントーマの自然消退しつつある像で，abortive keratoacanthoma あるいは involuting stage とも呼ばれる．

subtype を示すものがあり，そういった組織像のバリエーションの可能性がないかを考慮してみることも大切である．具体例としては，脂腺腫（rippled pattern），扁平上皮癌（spindle-cell, acantholytic など），基底細胞癌（superficial, nodulocystic, morpheaform, keratotic, micronodular など）などが挙げられる 図8 ．診断困難例に関しては，臨床所見との照合，主治医との連絡などを行い，総合的に判断することになる．

知っておくべき病理診断用語および診断クルー

皮膚腫瘍の病理診断を行うにあたり，知っておくべき病理診断用語と診断クルーのうち代表的なものを記載した．以下，最初に見出しとして「（病理診断用語もしくは診断クルー）➡（考慮すべき疾患）」を掲げ，その下に簡単な解説を記したので参考にされたい．

palisading of basaloid cells ➡ 基底細胞癌

基底細胞癌における腫瘍細胞の充実性胞巣の辺縁部では，核が基底膜に対して垂直になるような柵状配列がみられる 図9 ．また腫瘍胞巣と周囲間質との間に裂隙形成（cleft, retraction space）がみられることもある．

decapitation secretion ➡ アポクリン系腫瘍

apocrine snout あるいは apical snout ともいわれ，内腔側の細胞質の一部が球状に突出する所見を指す．日本語では断頭分泌と呼ばれ，腫瘍がアポクリン腺由来であると判断する根拠となる所見である 図10 ．これ以外に長い腺管構造（elongated tubular sturucture）や扁平上皮様細胞の混在などはアポクリン腺への分化を示唆する所見である．

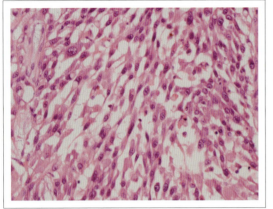

図8 紡錘細胞扁平上皮癌
腫瘍細胞は紡錘形のものが主体で，一見すると扁平上皮癌は考えにくいため，病変の発生部位などの臨床所見や免疫組織化学的な検討が必要である．異型線維黄色腫，繊維形成性黒色腫，紡錘細胞黒色腫などが鑑別診断として挙がってくる．

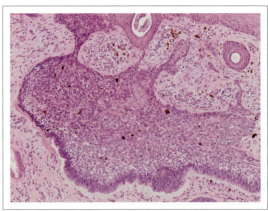

図9 palisading of basaloid cells
腫瘍細胞の充実性胞巣の辺縁部では，好塩基性細胞の核が基底膜に対して垂直になるような柵状配列がみられる．基底細胞癌に特徴的な所見である．

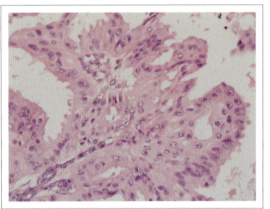

図10 decapitation secretion
内腔側の細胞質の一部が球状に突出する断頭分泌の所見がみられる．アポクリン腺への分化を示唆する所見である．この症例はアポクリン癌で，腫瘍細胞の細胞質は好酸性，顆粒状で部分的に空胞が認められる．

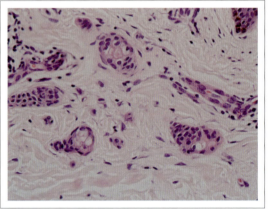

図11 tumor with tadpole like structures
小腺管のうち，内腔を失ったものは索状あるいはコンマ状の形態を示している．また，両者が癒合してオタマジャクシ状（tadpole）を呈しているものもみられる．汗管腫が示唆される所見である．

tumor with tadpole like structures ➡ 汗管腫

　汗管腫では，真皮上層に限局して2層性を示す腺管の集簇がみられるが，小さな腺管では内腔が不明瞭となり，索状あるいはコンマ状の形態（comma-like appearance）を示し，時に両者が癒合してオタマジャクシ様の形態（tadpole appearance）を示す 図11．臨床的には一定範囲に限局する多発性丘疹としてみられることが多く，頰上部から下眼瞼に好発するが，外陰部，下腹部，腋窩などにも生じる．

tumor with shadow cells ➡ 毛母腫

　陰影細胞（shadow cell）は ghost cell ともいわれ，核が消失し好酸性を示す細

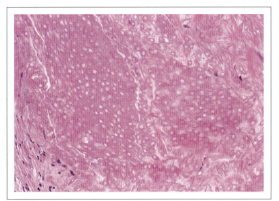

図12 tumor with shadow cells
核が消失し好酸性を示す陰影細胞は，異常に発育した毛皮質を反映している．毛母腫（石灰化上皮腫）の中心部にみられ，しばしば石灰沈着を伴う．

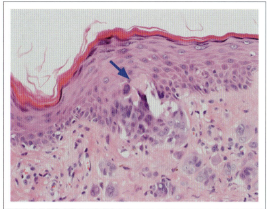

図13 Kamino bodies
表皮・真皮境界部に，淡紅色で均一な無構造物質が融合して認められる．Kamino 小体と呼ばれ，Spitz 母斑が示唆される所見である．

胞で，細胞境界は明瞭である 図12 ．異常に発育した毛皮質を反映していると考えられている．毛母腫（石灰化上皮腫）の構成細胞には好塩基性細胞（basophilic cell）と陰影細胞の２種類がみられるが，陰影細胞は病変の中心部にみられ，しばしば石灰沈着を伴う．

Kamino bodies ➡ Spitz 母斑

　Spitz 母斑では表皮・真皮境界部に淡紅色で均一な無構造物質が融合してみられることがあり，Spitz 母斑が示唆される所見と考えられている 図13 ．この物質は Kamino 小体と呼ばれ，PAS 染色陽性でジアスターゼ抵抗性である．悪性黒色腫での出現頻度は低く，たとえ出現しても単発のことが多くかつ小型である．

"clear and orderly" storiform pattern ➡ 隆起性皮膚線維肉腫

　紡錘形細胞が無構造物を中心に放射状の渦巻き模様を呈し，これが多数みられる場合，花むしろの折り目模様に似ていることから storiform pattern と呼ばれる 図14 ．storiform pattern は fibroblastic な腫瘍でみられることが多いが，明瞭できれいな storiform pattern がみられる場合には，まず隆起性皮膚線維肉腫を考慮する必要がある．

promontory sign ➡ Kaposi 肉腫

　Kaposi 肉腫の斑状期に認められる所見で，真皮内の既存の血管の周囲に新たに腫瘍による管腔形成がみられ，既存の小血管があたかも岬のように突出して認められ，岬徴候として Kaposi 肉腫の診断クルーとなる所見である 図15 ．

Pautrier microabscess ➡ 菌状息肉症

　４個以上の異型リンパ球が表皮内に集簇して認められる所見で，菌状息肉症を支持する有用な所見の１つである 図16 ．あたかも膿瘍（abscess）様であることから命名された所見であるが，集簇している細胞は好中球ではなく misnomer（誤

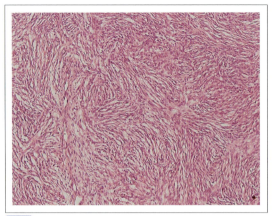

図14　storiform pattern
紡錘形細胞が無構造物を中心に放射状の渦巻き模様を呈し，花むしろの折り目模様に似た storiform pattern を呈している．fibroblastic な腫瘍が示唆される所見で，本例のように明瞭できれいに整っている storiform pattern がみられる場合は，隆起性皮膚線維肉腫がまず鑑別に挙がる．

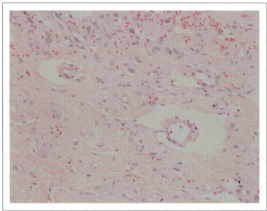

図15　promontry sign
赤血球の漏出，既存の血管の周囲に新たな管腔形成がみられ，既存の小血管が岬状に突き出るように認められる．Kaposi 肉腫（斑状期）の診断クルーとなる所見である．

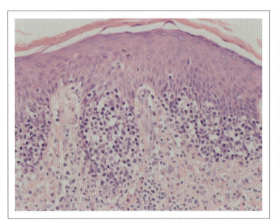

図16　Pautrier microabscess
表皮内に異型リンパ球があたかも膿瘍様に小集塊を形成している．菌状息肉症でみられる特徴的な所見で，通常，異型リンパ球は 4 個以上の集簇をもって有意な所見とされる．

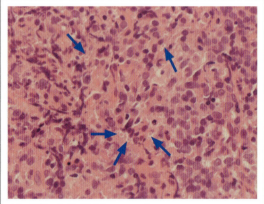

図17　lymphoglandular bodies（LGB）
腫瘍細胞間に，小型で境界明瞭な円形の構造物（LGB）（➡）が認められる．HE 染色にても LGB の同定は可能で，異常細胞がみられ，その中に LGB が多数認められる場合には悪性リンパ腫の可能性がきわめて高い．

称）である．

lymphoglandular bodies（LGB）➡ 悪性リンパ腫

　LGB は大きさ 2〜7μm の円形で，境界明瞭な cytoplasmic fragments で，正確には detached blebs of lymphocyte cytoplasm である．腫瘍細胞の背景に LGB が多数認められる場合には悪性リンパ腫の可能性が高い．元々は細胞診標本（Giemsa 染色や Papanicolaou 染色）で見出された所見であるが，慣れれば HE 染色組織標本においても確認可能である 図17．皮膚病理領域では，悪性黒色腫や低分化癌との鑑別に有用なことがある．ただし，まれではあるが，Ewing's 肉腫，神経芽細胞腫などの小円形細胞腫瘍でも LGB 様の構造物がみられることがあるので注意が必要である．

（清水道生）

2章

診断のための基本知識

皮膚腫瘍の免疫組織化学

　皮膚には炎症性，腫瘍性など多彩な疾患が生じるが，炎症性疾患で免疫組織化学を用いることは拒絶反応などにほぼ限られている．皮膚では，皮膚を構成する毛包，エクリン腺，アポクリン腺，皮脂腺などの小器官，さらに表皮細胞や神経内分泌細胞（Merkel 細胞），メラノサイト，間葉細胞など多彩な細胞が存在し，それぞれに由来する腫瘍が発生し，さらに他臓器腫瘍の転移もしばしばみられる．皮膚腫瘍の多くは形態学的に診断可能であるが，非典型的な組織像を呈する腫瘍や転移性腫瘍の一部では免疫組織化学的検討が必要となる．本稿では，皮膚腫瘍の診断における，免疫組織化学の有用性を概説する．

表皮系腫瘍

扁平上皮癌（squamous cell carcinoma：SCC）

- 表皮有棘細胞由来の癌で，形態学的に角化や細胞間橋の所見が有用である．
- アデノイド型，棘融解型，紡錘形細胞型などの亜型では角化が目立たず形態学的な診断が困難な場合があるが，免疫組織化学的には EMA と cytokeratin（CK）が陽性を示す．
- 紡錘形細胞型はまれな亜型であるが，線維形成性悪性黒色腫（desmoplastic melanoma：DM）や皮膚平滑筋肉腫，異型線維黄色腫（atypical fibroxanthoma：AFX），瘢痕などとの鑑別にパネルが有用である 表1 ．
- 紡錘形細胞型は34βE12（CK903）が陽性で，MNF116，CK5/6，p63，CAM5.2，AE1/AE3などが半数以上で陽性．p63がびまん性に陽性を示すが，平滑筋肉腫と異型線維黄色腫の一部でも部分的に陽性を示すことがあり，注意が必要である．
- CD68，CD10，PC-1が陽性，平滑筋肉腫ではdesmin，SMAが陽性でいずれもCKは陰性．
- 悪性黒色腫（malignant melanoma：MM）はS-100蛋白が陽性で，CKやCD10は陰性．
- 腺扁平上皮癌は，表皮内汗管関連細胞から発生するSCCの亜型で，腫瘍細胞はCKとEMAが陽性，腺管を形成する細胞はCEAが陽性．

基底細胞癌（basal cell carcinoma：BCC） 図1

- 表皮ないし皮膚付属器の基底細胞に類似した，毛包系由来の上皮芽細胞と考えられる腫瘍細胞からなる癌．
- BCCはCKとBer-EP4に陽性で，多くの場合EMAは陰性．

表1 皮膚紡錘形細胞腫瘍の鑑別に有用な診断パネル

抗体	紡錘形細胞型扁平上皮癌	異型線維黄色腫	線維形成性悪性黒色腫	平滑筋肉腫
AE1/AE3	＋	－	－	－/＋
34βE12	＋	－	－	－
S-100 蛋白	－	－	＋ (>90%)	－/＋
SOX-10	－	－	＋ (>90%)	No data
desmin	－	－	－	＋
vimentin	－/＋	＋ (>90%)	＋ (>90%)	＋ (>90%)
CD10	－/＋	＋ (>90%)	－/＋	－
p63	＋	－/＋	－/＋	－/＋
CD99	－/＋	＋/－	－/＋	No data
SMA	－	－/＋	－	＋ (>90%)
CD68	－	＋	－	－

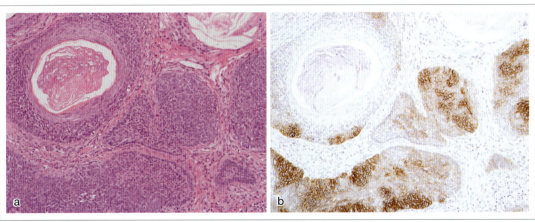

図1 基底細胞癌
a：腫瘍細胞が胞巣状構造を呈し島嶼状に真皮へ浸潤性増殖している．腫瘍胞巣辺縁に裂隙形成はみられず，わずかに柵状配列を認める．
b：腫瘍細胞は Ber-EP4 でびまん性に陽性．角化を伴う扁平上皮への分化を示す胞巣も辺縁では Ber-EP4 陽性を示す．

- Ber-EP4 は SCC では陰性となり，BCC と SCC の鑑別に有用である．
- 結節型 BCC では少なくとも 20% 以上の領域で Ber-EP4 は中等度〜高度に染色され，EMA は扁平上皮へ分化した部位のみに陽性．
- EMA は脂腺腫（sebaceoma）の胚芽細胞（germinative cell）で陰性で，成熟した脂腺細胞の約 50% で強く染色され，細胞質空胞が強調される．
- アンドロゲン受容体（androgen receptor：AR）は BCC の約 80% で少なくとも一部に陽性を示すが，毛包系（trichoblastic）腫瘍では陰性．
- CK20 と AR のパネルは線維硬化性毛包上皮腫（desmoplastic trichoepithelioma：DTE）とモルフェア/浸潤型 BCC（mBCC）の鑑別に有用である 表2 ．
- DTE で AR と CK20 のいずれもが陽性の細胞が少数みられる時には診断が困難な場合がある．特に顔からの生検など小さい組織片しか得られない場合，DTE では間質に CD10 が陽性を示すのに対し，BCC では主として腫瘍細胞に CD10

表2 morpheaform BCC と desmoplastic trichoepithelioma，MAC の鑑別に有用な診断パネル

抗体	モルフェア型基底細胞癌	線維硬化性毛包上皮腫	微小囊胞性付属器癌
AR	＋（65%）	－（13%）	－
CK20	－（3%）	＋（100%）	－
CD10	腫瘍	間質	－/＋（腫瘍）
CD34（間質）	－/＋	＋	－
CK15	－	＋	＋/－
CK7	－/＋	－	＋/－
Ber-EP4	＋	＋/－	－/＋
EMA	－	－/＋	＋/－
Bcl-2	＋	＋（腫瘍辺縁）	－/＋
p53	＋	－	－/＋
Ki-67	20～40%	0～13%	<5%

表3 表皮内腫瘍の鑑別に有用な診断パネル

抗体	乳房外 Paget 病	Bowen 病	表皮内悪性黒色腫
CEA	＋（>90%）	－	－
S-100 蛋白	－	－	＋（>90%）
Melan A	－	－	＋（>90%）
CK7	＋（>90%）	－/＋	－
CAM5.2	＋（>90%）	＋/－	－
EMA	＋	－/＋	－
Ber-EP4	＋	－	－
p63	－	＋	－

が陽性を示し，p53 の過剰発現が高頻度でみられる所見は鑑別に役立つ．

Bowen 病（Bowen's disease：BD）

- 表皮内限局性扁平上皮癌で，皮膚や粘膜皮膚移行部に生じ，本邦では高齢者非露光部に好発する．
- Paget 様亜型では乳房外 Paget 病（extramammary Paget disease：PD）や表皮内悪性黒色腫との鑑別を要する．
- 乳房外 PD ではムチカルミン，CK7，CAM5.2，CEA 陽性の Paget 細胞が表皮内にみられる．
- 乳房外 PD，Bowen 病，表皮内悪性黒色腫の鑑別診断に有用なパネルを **表3** に示す．

日光角化症（actinic keratosis：AK）

- 紫外線による扁平上皮細胞の傷害によって生じる表皮内腫瘍．
- BCC は Ber-EP4 陽性であるが，AK や上皮内扁平上皮腫瘍では Ber-EP4 陰性．

- AK では基底細胞を含む表皮の下層で Ki-67 と p53 が陽性を示すが，BD では基底細胞，特に柵状基底細胞は Ki-67，p53 陰性であることが鑑別に有用である．
- 表皮基底層から傍基底層の Ki-67，p53 陽性像は乾癬でもみられ，生検診断では注意が必要である．

ケラトアカントーマ（keratoacanthoma：KA）

- 臨床的に急速な増大と自然消退を特徴とし，毛包脂腺/毛包漏斗部由来角化細胞の増殖性疾患で，SCC の特殊型あるいは偽腫瘍と考えられるが，通常型 SCC との鑑別が問題となる．
- PCNA・Ki-67 は KA では胞巣辺縁で陽性になるのに対して，SCC ではびまん性に陽性．
- p53 は，SCC の 60% で陽性，KA の 80% で腫瘍最外層の細胞が陽性．
- 消退した KA の 8% は p53 陽性を示し，p53 陰性の正常ないし反応性表皮との鑑別に役立つ．
- 爪下 KA と爪下 SCC の鑑別では，p53 の高頻度な陽性所見が爪下 SCC でみられる．爪下 KA での Ki-67 強発現はみられず，爪下 SCC で強発現する場合がある．

毛包系腫瘍

毛包上皮腫（trichoepithelioma：TE），毛芽腫（trichoblastoma：TB）

- TE は，毛包・脂腺・アポクリン腺が発生する毛芽への分化を示す良性腫瘍で，Ackerman は TE を TB の superficial type と考えたが，WHO 分類 2006 では TE は TB に包括された．
- 主な鑑別診断として BCC が挙げられる．
- Merkel 細胞は正常では表皮基底層に点在する．
- 毛包系腫瘍では腫瘍辺縁に CK20 陽性 Merkel 細胞の集簇像が散見される．
- TB における Merkel 細胞の存在は毛包への分化を示唆する．
- 良性毛包系腫瘍は AR 陰性で，AR 陽性の BCC との鑑別に有用で，前述したように AR と CK20 のパネルは DTE とモルフェア型 BCC の鑑別に有用である 表2 ．

毛母腫（pilomatricoma），毛母癌（pilomatrix carcinoma：PC）

- 正常の毛包で毛母細胞様細胞（matrical cell，basaloid cell）の核は β-catenin 陽性．
- 毛母腫は毛包基質細胞由来の腫瘍であるが，基質の細胞は急速に増殖し，内毛根鞘と毛幹を生じる．
- 毛母腫と毛母癌では，基底細胞類似の毛母細胞様細胞の細胞質と核が β-catenin 陽性を示し，陰影細胞（shadow cell）は陰性．

増殖性外毛根鞘性腫瘍（proliferating trichilemmal tumor：PTT）

- 外毛根鞘囊腫（trichilemmal cyst）は p53 陰性である．

皮膚腫瘍の免疫組織化学 | 17

- PTT は p53 陽性を示すが，外毛根鞘への分化を示す SCC（SCC with trichil-emmal differentiation）も p53 陽性となる．
- PTT は癌としての性格を有するが，形態学的には低異型度のものから高悪性像を示すものまで広いスペクトラムを示す．

外毛根鞘腫（trichilemmoma），外毛根鞘癌（trichilemmal carcinoma：TLC）

- TLC は外毛根鞘へ分化する癌で，明調な胞体を特徴とし，鑑別診断には淡明細胞型 SCC が挙げられる．
- TLC は CK1，CK10，CK14，CK17 が陽性で，毛包漏斗部への分化が示唆される．
- 線維硬化性外毛根鞘腫（desmoplastic trichilemmoma：DT）は腫瘍中心部の著明な線維硬化成分を特徴とし，この所見を見落とすと浸潤癌と見誤る可能性があるが，DT の上皮細胞は CD34 陽性で，BCC，SCC と異なる．

汗腺系腫瘍

正常構造

- 正常の汗腺はエストロゲン受容体（estrogen receptor：ER），プロゲステロン受容体（progesterone receptor：PgR）陰性．
- エクリン腺とアポクリン腺は，分泌部と導管からなり，腺体のみが CK7 や CAM5.2 などの低分子量 CK で陽性を示す．
- EMA と CEA は導管の内腔面に陽性で，分泌腺の内腔面は導管より弱い染色性を示す．
- 筋上皮細胞は S-100 蛋白と SMA に陽性で，S-100 蛋白はエクリン腺の分泌細胞の一部に陽性となる．
- エクリン腺は GCDFP-15 が陽性を示すが，アポクリン腺は GCDFP-15 に加えてリゾチーム，CD15（LeuM1）が陽性となる．
- アポクリン系腫瘍において，リゾチーム，CD15（LeuM1）は高感度（88%）を，GCDFP-15 は優れた特異度（100%）を示す．
- 汗腺癌と乳癌は形態学的，免疫組織化学的に類似しており鑑別困難なことがある．

良性腫瘍

- 汗腺系腫瘍における ER の陽性率はエクリン癌 30%，エクリン汗腺腫 30%，乳頭状汗腺腫 100%，軟骨様汗管腫 66% である．
- ER 陽性汗腺系腫瘍の 80% は男性にみられる．
- 肛門性器の汗腺は ER 陽性で，PgR は 10〜90% が弱陽性である．
- CK と vimentin の共発現は良性や悪性の汗腺系腫瘍でしばしばみられるが，ほとんどの場合，vimentin 陽性細胞は筋上皮細胞に対応し，SMA を共発現する．
- 円柱腫（cylindroma）では，CK7 が中心部の基底細胞様細胞に優位に陽性で，SMA は辺縁の筋上皮細胞に陽性を示し，CK20 や GCDFP-15，ER，PgR は陰性．
- 円柱腫と汗腺腫（hidradenoma）では分泌コイルの高感度マーカーである CK7

が陽性を示し，導管細胞はアポクリン腺への分化の指標であるヒトミルクグロブリンとリゾチーム陽性で，筋上皮のマーカーである SMA と CD10 はいずれも陰性.

- 汗管腫（syringoma）では inner ductal cell のマーカーである CK6 と middle ductal cell のマーカーである CK10 が陽性.
- S-100 蛋白と CD1a は腫瘍中に散在する Langerhans 細胞に陽性で，電子顕微鏡でバーベック顆粒が確認できる.
- 汗孔腫（poroma）は最終導管への分化を示す良性付属器腫瘍で，これまでエクリン腺への分化を示す腫瘍（eccrine poroma）と考えられてきたが，アポクリン汗孔腫（apocrine poroma）もみられる.
- 汗孔細胞（poroid cell）はほぼ CK5，CK14 が陽性で，CK8/18 や CEA は陰性ないし 5% 未満の細胞が陽性.
- クチクラ細胞（cuticular cell）は汗孔細胞と類似した免疫組織化学パターンを示し，管腔表層のクチクラ細胞は CEA に陽性.
- 汗孔腫は正常汗腺の導管に陽性を示す EMA が陽性で，脂漏性角化症（seborrheic keratosis）や BCC は EMA 陰性.
- 混合腫瘍（mixed tumor of the skin），すなわち軟骨様汗管腫（chondroid syringoma）は AE1/AE3 陽性で，腺管を覆っている腺上皮は CK7 陽性，筋上皮細胞は S-100 蛋白，NSE，GFAP 陽性.

悪性腫瘍

- 微小嚢胞性付属器癌（microcytic adnexal carcinoma：MAC）の表層生検組織は形態が BCC や DTE に類似するため，鑑別にパネルが有用である 表2 .
- MAC は Ber-EP4 陰性で，陽性を示す BCC と鑑別可能とされるが，局所浸潤性の付属器癌で，腺領域に限局して陽性を示す場合がある.
- DTE では約 3/4 の例で Ber-EP4 陽性となる.
- CK15 は MAC（92%）と DTE（100%）で高率に発現し，BCC と SCC では陰性.
- 汗管癌（porocarcinoma）と汗腺癌（hidradenocarcinoma）では CEA と EMA が導管や細胞質内空胞の膜に陽性となる.
- 皮膚原発性粘液癌は CK7，S-100 蛋白，ER，PgR 陽性で CK20 陰性を示すが，乳癌や消化器癌からの転移との鑑別が問題となる.
- 形態像では，皮膚原発性粘液癌ではしばしば表皮内病変を有し，腫瘍辺縁に actin 陽性の筋上皮細胞の集簇像を認める.
- 皮膚アポクリン癌の診断には，断頭分泌，胞体や管腔内の PAS・消化 PAS 陽性物質，GCDFP-15，EMA 陽性といった所見が重要で，CEA 陽性を示すものもみられる.
- 管状癌（tubular carcinoma）は管状構造を特徴とする悪性腫瘍でアポクリン腺への分化を特徴とする．低分子量 CK 陽性で管腔の細胞は EMA と GCDFP-15 が陽性を示し，CEA の発現は症例により異なる.
- 乳房外 Paget 病（PD）および乳房 Paget 病（mammary Paget disease）の最も有用なケラチンマーカーは CAM5.2 と CK7 で，Paget 細胞の 90% 以上が陽性，表皮や粘膜のケラチノサイトは陰性である 図2 .

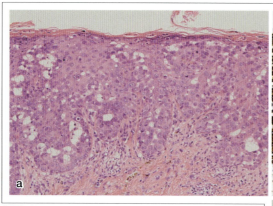
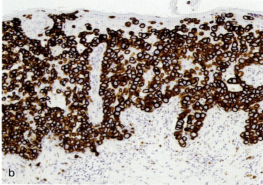
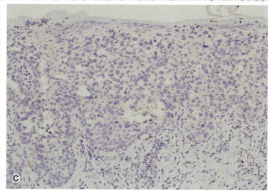

図2 乳房外 Paget 病
a：表皮内で，やや大型の類円形細胞（Paget 細胞）が胞巣状ないし個細胞性に増殖している．細胞内粘液は目立たない．
b：腫瘍細胞は CAM5.2 でびまん性に陽性
c：腫瘍細胞は GCDFP-15 に陰性

- CK7 は Merkel 細胞や Toker 細胞にも陽性を示すので，その判定には注意が必要である．
- 続発性の乳房外 PD・Paget 現象（Pagetoid phenomenon）は皮下の腺癌（ほとんどは消化管癌）から発生し，CK20 陽性，CK7 陰性である．
- 外陰部や肛門周囲乳房外 PD において，GCDFP-15 は，皮下に悪性腫瘍を伴う場合より，悪性腫瘍を伴わない症例で高頻度に強陽性を示す．
- まれな乳房外 PD として，前立腺腺癌を伴って PSA 陽性を示すものや，膀胱癌を伴う場合がある．

脂腺系腫瘍

- 脂腺系腫瘍と BCC は，形態が類似する．
- 脂腺腫はほとんどの症例で Ber-EP4 陽性で，脂腺癌（sebaceous carcinoma：SC）は Ber-EP4 陰性で AR，adipophilin 陽性 図3 ．
- BCC の項でも触れたが，EMA は胚芽細胞や脂腺腫では陰性であるが，腫瘍（脂腺癌など）の成熟脂腺細胞では約半数が陽性を示す．
- BCC で EMA の発現がみられる場合，角化ないし扁平上皮への分化を示す部分に限られ，SCC や SC との鑑別にはパネルが有用である 表4 ．
- AR は，信頼性の高い脂腺分化へのマーカーで，脂腺腫瘍全症例でびまん性に核陽性像がみられるが，BCC では約 60% の症例で限局性に陽性を認めるにすぎない．

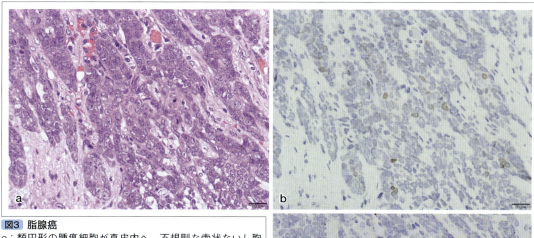
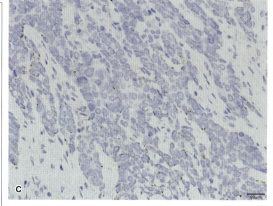

図3 脂腺癌
a：類円形の腫瘍細胞が真皮内へ，不規則な索状ないし胞巣状に浸潤性増殖している．腫瘍細胞に明瞭な分化傾向はうかがえない．
b：腫瘍細胞の核が AR 陽性を示す．
c：腫瘍細胞の一部が adipophilin 陽性を示す．

表4 低分化な上皮系腫瘍の鑑別に有用な診断パネル

抗体	脂腺癌	扁平上皮癌	基底細胞癌
EMA	＋	＋	－
AR	＋	－	－/＋
adipophilin	＋	－/＋	－
Ber-EP4	－	－	＋

- 淡明細胞性棘細胞腫（clear cell acanthoma）と SCC は，AR 陰性．
- adipophilin は脂腺癌で陽性を示すが，淡明細胞型 SCC やエクリン・アポクリン癌の半数以上も陽性である．
- perilipin は脂腺癌の半数で陽性を示し，淡明細胞型 SCC やほとんどのエクリン・アポクリン癌も陽性である．

神経内分泌系腫瘍

Merkel 細胞癌（Merkel cell carcinoma：MCC）

- 神経内分泌細胞への分化を示す高悪性度の腫瘍で，表皮基底層や外毛根鞘の Merkel 細胞由来と考えられるが，明らかではない．

表5 Merkel 細胞癌の鑑別に用いられる代表的な抗体一覧

抗体	
NSE	＋（>90%）
chromogranin	＋/－
synaptophysin	＋/－
CD56	＋（>90%）
CD99	－/＋
S-100 蛋白	－/＋
LCA	－
CK7	－/＋
CK20	＋（>90%）
Ber-EP4	＋
TTF-1	－
Fli-1	－/＋
PAX-5	＋
Bcl-2	＋
TdT	＋/－
CD117	＋/－

表6 悪性黒色腫で陽性を示す代表的な抗体と陽性率

抗体	陽性率
S-100 蛋白	93.4%
HMB-45	75%
MART-1	88.8%
MITF	79.8%
tyrosinase	94.3%
NKI-C3	95.5%
PNL2	87.1%
SM5-1	No data
MUM-1	75.6%
SOX-10	No data

- NSE, chromogranin A, synaptphysin, CD56, CK20, Ber-EP4, PAX-5, Bcl-2 が陽性.
- 近年ほとんどの MCC で Merkel cell polyomavirus（MCPy）が検出され，注目されている.
- 鑑別診断としては原発性ないし転移性の small blue cell tumor，悪性黒色腫，悪性リンパ腫が挙げられる.
- 肺小細胞癌の転移は TTF-1 陽性，MCC は陰性.
- 悪性黒色腫は S-100 蛋白陽性，MCC は陰性.
- 悪性リンパ腫は CD45 陽性，MCC は陰性だが，MCC は CD99，TdT，PAX-5，CD56，Bcl-2，CD117 などが陽性を示すことに注意が必要である.
- Ewing 肉腫（Ewing's sarcoma）/神経外胚葉性腫瘍（primitive neuroectodermal tumor）（EWS/PNET）と神経芽腫（neuroblastoma）は皮膚では非常にまれであるが，形態学的には MCC と類似しており，上皮のマーカーと神経内分泌系のマーカーのパネルにおいてこれらの腫瘍と MCC を誤診してはならない．CD99 と Fli-1 は EWS/PNET のみならず MCC でも陽性を示すことに注意が必要である.
- 形態学的に BCC が鑑別に挙がっている場合，MCC で Ber-EP4 と Bcl-2 が陽性を示す点は落とし穴になる可能性がある.
- MCC における主な免疫組織化学所見を 表5 および 図4 に示す.
- MCC では CK20 は核近傍で特徴的なドット状パターンを示すが，びまん性に染まる場合もある 図4b .
- neurofilament もドット状の陽性所見を示す.

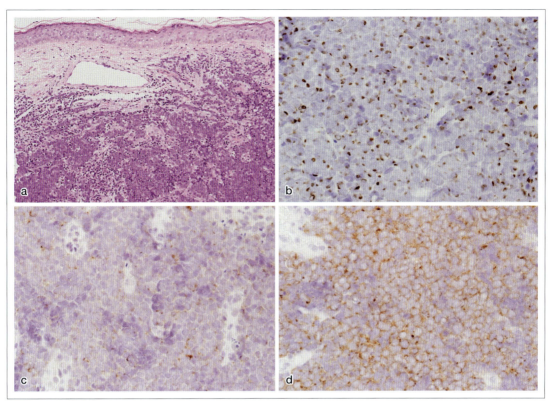

図4 Merkel 細胞癌
a：真皮内で中型類円形，粗ぞうなクロマチンを有する腫瘍細胞が不規則な胞巣を形成し浸潤性に増殖している．
b：CK20 で細胞質に特徴的なドット状の陽性所見
c：chromogranin A に陽性
d：synaptophysin に陽性

メラノサイト系腫瘍

悪性黒色腫マーカーの使用目的

- 免疫組織化学の役割は主に以下の3点である．
- ①悪性黒色腫（MM）と良性色素性腫瘍の区別，②通常型のほか，紡錘形型，線維形成性，風船細胞型，印環細胞型，ラブドイド（横紋筋）型などの低分化 MM の診断補助，③皮膚以外の転移部位での MM の診断の確定である．

悪性黒色腫の代表的な抗体

- 代表的な陽性マーカーは，S-100 蛋白，HMB-45，MART-1/Melan A（A-103），MITF，tyrosinase，NKI-C3，MUM-1，SOX-10 などで，いずれも感度や特異度が異なるため，パネルで用いる必要がある 表6 ．
- S-100 蛋白は細胞質と核に陽性を示す神経堤のマーカーで，メラノサイト（色素細胞），Langerhans 細胞，汗腺，神経線維，Schwann 細胞，脂肪細胞，筋上皮細胞，平滑筋細胞に陽性を示す．最も鋭敏な MM のマーカーで，特に紡錘形/線維形成性型に高い感度を示すが特異性は高くない．
- HMB-45 は細胞質に陽性を示すメラノサイト（色素細胞）のマーカーで，MM

では紡錘形/線維形成性型で陽性率が低く，信頼性が低い．青色母斑を除く良性母斑では，真皮深層になるに従って染色性が減弱する．結節型母斑では陰性か弱陽性を示し，PEComa で陽性．

- MART-1 は細胞質に陽性を示すメラノサイトのマーカーである．S-100 蛋白より特異度は高いが感度が低く，特に紡錘形/線維形成性型 MM で感度が低い．
- MART-1 と Melan A（A-103）は同じ蛋白の異なる抗原部位を認識する．抗原賦活法によってはマクロファージが染色されることがあるが，その場合は顆粒状弱陽性像を示す．
- MITF（microphthalmia transcription factor）は核に陽性を示す抗体で，正常メラノサイト，良性・異型母斑，多くの原発性・転移性 MM で陽性を示し，接合部のメラノサイト増殖病変の評価に有用だが，PEComa（perivacular epithelioid cell tumor）や組織球，リンパ球，平滑筋細胞にも陽性を示す．
- tyrosinase は細胞質や核周辺部に陽性を示すメラノサイトのマーカーで，正常では皮膚の表皮と真皮の境界部，虹彩に局在し，その他の正常細胞には発現が認められないが，良性母斑や原発性・転移性 MM の大部分で陽性となる．

悪性黒色腫マーカーのピットフォール

- 前述した通常用いられる抗体のほかに，他の腫瘍や組織のマーカーとして用いられる抗体〔CEA，CK，desmin，平滑筋アクチン（SMA），GFAP，EMA など〕が異所性に発現することがあり，注意が必要である．
- 最も頻度が高いのは CK（CAM5.2，AE1/AE3）で，転移性 MM に陽性を示すことがある．
- CEA は原発病巣や風船細胞黒色腫で陽性を示す場合がある．また，転移性 MM でも陽性を示す場合がある．desmin，SMA，GFAP，EMA が MM で陽性を示すことはまれである．

悪性黒色腫と良性色素性病変の鑑別

- 通常の MM と良性色素性病変の鑑別は組織学的な診断基準により可能であるが，Spitz 母斑などで鑑別困難なことがまれにある．
- 免疫組織化学における色素性病変の良悪性の鑑別において，いくつかの有用な抗体がある 表7 ．
- 文献的には細胞周期調節因子である cyclin D1，p53，p16，p21 が鑑別に有用である．
- cyclin D1 は MM で陽性，良性色素性病変で陰性とされる．p53 も MM で陽性，良性色素性病変で陰性である．
- p16，p21 は MM で陰性，良性色素性病変で陽性傾向を示す．
- Spitz 母斑のなかで MM との鑑別が問題となる症例，いわゆる spitzoid melanoma があるが，その鑑別に有用とされる抗体を 表8 に示す．
- PCNA は Spitz 母斑で低発現を示し，MM で高発現を示す．cyclin D1 は MM でびまん性に陽性を示すのに対して，Spitz 母斑では辺縁に陽性を示し，腫瘍深部で陰性を示す．

表7 メラノサイト系腫瘍の良悪性の鑑別に有用な診断パネル

抗体	良性メラノサイト系腫瘍	悪性黒色腫
HMB-45	表皮内と真皮表層に陽性	びまん性に陽性
Integrins	−/＋	＋/−
CD44	−/＋	＋/−
VEGF	−/＋	＋/−
CD26	−/＋	＋/−
cyclin D1	−/＋	＋/−
p53	−/＋	＋/−
p16	＋/−	−/＋
Ki-67	低陽性率	高陽性率
PCNA	低発現	高発現

表8 Spitz 母斑と悪性黒色腫（spitzoid）の鑑別に有用な診断パネル

抗体	Spitz 母斑	悪性黒色腫（spitzoid）
HMB-45	辺縁に陽性，深部は陰性	びまん性に陽性
Ki-67	1.5〜5%	13〜37%
p16	>40%	<20%
CD99	さまざま	びまん性に強陽性
p21	>40%	<30%
PCNA	低発現	高発現
cyclin D1	辺縁に陽性，深部は陰性	びまん性に陽性

- HMB-45 も Spitz 母斑では表皮真皮境界部ないしは真皮上層にのみ陽性がみられ，深部では陰性である．一方，MM でほぼ均一に陽性を示す．
- MIB-1 陽性率は MM より Spitz 母斑で低い．

特殊型悪性黒色腫の診断

- 線維形成性悪性黒色腫（DM）は硬化性 Spitz 母斑，硬化性青色母斑，瘢痕，線維腫症，紡錘形細胞肉腫との鑑別が問題となる．
- DM は S-100 蛋白陽性であるが，HMB-45 は 10% 程度の症例で腫瘍表層の一部が弱陽性を示すのみで，tyrosinase でも 10% 程度の陽性像である．
- また，DM は desmin，actin，神経成長因子受容体（nerve growth factor receptor）が陽性を示す．硬化性 Spitz 母斑は腫瘍表層で HMB-45 の強発現を示すが，深部は陰性である．
- 小細胞型の MM は悪性リンパ腫（特に大細胞型非 Hodgkin リンパ腫）と Ewing 肉腫，Merkel 細胞癌との鑑別が問題となる．
- small blue cell tumor の鑑別には S-100 蛋白，HMB-45，chromogranin A，synaptophysin，CD45，CD99，CK 20 のパネルが推奨される **表9**．
- 印環細胞型 MM は，転移性印環細胞癌，脂肪肉腫，印環細胞型リンパ腫と混同される MM の亜型の 1 つであるが，S-100 蛋白と HMB-45 が強発現する．

皮膚腫瘍の免疫組織化学 | 25

表9 small blue cell tumor の鑑別に有用な診断パネル

抗体	Merkel 細胞癌	悪性胸腺腫	転移性肺小細胞癌	悪性リンパ腫	EWS/PNET
S-100 蛋白	−	+	−	−	−/+
HMB-45	−	+	−	−	−
chromogranin A	+	−	+	−	−
synaptophysin	+	−/+	+	−	−/+
LCA	−	−	−	+	−
CD99	−/+	−/+	−/+	−〜+	+
CK20	+	−	−	−	No data

転移性肺小細胞癌は TTF-1 陽性（>90%）

- これらの鑑別には S-100 蛋白, HMB-45, Melan A, CD45, CK, CEA, MOC-31 のパネルが推奨される.
- ラブドイド(横紋筋)型 MM はまれな亜型であるが, 約20%の症例で一般的な MM のマーカー（特に S-100 蛋白）が陰転化し, 少数例では CK 陽性を示すことに注意が必要である.
- 風船細胞型 MM は, 転移性腎細胞癌や他の明調な胞体をもつ腫瘍細胞からなる癌に類似する非常にまれな垂直発育型の MM で, S-100 蛋白と HMB-45 の陽性所見が重要となる.

転移性悪性黒色腫の鑑別

- MM（特にメラニン欠乏性黒色腫）と低分化型癌との鑑別は, リンパ節転移巣などで診断が困難な場合があるが, その場合 HMB-45, S-100 蛋白, tyrosinase, Melan A が有用となる.
- 類上皮血管肉腫, 平滑筋肉腫, 線維肉腫, 悪性末梢神経鞘腫瘍などの皮膚間葉系腫瘍も MM に類似する場合がある.
- 転移性 MM が CK, CEA, EMA などを発現する場合があるため, S-100 蛋白, HMB-45 などの MM のマーカーは, 未分化な悪性腫瘍診断のパネルに含める必要がある.

間葉系腫瘍

- 皮膚における間葉系腫瘍とは一般に真皮, 皮下組織に含まれる組織・細胞（線維組織, 線維芽細胞, 筋線維芽細胞, 血管, リンパ管, 平滑筋, 末梢神経, 組織球など）を発生母地とする.
- 真皮, 皮下組織に発生する間葉系腫瘍の多くは他の部位にも発生するが, 皮膚特有の腫瘍として血管・リンパ管系腫瘍のほか, いくつかの腫瘍が挙げられる. 本項ではそれらのなかでも診断に免疫組織化学が有用と考えられる代表的疾患について記載する.

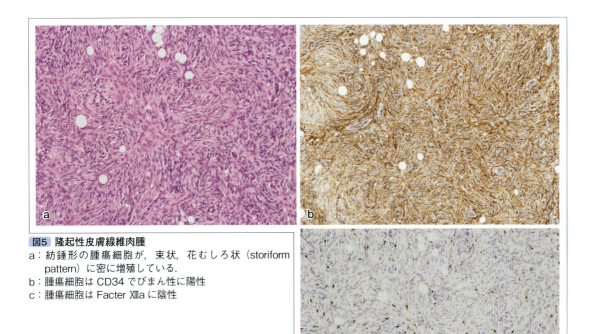

図5 隆起性皮膚線維肉腫
a：紡錘形の腫瘍細胞が，束状，花むしろ状（storiform pattern）に密に増殖している．
b：腫瘍細胞は CD34 でびまん性に陽性
c：腫瘍細胞は Facter XIIIa に陰性

類上皮肉腫（epithelioid sarcoma：EPS）

- 好酸性の細胞質を有する上皮細胞（epithelioid cell）や紡錘形細胞がシート状に増殖し，中心部に壊死を伴う．
- 形態学的には肉芽腫性病変や類上皮血管内皮腫と間違えられたり，間質の粘液変性が強いものでは粘液性脂肪肉腫や粘液性軟骨肉腫との鑑別が問題となる．
- CK や EMA が陽性を示すため，転移性癌と間違われる場合もあるが，半数は CD34 陽性を示し，CD31 と von Willebrand factor（vWF）は陰性となる．

皮膚線維腫（dermatofibroma：DF），
隆起性皮膚線維肉腫（dermatofibrosarcoma protuberans：DFSP） 図5

- 切除材料で DFSP と形態学的に鑑別可能であるが，cellular type や deep type などの亜型では鑑別が問題となる場合がある．これまでも，CD34 と樹状細胞マーカーである Factor XIIIa がパネルとして用いられてきたが，いくつかの注意点がある 表10 ．
- DF は Factor XIIIa で弱陽性を示すか，腫瘍辺縁に陽性を示すが，cellular type の DF ではびまん性に陽性となる．
- DF のなかにも部分的に CD34 陽性を示すものがあり，cellular type や deep type の DF では辺縁に陽性像を認めることがある．

表10 皮膚線維腫と隆起性皮膚線維肉腫の鑑別に有用な診断パネル

抗体	皮膚線維腫	隆起性皮膚線維肉腫
CD34	−/+	+ (>90%)
Factor XIIIa	+	−/+
D2-40	+	−/+
Stromelysin-3	+	−
S100A6	+ (>90%)	−
p53	−	+/−
tenascin (at dermal-epidermal junction)	+ (>90%)	−

- DFSP で CD34 は陽性を示すが，血管内皮や造血幹細胞，線維性腫瘍，神経線維腫でも陽性を示す.
- DFSP の腫瘍辺縁部での CD34 の評価には注意が必要で，腫瘍細胞が増殖しているにもかかわらず，線維化を伴う部分では CD34 は陰性となる.
- DFSP における p53 陽性率は 15〜92% と幅があるが，線維肉腫への転化に関連するとの報告がある.

異型線維黄色腫 (atypical fibroxanthoma：AFX)

- 多形性紡錘形細胞腫瘍で，組織学的に紡錘形または線維形成性黒色腫や紡錘形細胞扁平上皮癌，平滑筋肉腫などが鑑別に挙がる.
- AFX の免疫組織学的特徴は 表1 を参照のこと.
- S-100 蛋白，CK，desmin 陰性であるが，筋原性マーカーが限局性ないし弱陽性所見を示すことがある.
- S-100 蛋白陽性の樹状細胞が散見されるが，腫瘍細胞は S-100 蛋白陰性である.

富細胞型神経莢腫 (cellular neurothekeoma：CNT) 図6

- 神経鞘細胞と粘液性間質からなる腫瘍で，以前は Schwann 細胞起源で S-100 蛋白陽性の神経鞘粘液腫 (nerve sheath myxoma) が含まれていた.
- S-100 蛋白陰性，S100A6，CD10，CD63 (NKI-C3)，MITF，D2-40，NSE，CD99 陽性で，Schwann 細胞や平滑筋，筋線維芽細胞，線維芽細胞などへの分化傾向を示し PEComa の一種と考えられている.

原発性皮膚腫瘍と転移性皮膚腫瘍

- D2-40 は原発性皮膚付属器癌に陽性で，転移性腺癌は陰性である. また，原発性皮膚癌は p63 陽性で，転移性皮膚腺癌は p63 陰性である.
- CK5/6 は原発性皮膚付属器腫瘍 (97% に陽性) と転移性腺癌 (33% に陽性) との鑑別に有用である.
- 付属器腫瘍と転移性腺癌の鑑別パネルを示す 表11 . ER，PgR，GCDFP-15

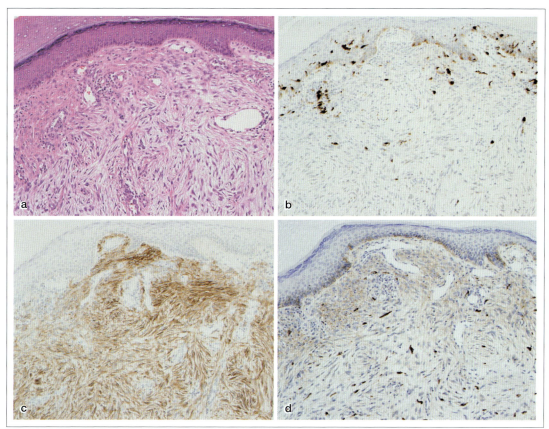

図6 富細胞型神経鞘腫
a：真皮内で類円形から短紡錘形の腫瘍細胞が渦巻状に増殖し，間質には軽度の粘液基質を伴う．
b：S-100 蛋白に陰性
c：CD10 に陽性
d：CD63 に陽性

表11 悪性皮膚付属器腫瘍と転移性腺癌の鑑別に有用な診断パネル

抗体	付属器腫瘍	転移性腺癌
p63	＋（>90％）	－
CK5/6	＋（>90％）	－/＋
D2-40	＋/－	－
CK15	－/＋	－
p40	＋	－/＋

は，乳癌の皮膚転移と皮膚エクリン・アポクリン腫瘍に陽性で，これらの鑑別には有用ではない．

- 転移性皮膚腫瘍の特異的マーカーとしては，甲状腺癌の thyroglobulin，甲状腺癌と肺癌の TTF-1，大腸癌の CDX-2，腎細胞癌の renal cell carcinoma antigen，膀胱癌の uroplakin，肝細胞癌の HepPar1 や glypican-3 などがある．また，PAX2 と PAX8 は腎臓ないし Müller 管由来（子宮，卵巣）の腫瘍に陽性を示す．

（永田耕治）

ダーモスコピー

ダーモスコピー（dermoscopy）とは

　皮膚病変部を拡大し，かつ角層表面の乱反射を防ぎながら強い光を当てて真皮上層まで透見する診察法である．使用機器はダーモスコープ（dermoscope）と総称される．乱反射を防ぐためにゼリーを使用する接触型と，偏光を用いる非接触型がある．詳細な観察・記録には接触型のほうが優れるが，非接触型では，ゼリー・圧迫不要のため，多数の病変の診察，血管構造の観察に適する．

　皮疹を 10〜50 倍に拡大・透見して診るこの診断法は，水平面の観察という点では肉眼診断と，一方では数十倍に拡大するという点で病理診断とつながり，ダーモスコピーはまさしく肉眼診断（水平面を等倍観察）と病理診断（垂直断面を拡大観察）の架け橋となる診断法といえる．

色素性病変の診断法

　ダーモスコピーは，その特性上表皮〜真皮上層の色素性病変の診断に最も大きな威力を発揮する．真皮中下層〜皮下組織の色素性病変は無構造色素沈着としてみられ，診断的有用性は低い．

　診断法として改訂二段階診断法 図1 が推奨されている．第一段階としては，メラノサイト系病変→基底細胞癌→脂漏性角化症→血管腫・出血性病変→血管パターンの順に所見をとっていく．第二段階では，メラノサイト系病変のなかで，色素細胞母斑とメラノーマ（悪性黒色腫）を鑑別する．

メラノサイト系病変の診断法

　掌蹠と生毛部は分けて考える．掌蹠では表皮突起が畝状に平行に並ぶのに対し，生毛部では蜂の巣状の構造を呈する．したがって，表皮突起のメラニン沈着を上から観察すると，前者では平行パターン，後者では網状パターンが基本となる 図2 ．

　本項では掌蹠と生毛部に分け，第一段階と第二段階の診断法をまとめて記載する．

掌蹠のメラノサイト系病変

■掌蹠の色素細胞母斑（melanocytic nevus） 図3

　掌蹠の色素細胞母斑の基本パターンは皮溝平行パターン（parallel furrow pattern）である．皮溝部表皮突起の母斑細胞から垂直に角層に上がってくるメラニンに対応する．ただし，母斑細胞自体は皮溝部表皮突起のみならず，しばしば皮丘部

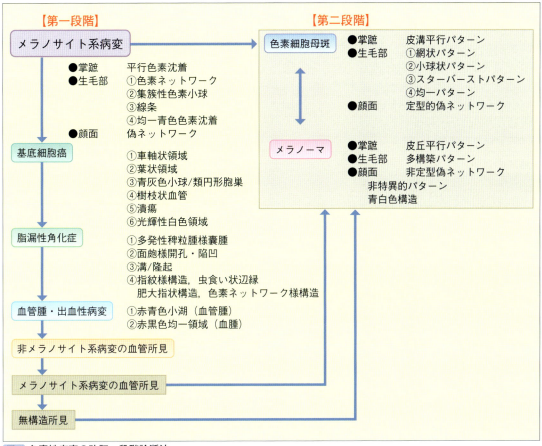

図1 色素性病変の改訂二段階診断法
(Argenziano G, et al. Dermoscopy of pigmented skin lesions : results of a consensus meeting via the internet. J Am Acad Dermatol 2003 ; 48 : 679-93.)

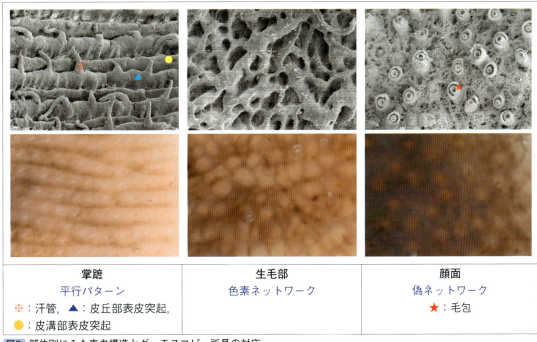

図2 部位別にみた表皮構造とダーモスコピー所見の対応
上段：表皮を真皮側からみた走査電顕所見　　下段：色素細胞母斑のダーモスコピー所見

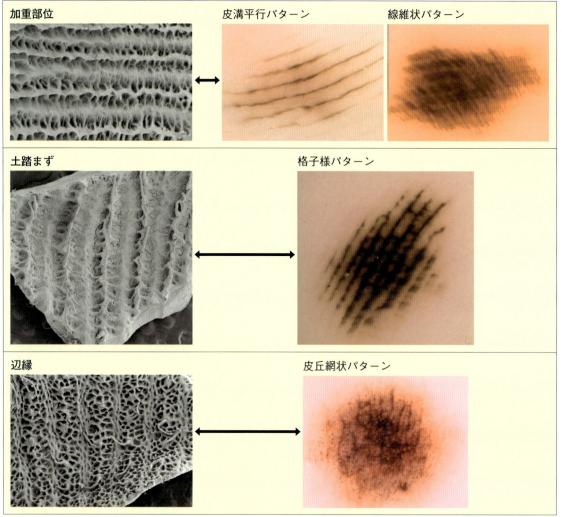

図3 足蹠における表皮の部位別走査電顕所見とダーモスコピーパターンの対応

表皮突起にも存在するが，その上方にメラニン沈着はみられない．

他の代表的なパターンである線維状パターン（fibrillar pattern）と格子様パターン（lattice-like pattern）は皮溝平行パターンの亜型である．前者は荷重部位で角層内メラニンが斜めに傾くことで生じ，後者は土踏まず部の表皮構造を反映する．

さらに，生毛部に近い足底の辺縁では，皮丘網状パターン（crista reticulated pattern）がみられ，母斑細胞が付属器と親和性のある先天性色素細胞母斑では，汗管が通る皮丘部に点状に色素沈着のある皮丘点状パターン（crista dotted pattern）がみられる．

■ **掌蹠のメラノーマ** 図4

皮丘平行パターン（parallel ridge pattern）を示す．汗管が通る皮丘部表皮突起で増生する腫瘍細胞から角層に上がってくるメラニンを反映する．この皮丘平行パターンというダーモスコピー所見はきわめて特異性が高く，初期病変の診断においては病理組織所見に加えてダーモスコピー所見を加味して判断することが重要である．

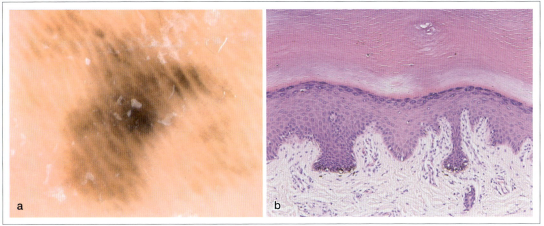

図4 足蹠メラノーマ（悪性黒子型メラノーマ）早期病変
a：ダーモスコピー所見．皮丘平行パターンがみられる．
b：病理所見．皮丘部表皮突起における異型メラノサイト増殖を示す．

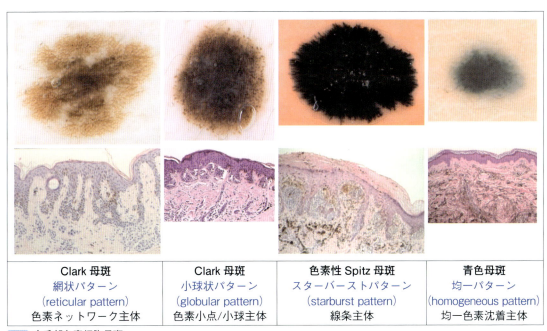

| Clark 母斑
網状パターン
(reticular pattern)
色素ネットワーク主体 | Clark 母斑
小球状パターン
(globular pattern)
色素小点/小球主体 | 色素性 Spitz 母斑
スターバーストパターン
(starburst pattern)
線条主体 | 青色母斑
均一パターン
(homogeneous pattern)
均一色素沈着主体 |

図5 生毛部色素細胞母斑
上段：ダーモスコピー所見　　下段：病理所見

生毛部のメラノサイト系病変

　メラノサイト系病変は，4つの局所所見を示す．前述した①色素ネットワーク（pigment network）のほかに，②色素小点/小球（dots/globules）〔角層内メラニン塊は黒色色素小点（black dots），基底層胞巣は褐色色素小球（brown globules）〕，③線条（streaks，病巣辺縁の融合した胞巣），④均一青色色素沈着（homogeneous blue pigmentation，真皮内に増殖するメラニン含有細胞）がある．

■ 生毛部の色素細胞母斑　図5

　第二段階として，色素細胞母斑かメラノーマかを判断する．その際は，全体構築パターン（global pattern）を重視する．

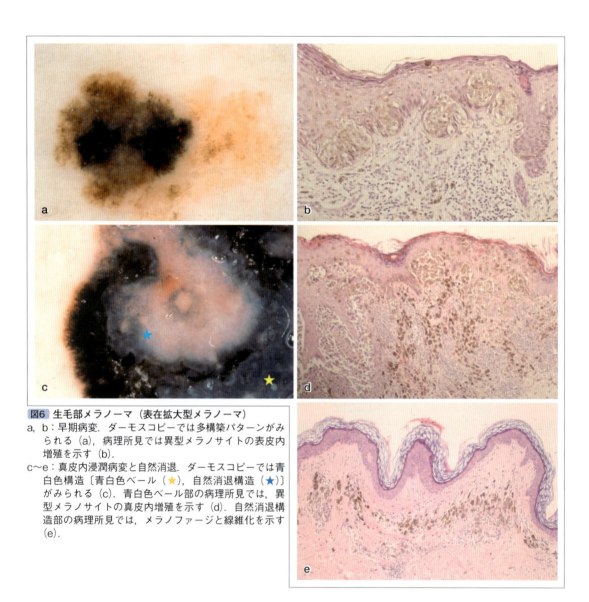

図6 生毛部メラノーマ（表在拡大型メラノーマ）
a, b：早期病変．ダーモスコピーでは多構築パターンがみられる（a）．病理所見では異型メラノサイトの表皮内増殖を示す（b）．
c〜e：真皮内浸潤病変と自然消退．ダーモスコピーでは青白色構造〔青白色ベール（★），自然消退構造（★）〕がみられる（c）．青白色ベール部の病理所見では，異型メラノサイトの真皮内増殖を示す（d）．自然消退構造部の病理所見では，メラノファージと線維化を示す（e）．

色素細胞母斑においては，メラノサイト系病変にみられる4つの基本所見のうち1〜2つが規則的にみられる．全体構築パターンとしては，①色素ネットワークが主体の網状パターン（reticular pattern），②色素小球が主体の小球状パターン（globular pattern），③線条が主体のスターバーストパターン（starburst pattern），④均一青色色素沈着が主体の均一パターン（homogeneous pattern）がある．③は色素性Spitz母斑，④は青色母斑でみられる．

■生毛部のメラノーマ

全体構築パターンとして，メラノサイト系病変でみられる4つの局所所見のうち3つ以上が不規則に分布する多構築パターン（multicomponent pattern）図6a, bの場合はメラノーマを考える．また，いずれのパターンにも属さない非特異的パターン（unspecific pattern）もメラノーマを疑う．

やや進展した例では，局所所見として，垂直方向の増殖（vertical growth phase）を反映する青白色ベール（blue-white veil），および真皮メラノファージ

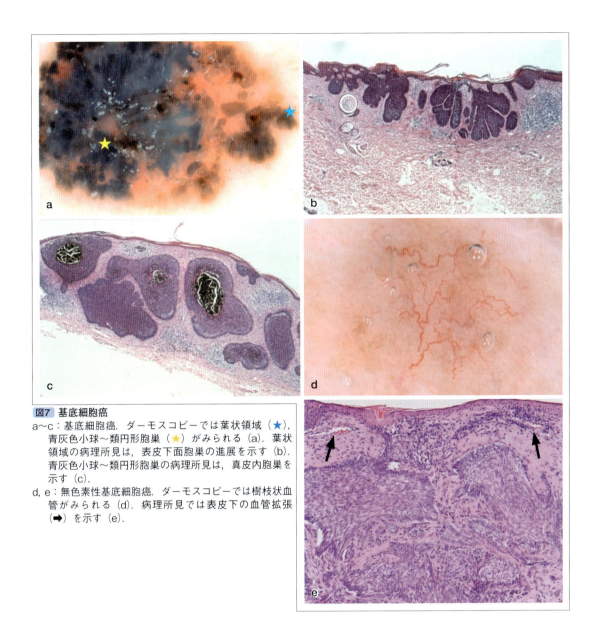

図7 基底細胞癌
a〜c：基底細胞癌．ダーモスコピーでは葉状領域（★），青灰色小球〜類円形胞巣（★）がみられる（a）．葉状領域の病理所見は，表皮下面胞巣の進展を示す（b）．青灰色小球〜類円形胞巣の病理所見は，真皮内胞巣を示す（c）．
d, e：無色素性基底細胞癌．ダーモスコピーでは樹枝状血管がみられる（d）．病理所見では表皮下の血管拡張（➡）を示す（e）．

と線維化を反映する自然消退構造（regression structures）にも注目する．両者をまとめて，青白色構造（blue-white structures）と呼ぶ 図6c〜e ．

基底細胞癌（basal cell carcinoma：BCC）の診断法

　表在型基底細胞癌では，表皮下面の胞巣を反映して，車軸状領域（spoke-wheel areas）がみられる．結節型基底細胞癌になると，表皮下面胞巣の車軸状領域は葉状領域（leaf-like areas）に進展し，さらに真皮内胞巣に対応して（肉眼所見としての基底細胞腫小結節に対応），多発性青灰色小球（multiple blue-gray globules）〜大型青灰色類円形胞巣（large blue-gray ovoid nests）がみられるようになる 図7a〜c ．

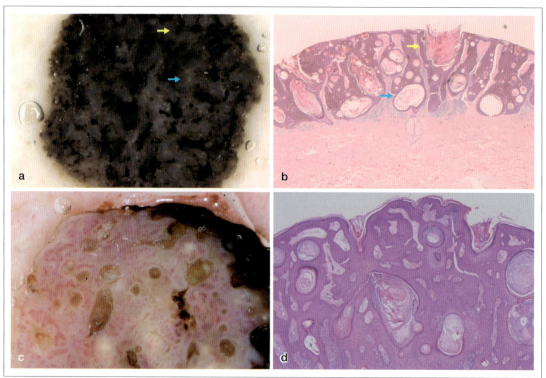

図8 脂漏性角化症

a, b：脂漏性角化症．ダーモスコピーでは面皰様開孔（⇨）と稗粒腫様囊腫（→）がみられる（a）．病理所見では面皰様開孔に対応する角栓（⇨）と稗粒腫様囊腫に対応する偽角質囊腫（→）を示す（b）．

c, d：被刺激性脂漏性角化症．ダーモスコピーでは面皰様開孔，稗粒腫様囊腫，白色網状構造を伴うヘアピン様血管がみられる（c）．病理所見では白色網状構造に対応する表皮肥厚，ヘアピン様血管に対応する真皮乳頭層血管拡張がみられる（d）．

血管所見としては，表皮直下を水平方向に走る血管を反映して，太さを変えながら蛇行分岐する樹枝状血管（arborizing vessels）がみられる 図7d, e ．

脂漏性角化症（seborrheic keratosis）の診断法

毛包漏斗部への分化を示す上皮系良性腫瘍であり，同部の角化傾向を反映して，角栓に対応する面皰様開孔（comedo-like openings）と偽角質囊腫に対応する多発性稗粒腫様囊腫（multiple milia-like cysts）が基本的な所見である 図8a, b ．

日光黒子から脂漏性角化症が生じる場合，初期には細かい表皮突起延長がみられるが，その所見を反映して指紋様構造（fingerprint-like structures）がみられ，さらにそれが進展した網状型脂漏性角化症（retiform type seborrheic keratosis）では，粗い色素ネットワーク様構造がみられる．また，表皮の乳頭腫状増殖が顕著になれば，溝/隆起（fissure/ridges）〔脳回転様外観（brain-like appearance）〕を呈する．

被刺激性脂漏性角化症（irritated seborrheic keratosis）においては，表皮肥厚と真皮乳頭層の毛細血管拡張を反映し，白色網状構造を伴うヘアピン様血管（hairpin vessels with white halo）がみられる 図8c, d ．

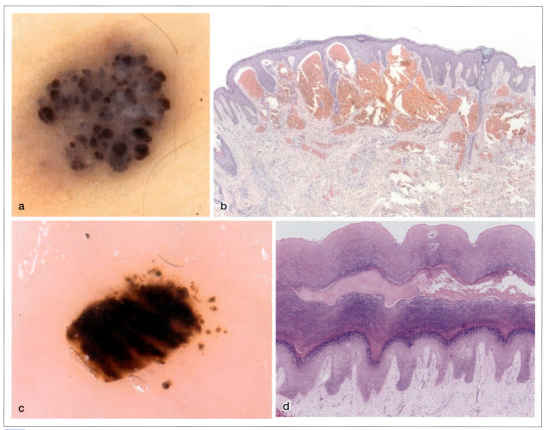

図9 血管腫・出血性病変
a, b：被角血管腫．ダーモスコピーで赤色調小湖（lacunae）がみられる（a）．病理所見にて真皮乳頭層血管拡張・増生を示す（b）．
c, d：出血性病変（足蹠）．ダーモスコピーで赤色調無構造領域がみられる（c）．病理所見にて角層内出血を示す（d）．

血管腫・出血性病変の診断法

　被角血管腫（angiokeratoma）のように真皮乳頭層に血管拡張・増生がみられる場合は，特徴的な赤色調の小湖（lacunae）としてみられる 図9a, b ．深部にいくにつれ，小湖の境界は不鮮明になり青色調を帯びてくる．血栓を生じると黒色調になる．

　出血性病変は，赤青色～赤黒色均一領域（red-bluish to reddish-black homogeneous area）としてみられ，赤色調を帯びた無構造領域を呈する 図9c, d ．

血管パターン

　非メラノサイト系病変およびメラノサイト系病変の血管パターンの代表的な所見のみを述べる．

　非メラノサイト系病変では，①糸球体様血管（glomerular vessels）：Bowen 病，②ヘアピン様血管 図8c, d ：脂漏性角化症，エクリン汗孔腫，ケラトアカントーマ，③樹枝状血管 図7d ：基底細胞癌，がみられる．

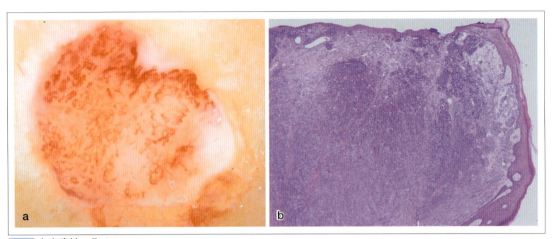

図10 無色素性メラノーマ
ダーモスコピーでは多形血管がみられる（a）．病理所見では血管拡張・増生の錯綜を示す（b）．

一方，メラノサイト系病変では，①点状血管（dotted vessels）：Spitz母斑，②コンマ様血管（comma-like vessels）：真皮内色素細胞母斑（intradermal melanocytic nevus），③線状不規則血管（linear-irregular vessels）図10：メラノーマ，がみられる．

多形血管（polymorphous vessels）は，垂直方向，水平方向に錯綜して走行する血管を反映して，点状，線状のさまざまなパターンを指す．メラノーマ，扁平上皮癌（squamous cell carcinoma：SCC）でみられる 図10．

部位による特性

顔面

顔面は他の生毛部と異なり，基底層にメラニン沈着がある場合，平坦な表皮と発達した毛包を反映して，毛包部分が網穴となる網紐の太い偽ネットワーク（pseudonetwork）を形成する 図2．偽ネットワークは，上皮系病変（日光黒子），メラノサイト系病変のいずれでもみられ，良性病変では定型的偽ネットワークを呈する 図11a, b．

顔面のメラノーマ（悪性黒子〜悪性黒子型メラノーマ）は，この偽ネットワークの非定型性の程度を評価することで診断する．すなわち，メラノーマ細胞が毛包部を侵すことによって非対称性色素性毛孔（asymmetric pigmented follicular openings）を生じる．それが進展し，菱形構造（rhomboidal structures）を形成する一方，自然消退によるメラノファージを反映して，環状顆粒状構造（annular granular structures）もみられる．これらは，いずれも非定型偽ネットワーク（atypical pseudonetwork）としてとらえることができる 図11c, d．

爪部

爪部の色素細胞母斑とメラノーマは，爪甲色素線条の不規則性と爪囲の色素沈着

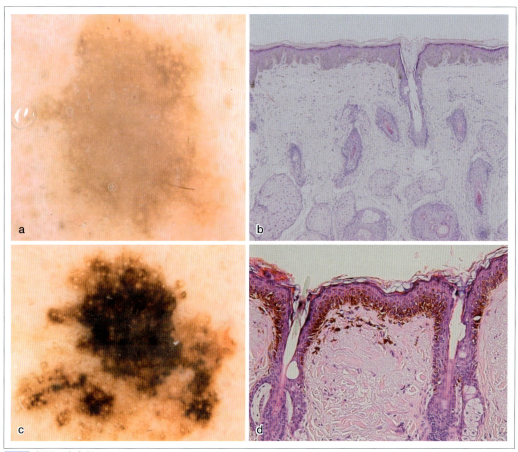

図11 顔面の病変部
a, b：顔面の老人性色素斑．ダーモスコピーでは定型的偽ネットワークがみられる（a）．病理所見では偽ネットワークの網紐は基底層色素沈着，網穴は毛包開孔を反映する（b）．
c, d：日光黒子型メラノーマ．ダーモスコピーでは非定型偽ネットワークがみられる（c）．病理所見では非定型偽ネットワークは異型メラノサイトの毛包浸潤を反映する（d）．

により鑑別する．爪囲の色素沈着はHutchinson徴候として，メラノーマの肉眼診断に重要な所見として知られるが，小児の爪部色素細胞母斑でも同様の所見がしばしばみられる（偽Hutchinson徴候）．その際，爪囲側方・遠位端部の色素沈着は皮溝平行パターンとなり，メラノーマのHutchinson徴候でみられる皮丘平行パターンとは明瞭に区別できる．

その他の腫瘍性疾患の診断

エクリン汗孔腫（eccrine poroma）

　無色素性エクリン汗孔腫においては，表皮肥厚を反映した白色網状構造と間質の毛細血管増生を反映した紅色房状構造およびヘアピン様血管がみられる．

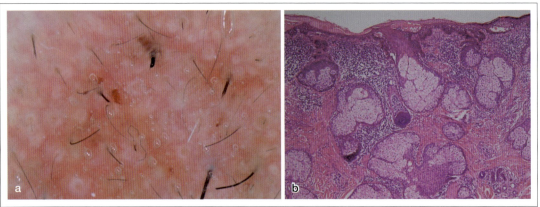

図12 日光角化症
a：ダーモスコピーではイチゴ状パターンがみられる．
b：病理所見では紅色無構造領域は真皮上層の血管拡張・増生，無色素性の円形構造は毛包部を反映する．

Bowen 病（Bowen's disease）

　白色網状構造と糸球体様血管が特徴的である．色素性の場合には色素ネットワークがみられることもあるので，メラノサイト系病変との鑑別に注意を要する．

日光角化症（actinic keratosis） 図12

　毛細血管増生・拡張による紅色無構造領域のなかに毛包部に一致して無色素部分がみられるイチゴ状パターン（strawberry pattern）を呈する．

皮膚線維腫（dermatofibroma）

　真皮の線維化を反映した中心白色斑（central white patch），および基底層色素沈着を伴う表皮突起延長を反映した繊細な色素ネットワーク（delicate pigment network）がみられる．

（土田哲也）

皮膚科領域の画像診断

皮膚癌はその臨床像の多様性から鑑別診断や進行度診断に苦慮することがある．特に悪性黒色腫，扁平上皮癌では画像診断が重要視されることが多い．原発病巣の進達度，リンパ節転移の有無，遠隔転移の有無などの判定にエコー検査，CT検査，MRI検査などが駆使される．

本稿では，画像検査の所見，考え方について述べる．

エコー検査

エコー検査は簡便かつ低侵襲性であることから，ほとんどすべての皮膚悪性腫瘍の原発病巣，リンパ節・皮膚転移病巣などに用いられる．エコー検査では腫瘍の形態・深達度や血行の状態を確認することが可能で，Bモード法やドプラ法が有用である．

Bモード法 図1 では，不均一な低エコーや後方エコーの増強，側方陰影などの所見を多くの皮膚悪性腫瘍で認めるが，Bモード法単独では鑑別が困難な症例に遭遇することも多い．

ドプラ法は皮膚の悪性腫瘍と良性腫瘍との鑑別において，Bモード法より有用である．皮膚科領域ではカラードプラ法 図2 とパワードプラ法 図3 がある．カラードプラ法は生体内血行動態に色を付け，Bモード画像上に重ね合わせながらリアルタイムで表示する方法である．この方法では広範囲にわたる血流情報が得られ，その血流情報を色として表示するため視覚的にとらえやすいという利点がある．

パワードプラ法はカラードプラ法とほぼ同様であるが，色分けができない．一

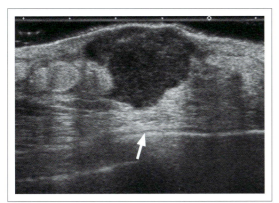

図1 Bモード法
背部扁平上皮癌．後方エコーの増強・側方陰影（⇨）を認める．

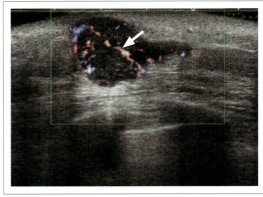

図2 カラードプラ法
背部扁平上皮癌．豊富な血流信号を認める（⇨）．

皮膚科領域の画像診断 | 41

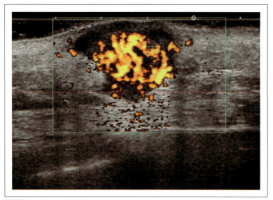

図3 パワードプラ法
背部扁平上皮癌．著明な血流信号を認める．

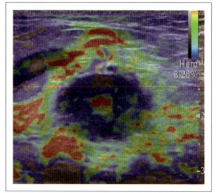

図4 エラストグラフィ
足底悪性黒色腫鼠径リンパ節転移．エラストグラフィにて腫瘤全体が青く，硬い腫瘤（悪性）として描出されている．

方，カラードプラ法では感度不足となる部位でも感度よく表示できるという利点がある．

皮膚癌の原発病巣では高率に腫瘍内の豊富な血流を認める．一方，血管拡張性肉芽腫などの良性腫瘍においても腫瘍内に豊富な血流を認めることがあるので注意が必要である．

悪性黒色腫の特徴的な所見は，腫瘍下方から流入する樹枝状の豊富な血流パターンで，この所見は鑑別に有用である．

近年では，高周波（15〜30MHz）エコーを用いることにより術前に tumor thickness の予測がある程度可能となってきている．

原発病巣だけでなく，転移病巣においてもエコー検査は有用である．パワードプラ法にて，血流の状態を確認することによりリンパ節転移の有無をある程度予測することも可能である．ここで注意が必要なのは扁平上皮癌などで原発病巣に感染を伴っている症例である．原発病巣に感染があると，所属リンパ節にも炎症が波及することが多く，その場合にはエコー検査でリンパ節に血流信号を認めることが多い．リンパ節の構造が保たれているか否かなどが鑑別点となるが，原発病巣に感染を認めるときは，エコーなどの画像検査のみで治療方針を決定するのは危険である．リンパ節生検を行い，病理診断を確定することが望ましい．

リンパ節転移に対してはエラストグラフィも有用である **図4**．エラストグラフィは特殊なプローブを用いて組織を圧迫・弛緩することにより腫瘍の硬さをスコア化し，それを色で表し良悪性の評価をする方法であり，特に乳腺領域で施行されることが多い．悪性黒色腫やその他の皮膚癌において腫大したリンパ節への転移の有無を確認する有用な検査の1つである．

悪性黒色腫による肝転移や膵転移が疑われる場合には，CT，MRIに加え腹部エコーも行うことにより嚢胞や血管腫などの良性病変との鑑別診断の精度が高められる．

また，悪性黒色腫は心膜や心筋への転移もまれながら生じるため，経過中に血圧の変動や不整脈などを認める場合は心臓エコーにてチェックすることも必要である．

CT

　CT 検査は原発病巣の状態把握とともに術後の再発チェックや切除不能病変に対する薬物療法，放射線療法の効果判定に用いられる．

　悪性黒色腫では軽微な原発病巣を呈していてもリンパ節転移や遠隔転移のみられる症例を時に認めるため，術前に CT 検査にて転移の有無を十分に確認して手術計画を進める必要がある．

　高齢者の頭部に好発する血管肉腫では，早期から肺転移が出現することがある．血管肉腫の肺転移は CT にて特徴的な所見 図5 を呈するため，胸部単純 X 線検査に加えて CT での観察も行う必要がある．

　術後のフォローアップや遠隔転移に対する化学療法の効果判定にも CT 検査は有用である．術後の CT 撮影時期，年間の撮影回数などには諸説あるが，筆者は悪性黒色腫，扁平上皮癌では病期にもよるが術後 2 か月目にフォローアップ CT を撮影し，その後は 4 か月に 1 度のペースで撮影を施行している．悪性黒色腫の場合は術後数か月で急激な腫瘍進行を示す場合もあるため注意が必要である．

　近年，切除不能の悪性黒色腫に対しては，新規治療薬である免疫チェックポイント阻害薬を含む分子標的薬が承認され治療の選択肢が広がっており，以前の治療に比べ効果を示す症例が多くみられるようになってきている．このため，治療効果判

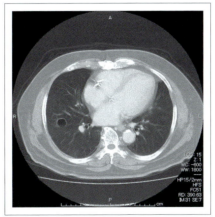

図5 血管肉腫の肺転移 CT 画像
右肺野に空洞様所見を認める．

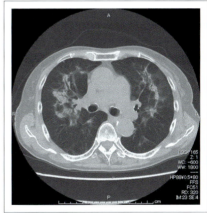

図6 薬剤性肺炎の CT 画像
両肺野に間質影を認める．

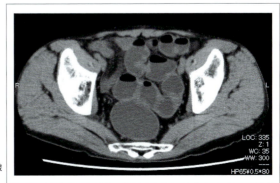

図7 薬剤性腸炎の CT 画像
腸管の著明な浮腫を認める．

定にCTは不可欠であり，治療の継続・中止などの判定にはCTが必要である．また新規治療薬によって発生する有害事象に対しても薬剤性肺炎や腸炎 図6, 7 などはCTでの所見が重要であり，有害事象に対しての治療の必要性を判断する材料となる．

MRI

　MRIは原発病巣の診断および転移病巣の評価に重要である．

　色素性の悪性黒色腫ではメラニンが常磁性体であるためT1，T2ともに緩和時間が著しく短縮し，T1強調画像でhigh intensity，T2強調画像でlow intensityを呈する 図8 ．このパターンは他の悪性腫瘍とは逆であり，鑑別診断の重要な手がかりとなる．しかし，無色素性悪性黒色腫においては通常の悪性腫瘍と同様のパターンを示すため注意が必要である．この所見は転移病巣においても同様であるが，時に原発病巣と転移病巣で所見が異なる例もある．

　原発病巣の部位により術前検査としての役割が異なる．手指や足趾に発生した症例では骨浸潤の有無のチェックに有用であり，切断か温存かの判断材料となる．鼻腔や副鼻腔発生例では周囲への浸潤状況の確認が可能であり，切除可能か否かの判断や切除不能例においても照射範囲の検討に有用である．腟，外陰部や直腸発生例においても，浸潤，進展状況を検討し骨盤内臓器の合併切除の必要性の判定に用いる．これらはCT検査でも可能であるが，MRI検査のほうがより有用である．

　脳転移や骨転移などの転移病巣においてもMRI検査は有用である．脳転移に対しては，MRI検査により脳実質内の病変を正確に把握することでガンマナイフや定位照射などの治療方針を計画することが可能となる．また，悪性黒色腫による癌性髄膜症に対してはCT検査では判断が難しく，MRI検査での診断が必要となる．

　骨転移においても，CT検査に加えMRI検査を施行することにより椎体転移な

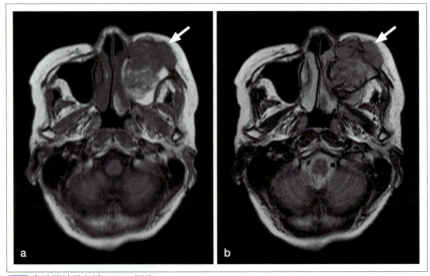

図8 鼻腔悪性黒色腫のMRI画像
a：T1強調画像（high）　　b：T2強調画像（low）

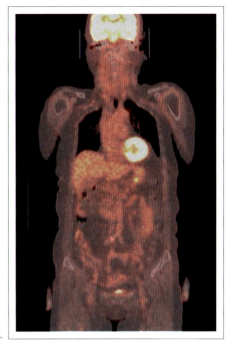

図9 PET 画像
肛門部悪性黒色腫．膵臓に集積を認める．

どの正確な把握が可能であり，照射などの治療開始時期の判断材料となる．肝転移では，CT，エコーなどの検査を行っても確定診断に至らない場合にEOB・プリモビスト®造影検査を用いることにより正確な診断を得ることが可能である．

PET（PET-CT）

グルコース類似体の 18F-FDG の体内動態を示す PET 検査は悪性腫瘍の糖代謝が正常組織より高いことを利用して画像に表す．

皮膚悪性腫瘍において PET 検査は有用で，一般的にリンパ節や遠隔臓器転移の有無や CT，MRI にて描出された所見の良悪性の判定にも用いられることが多い 図9 ．しかし，食事などによる糖分摂取の影響を受けやすく，糖尿病患者においては正確な所見を得ることが困難な場合もある．また脳，心臓，肝臓，腎臓，尿路系などでは生理的な集積を認めることから評価困難な症例に遭遇することがある．

PET に CT を付属させた PET-CT では解剖学的判断がより明確になる利点がある．しかし，画像が粗であることや通常 CT と撮影方法が異なることで病変部位がずれてしまうことなどが問題点として残る．

原発部位が四肢末端や頭頸部領域の場合，PET（PET-CT）では通常の CT などでは撮影範囲に含めない部位の転移が確認されることがあるため，悪性黒色腫や扁平上皮癌の進行例では重要な検査になる．しかし，炎症性病変などにも集積を認める，いわゆる偽陽性所見を示すこともあるため，PET-CT で得られた情報を基に CT や MRI，エコーなどの各種画像検査を用い，診断の精度を上げる必要がある．

（吉川周佐）

皮膚悪性腫瘍の病期分類

　皮膚悪性腫瘍のうち臨床上重要と思われる悪性黒色腫，扁平上皮癌（有棘細胞癌），基底細胞癌，乳房外 Paget 病，頭部血管肉腫，Merkel 細胞癌，皮膚リンパ腫（菌状息肉症，Sézary 症候群など）について述べる．

　わが国の『皮膚悪性腫瘍取扱い規約 第 2 版』『皮膚悪性腫瘍診療ガイドライン第 2 版』は AJCC（American Joint Committee on Cancer）が作成した TNM 分類を基に作成されている．また，希少疾患のため国際的な TNM 分類が整理されていない乳房外 Paget 病，頭部血管肉腫に関しては本邦で提唱されている TNM 分類案を記載することとした．

悪性黒色腫（malignant melanoma）表1, 2

　摘出した原発巣の組織標本にて tumor thickness（TT）の計測と，潰瘍の有無を評価したうえで T 分類を決定する．N 分類は，センチネルリンパ節生検および所属リンパ節郭清術の組織所見によって決定する．M 分類は通常，理学所見，画像診断によって評価を行うが，悪性黒色腫においては血清 LDH 値が評価項目に含まれていることが特徴である．センチネルリンパ節生検，所属リンパ節郭清術のいずれも行われなかった場合は臨床病期として記載する．

T についての評価方法 図1

- 病変内で TT が最も厚いと考えられる切り出し面を中心に複数の切片について計測し，最大のものを評価する．
- 表皮に対して垂直方向に，表皮顆粒層上層部から最深部の腫瘍細胞（異型メラノサイト）までの距離を計測する．
- 潰瘍化により表皮顆粒層が確認できない場合は，潰瘍底から最深部までの距離を計測する．
- 原発巣底部に microsatellite（顕微鏡的衛星病巣）が存在する場合には，それを含めて最大のものを評価する．
- 斜め方向の計測や，水平方向へ引いた延長線を用いての計測は行ってはならない．

N についての評価方法

- 永久標本での評価が基本である．
- 最大割面より半割された 2 つのブロックについて割面から平行に連続して標本を作製するが，切り出す切片の数や厚さについては統一された見解はない．
- AJCC 第 7 版では，微小転移（異型細胞が 1 個）であっても転移陽性と判断する．

表1 第7版 AJCC 皮膚メラノーマ病期分類 2009

T：原発腫瘍

TX：原発腫瘍の評価不能〔例，摂爬切除（curettage）されたり重度に退縮したメラノーマ〕

T0：原発腫瘍がない

Tis：Melanoma *in situ*

T1a：厚さ 1.0mm 以下で，潰瘍*なしかつ核分裂像**がく $1/mm^2$

T1b：厚さ 1.0mm 以下で，潰瘍ありまたは核分裂像が $\geqq 1/mm^2$

T2a：厚さが 1.01〜2.0mm で，潰瘍なし

T2b：厚さが 1.01〜2.0mm で，潰瘍あり

T3a：厚さが 2.01〜4.0mm で，潰瘍なし

T3b：厚さが 2.01〜4.0mm で，潰瘍あり

T4a：厚さが 4.0mm を超えて，潰瘍なし

T4b：厚さが 4.0mm を超えて，潰瘍あり

*潰瘍とは直近の外傷または外科的侵襲がなく，病理組織学的に以下の所見が組み合わされて観察される状態と定義付けられる：表皮全層の欠損（角層と基底膜の欠損を含む），反応性変化の証拠（例えばフィブリン沈着や好中球），周辺表皮の菲薄化・欠落または反応性肥厚

**1mm^2 あたりの細胞分裂数（mitotic rate）．メラノーマの真皮病変内で最も細胞分裂の多い領域（ホットスポット）を探し，400 倍の視野でホットスポット内の細胞分裂数を数えたのちにホットスポット周辺の領域に移動し，観察視野面積が合計 1mm^2 になった時点で終了する．＜ $1/mm^2$ は $0/mm^2$ と同義

N：所属リンパ節

NX：所属リンパ節の評価不能（例，別の理由で以前に摘出されている）

N0：所属リンパ節転移，satellite*，in-transit 転移**を認めない

N1：1 個のリンパ節転移

　-N1a：顕微鏡的転移***

　-N1b：肉眼的転移****

N2：2〜3 個のリンパ節転移，またはリンパ節転移を伴わない satellite または in-transit 転移

　-N2a：2〜3 個の顕微鏡的転移

　-N2b：2〜3 個の肉眼的転移

　-N2c：リンパ節転移を伴わない，satellite または in-transit 転移

N3：4 個以上のリンパ節への転移，互いに癒着したリンパ節転移，リンパ節転移を伴う satellite または in-transit 転移

*satellite：原発部位から 2cm 以内に存在し，肉眼的または顕微鏡学的に確認される非連続性病巣．microsatellite（直径 0.05mm を超える転移細胞巣で，線維化または炎症を伴わない正常真皮によって明瞭に分離されており，主たる浸潤性の原発巣から 0.3mm 以上離れているもの）を含む

**in-transit 転移：原発部位から 2cm を超えて所属リンパ節領域との間の皮膚・皮下組織に肉眼的または顕微鏡学的に確認される非連続性病巣

***顕微鏡的転移はセンチネルリンパ節生検（と行われたならば引き続く所属リンパ節郭清）の結果から決定される

****肉眼的転移は，治療的リンパ節郭清によって証明された転移，触診または画像検査で臨床的に検出可能なリンパ節転移，またはリンパ節転移が広範な被膜外浸潤を示した時と定義される

M：遠隔転移

M0：遠隔転移を認めない

M1：遠隔転移あり

　-M1a：所属リンパ節を超える皮膚，皮下またはリンパ節転移

　-M1b：肺転移

　-M1c：その他の臓器転移，または転移部位にかかわらず血清 LDH 異常高値を示す場合

（土田哲也ほか．皮膚悪性腫瘍診療ガイドライン第 2 版．日皮会誌 2015；125：33.）

表2 第7版AJCC皮膚メラノーマ病期分類

臨床病期分類				病理病期分類			
Stage 0	Tis	N0	M0	Stage 0	Tis	N0	M0
ⅠA	T1a	N0	M0	ⅠA	T1a	N0	M0
ⅠB	T1b	N0	M0	ⅠB	T1b	N0	M0
	T2a	N0	M0		T2a	N0	M0
ⅡA	T2b	N0	M0	ⅡA	T2b	N0	M0
	T3a	N0	M0		T3a	N0	M0
ⅡB	T3b	N0	M0	ⅡB	T3b	N0	M0
	T4a	N0	M0		T4a	N0	M0
ⅡC	T4b	N0	M0	ⅡC	T4b	N0	M0
Ⅲ	Any T	≧N1	M0	ⅢA	T1-4a	N1a	M0
					T1-4a	N2a	M0
				ⅢB	T1-4b	N1a	M0
					T1-4b	N2a	M0
					T1-4a	N1b	M0
					T1-4a	N2b	M0
					T1-4a	N2c	M0
				ⅢC	T1-4b	N1b	M0
					T1-4b	N2b	M0
					T1-4b	N2c	M0
					Any T	N3	M0
Ⅳ	Any T	Any N	M1	Ⅳ	Any T	Any N	M1

*臨床病期分類は原発巣の顕微鏡的ステージングと転移巣の臨床/画像評価から構成される. 通常は原発巣の全切除と所属リンパ節および遠隔転移について臨床的評価ののちに用いられる.
**病理病期分類は原発巣の顕微鏡的ステージングと所属リンパ節の部分的/完全リンパ節切除後の病理結果から構成される. 病理病期0またはⅠAは除く;これらの患者はリンパ節病変の病理評価が不要である.
(土田哲也ほか. 皮膚悪性腫瘍診療ガイドライン第2版. 日皮会誌 2015;125:34.)

- UICC/AJCCの第7版より, センチネルリンパ節の評価にMART-1（Melan A）, HMB-45, S-100蛋白を用いた免疫染色が必須となった.

扁平上皮癌（有棘細胞癌）(squamous cell carcinoma：SCC) 表3, 4

　扁平上皮癌は表皮ケラチノサイトへの分化を示す上皮系悪性腫瘍で, 表面に角化や潰瘍を伴うことが多く, 腫瘍胞巣は少なくとも一部で表皮との連続性を有する. 組織学的には腫瘍細胞がケラチンを産生し, 多少とも角化傾向を示すことが特徴である. 一般的には, ①日光角化症, Bowen病などの表皮内癌（SCC *in situ*）からの進展, ②熱傷瘢痕, 慢性放射線皮膚炎など前駆病変からの発生, ③その他の宿主側の免疫抑制状態からの発生が知られている 表5.

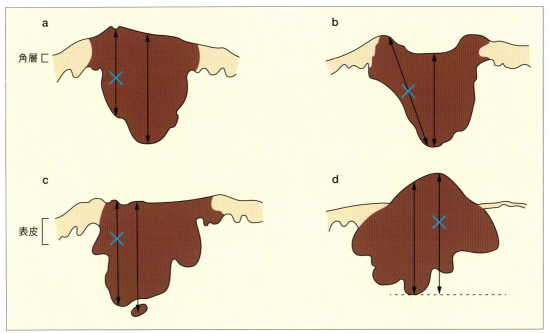

図1 tumor thickness の計測法
接眼レンズの鏡筒内に micrometer（目盛りが刻まれている円板状のガラス板）を入れ，顕微鏡に取り付けて tumor thickness を計測する．表皮に対して垂直な方向に，表皮顆粒層上層部から最深部の腫瘍細胞（異型メラノサイト）までの距離を測る．病変内で tumor thickness が最も厚いと考えられる切り出し面を中心に複数の切片について計測し，最大のものを採る（a）．表面が潰瘍化している場合は，上の起点は潰瘍表面とする（b, d）．原発巣底部に microsatellite（顕微鏡的衛星病巣）が存在する場合には，それを含めて最大のものを採る（c）．斜めの方向に測ったり（b），水平方向へ引いた延長線を用いて計測してはならない（d）．（×印を付けた線は誤った tumor thickness の計測例）
（日本皮膚悪性腫瘍学会編．皮膚悪性腫瘍取扱い規約．第2版．東京：金原出版；2010．p.34．）

表3 有棘細胞癌の TNM 分類（UICC 第7版，2009年）

T：原発腫瘍
TX：原発腫瘍の評価が不可能
T0：原発腫瘍を認めない
Tis：上皮内癌
T1：最大径が 2cm 以下の腫瘍
T2：最大径が 2cm を超える腫瘍
T3：筋肉，骨，軟骨，顎，眼窩など深部構造へ浸潤する腫瘍
T4：頭蓋底，中軸骨格の直接または神経周辺への浸潤を伴う腫瘍
注：同時性の多発腫瘍では，最も進展した腫瘍の T 分類で表示する．そして，腫瘍の個数を（　）に記入する．例：T2（5）
N：所属リンパ節
NX：所属リンパ節の評価が不可能
N0：所属リンパ節転移なし
N1：1個のリンパ節に転移があり，最大径が 3cm 以下
N2：1個のリンパ節に転移があり，最大径が 3cm を超えるが 6cm 以下，または複数のリンパ節転移があるが，すべて最大径が 6cm 以下
N3：1個のリンパ節に転移があり，最大径が 6cm を超える
M：遠隔転移
M0：遠隔転移なし
M1：遠隔転移あり

（日本皮膚悪性腫瘍学会編．皮膚悪性腫瘍取扱い規約．第2版．東京：金原出版；2010．p.44．）

表4 有棘細胞癌の病期分類（UICC 第 7 版，2009 年）

0 期	Tis	N0	M0
Ⅰ期	T1	N0	M0
Ⅱ期	T2	N0	M0
Ⅲ期	T3	N0	M0
	T1，T2，T3	N1	M0
Ⅳ期	T1，T2，T3	N2，N3	M0
	T4	N に関係なく	M0
	T，N に関係なく		M1

注：AJCC では T1 は次のリスク因子が 1 つ以下のものと定義され，それ以外は T2 となる．(1)厚さ 2mm 超，Clark level Ⅳ以上，あるいは神経浸潤あり，(2)原発巣の部位が耳あるいは口唇有毛部，(3)組織学的に低分化あるいは未分化
（日本皮膚悪性腫瘍学会編．皮膚悪性腫瘍取扱い規約．第 2 版．東京：金原出版；2010．p.44.）

表5 有棘細胞癌の表皮内癌と前駆症

第 1 群（局所的な準備状態）

熱傷瘢痕，慢性放射線皮膚炎，慢性膿皮症，慢性瘻孔（骨髄炎などに伴う），尋常性狼瘡，慢性円板状紅斑性狼瘡，下腿潰瘍，粉瘤，集簇性痤瘡，温熱性紅斑（erythema ab igne），栄養障害型先天性表皮水疱症，脂肪性類壊死症，持久性隆起性紅斑，硬化萎縮性苔癬，扁平苔癬，褥瘡など

第 2 群（SCC in situ ないしはその早期病変）

Bowen 病，日光角化症，放射線角化症，温熱性角化症（thermal keratosis），紅色肥厚症，白板症（狭義），砒素角化症，汗孔角化症など

第 3 群（SCC を生じやすい身体的状態）

色素性乾皮症，疣贅状表皮発育異常症，Werner 症候群，慢性砒素中毒，臓器移植患者，AIDS など

（斎田俊明．有棘細胞癌の診断と治療指針．Skin Cancer 1994；9：69；日本皮膚悪性腫瘍学会編．皮膚悪性腫瘍取扱い規約．第 2 版．東京：金原出版；2010．p.41.）

T についての評価方法

- 原発巣のサイズと筋肉や骨への浸潤の程度で分類する．
- 組織学的に T1 のうち再発リスク分類 **表6** の 2 項目以上を満たすものは T2 として扱う．
- 腫瘍の厚さについては悪性黒色腫に準じた計測方法で行う．
- 腫瘍下端の浸潤様式が圧排性であるか不規則であるかなどや，神経浸潤や脈管侵襲の有無についても評価が必要である．
- 角化の程度により分化度の評価を行う．全体の 75% 以上に角化傾向が認められれば高分化型，25〜75% であれば中分化型，25% 以下であれば低分化型とすることが多い．

N についての評価方法（UICC/AJCC 第 7 版）

- 所属リンパ節の分類を **表7** に示す．

表6 有棘細胞癌の再発に対する高リスク因子

発生部位と直径
顔（頬・額以外）・陰部・手足で 6mm 以上
頭・頬・額・頭部・前脛骨部で 10mm 以上
体幹・四肢（前脛骨部，手足を除く）で 20mm 以上

臨床所見
放射線照射部位や慢性炎症が発生母地
免疫抑制状態
再発例
急速な増大
境界不鮮明
神経症状あり

組織学的所見
中〜低分化
adenoid, adenosquamous, desmoplastic type
深達度がレベルⅣ（網状層に侵入）以上
腫瘍厚が 2mm 以上
神経・脈管浸潤

*上記の 1 つでも該当する場合は高リスク群とし，1 つも該当しない場合のみ低リスク群とする
（NCCN：Clinical practice guideline in oncology. Basal cell and squamous cell skin cancers. V2. 2013, SCC-A より一部改変）
（土田哲也ほか. 皮膚悪性腫瘍診療ガイドライン第 2 版. 日皮会誌 2015；125：48.）

表7 扁平上皮癌（有棘細胞癌）の所属リンパ節分類

N1	1 個のリンパ節に転移があり，最大径が 3cm 以下
N2	1 個のリンパ節に転移があり，最大径が 3cm を超えるが 6cm 以下，もしくは複数のリンパ節転移があるがすべての最大径が 6cm 以下
N3	リンパ節転移の最大径が 6cm を超えるもの

基底細胞癌（basal cell carcinoma：BCC）

　基底細胞癌は局所破壊性に増殖するものの，転移を生じて生命予後に影響を及ぼすことはきわめてまれである．そのため病理組織学的には切除断端の評価はもちろんのこと，再発に関するリスクを評価し，記載することが重要である **表8**．

　臨床における病型と組織型は必ずしも一致しないため，病理組織所見に基づいた分類を行う．結節型，表在型，浸潤型，斑状強皮症型，微小結節型に分類するのが一般的である．

乳房外 Paget 病（extramammary Paget disease）

　乳房外 Paget 病は表皮内に始まり，長期間にわたって水平方向に拡大するが，真皮方向への浸潤の頻度も高い．通常はリンパ行性に所属リンパ節に転移し，進行すると血行性に臓器転移をきたす．本邦では基底細胞癌，扁平上皮癌，悪性黒色腫に次ぐ頻度であるが，欧米では患者数が少ないことからいまだ国際的に使用される

表8 基底細胞癌の再発リスク分類

	低リスク	高リスク
部位*腫瘍径	高リスク部位で 6mm 未満 中リスク部位で 10mm 未満 低リスク部位で 20mm 未満	高リスク部位で 6mm 以上 中リスク部位で 10mm 以上 低リスク部位で 20mm 以上
再発歴	初発	再発
組織型	結節型，表在型	斑状強皮症型，硬化型，浸潤型，微小結節型
神経周囲浸潤	−	＋

*高リスク部位：頰・前額以外の顔，外陰，手，足
　中リスク部位：頰，前額，頭，頸部
　低リスク部位：体幹，四肢

（日本皮膚悪性腫瘍学会編．皮膚悪性腫瘍取扱い規約．第 2 版．東京：金原出版；2010．p.53.）

表9 乳房外 Paget 病の病期分類案 1

pT 分類（原発巣）

Tx：原発巣の評価不可能
T1：病変の大きさにかかわらず，組織学的に表皮内癌の状態
T2：基底膜を破って真皮内に微小浸潤
T3：結節性の浸潤癌で脈管浸潤を伴わないもの
T4：結節性の浸潤癌で脈管浸潤を伴うもの

N 分類（所属リンパ節）

Nx：所属リンパ節の評価不可能
N0：所属リンパ節の転移なし
N1：片側所属リンパ節転移あり
N2：両側所属リンパ節転移あり

M 分類（遠隔転移）

Mx：遠隔転移の評価不可能
M0：遠隔転移なし
M1：遠隔転移あり

病期分類

病期ⅠA：T1N0M0
病期ⅠB：T2N0M0
病期Ⅱ：T3N0M0
病期Ⅲ：T4N0M0，anyTN1M0
病期Ⅳ：anyTN2M0，anyT anyN M1

（日本皮膚悪性腫瘍学会編．皮膚悪性腫瘍取扱い規約．第 2 版．東京：金原出版；2010．p.64.）

病期分類はない．長年にわたり本邦で使用されてきた病期分類と近年提唱された病期分類について記載する **表9, 10** ．

T についての評価方法

- T 分類は病変の大きさではなく浸潤の程度，および脈管侵襲の有無により分類される．
- 微小浸潤の有無については CK7 や CAM5.2 免疫染色が判定の一助となる．

52 ● 2 章　診断のための基本知識

表10 乳房外 Paget 病の病期分類案 2

TNM			
	0	**1**	**2**
T	Tumor *in situ*	Tumor thickness $\leqq$ 4mm AND no lymphovascular invasion	Tumor thickness > 4mm OR lymphovascular invasion
N	No LN metastasis	1 LN metastasis	2 or more LN metastasis
M	No distant or LN metastasis beyond regional LN basin	Distant organ metastasis or LN metastasis beyond regional LN basin	(−)

Staging			
	T	**N**	**M**
Ⅰ	1	0	0
Ⅱ	2	0	0
Ⅲa	Any	1	0
Ⅲb		2	0
Ⅳ		Any	1

(Ohara K, et al. A proposal for a TNM staging system for extramammary Paget disease：Retrospective analysis of 301 patients with invasive primary tumors. J Dermatol Sci 2016；83：234–9.)

N についての評価方法

- これまで本邦で広く用いられてきた病期分類では，転移なし（N0），片側のリンパ節転移（N1），両側のリンパ節転移（N2）で分類されているが，新たに提唱された病期分類では転移なし，1 個の転移（N1），2 個以上の転移（N2）と転移個数による分類となっている．

頭部血管肉腫（angiosarcoma of the scalp）

頭部血管肉腫は疾患の希少性から TNM 分類については国際的に確定されたものはない．histological grade（G）を規定している AJCC の肉腫の TNM 分類がある．しかしながら頭部血管肉腫は臨床像・経過ともに通常の肉腫に比べ特殊で，局所コントロールがついても高率に肺胸膜転移をきたしたり，病変内の histological grade が均一でないことなどから，AJCC の pT による TNM 分類はそぐわないとされている．今回は 2015 年に『頭部血管肉腫診療ガイドライン』において提唱された病期分類について記載する **表11**．

T についての評価方法

- T1 と T2 は病変の大きさが 5cm 以下かそれ以上もしくは多発しているかにより区別される．
- T3 は病変の大きさにかかわらず，頭蓋骨への浸潤の有無により分類される．

N についての評価方法

- N 分類はリンパ節転移の有無により判定される．

皮膚悪性腫瘍の病期分類 | 53

表11 Angiosarcoma of the scalp の TNM 分類

＜TNM 分類＞

T：頭部原発腫瘍

TX：原発腫瘍の評価不可能
T1：腫瘍の最大径が 5cm 以下の単発病変
T2：腫瘍の最大径が 5cm を超えるか多発病変または顔面浸潤
T3：頭蓋骨浸潤

N：所属リンパ節

NX：所属リンパ節転移の評価が不可能
N0：所属リンパ節転移なし
N1：所属リンパ節転移あり

M：遠隔転移

MX：遠隔転移の評価が不可能
M0：遠隔転移を認めない
M1：遠隔転移を認める

＜TNM 病期分類＞

Ⅰ期	T1	N0	M0
Ⅱ期	T2	N0	M0
Ⅲa 期	T3	N0	M0
Ⅲb 期	AnyT	N1	M0
Ⅳ期	AnyT	AnyN	M1

（頭部血管肉腫診療ガイドライン作成委員会．頭部血管肉腫診療ガイドライン．日皮会誌 2015；125：1885.）

Merkel 細胞癌（Merkel cell carcinoma）

Merkel 細胞癌は UICC/AJCC（第 7 版）において初めて独立した疾患としての病期分類が提唱された **表12**．

T についての評価方法

- 腫瘍の最大径が 2cm 以下を T1，2〜5cm を T2，5cm を超えるものを T3 とし，軟骨，骨格筋，筋膜，骨など皮下組織を超えた深部の組織に浸潤するものを T4 と分類する．

N についての評価方法

- 顕微鏡的リンパ節転移（cN0+pN1）と肉眼的リンパ節転移（cN1+pN1）により，病期分類が異なることに注意が必要である．
- 原発巣と所属リンパ節の間，または原発巣の遠位に位置する病変は in-transit 転移として扱われ，この場合 N2 と評価される．

皮膚リンパ腫（cotaneous lymphoma）

菌状息肉症（mycosis fungoides：MF），Sézary 症候群（Sézary syndrome：

表12 Merkel 細胞癌の病期分類

＜TNM 分類＞

T：原発腫瘍

TX：原発腫瘍の評価が不可能

T0：原発腫瘍を認めない

Tis：上皮内癌

T1：最大径が 2cm 以下の腫瘍

T2：最大径が 2cm を超えるが 5cm 以下の腫瘍

T3：最大径が 5cm を超える腫瘍

T4：軟骨，骨格筋，筋膜，骨など皮膚を超えた深部の構造に浸潤する腫瘍

N：所属リンパ節

NX：所属リンパ節転移の評価が不可能

N0：所属リンパ節転移なし

N1：所属リンパ節転移あり

　N1a：顕微鏡的転移（臨床的に検出不可能：cN0 ＋ pN1）

　N1b：肉眼的転移（臨床的に明らか：cN1 ＋ pN1）

N2：in-transit 転移[*]

注：[*]in-transit 転移．原発巣とは異なる病変で，原発巣と所属リンパ節の間，または原発巣の遠位に位置する．

M：遠隔転移

M0：遠隔転移なし

M1：遠隔転移あり

　M1a：皮膚，皮下組織，または所属リンパ節以外のリンパ節

　M1b：肺

　M1c：その他の部位

＜TNM 病期分類＞

Stage 0	Tis	N0	M0
ⅠA	T1	pN0	M0
ⅠB	T1	cN0	M0
ⅡA	T2/T3	pN0	M0
ⅡB	T2/T3	cN0	M0
ⅡC	T4	N0	M0
ⅢA	AnyT	N1a	M0
ⅢB	AnyT	N1b/N2	M0
Ⅳ	AnyT	AnyN	M1

（福本隆也．皮膚悪性腫瘍．病期分類と予後因子．日本臨牀 2013；71〈増 4〉：696.）

SS），MF/SS 以外の皮膚リンパ腫の TNM 分類について記載する．

MF/SS について

- 2007 年に発表された改訂 TNMB 分類・病期分類が用いられており，2011 年に N 分類が修正されている **表13**．
- T は病変の広がり・分布のみで分類される．
- N は Dutch grade または NCI LN により分類される **表14**．

表13 菌状息肉症・Sézary 症候群の TNMB 分類

T_1：体表面積の＜ 10%
　　T1a（patch だけ），T1b（plaque ± patch）
T_2：体表面積の≧ 10%
　　T2a（patch だけ），T2b（plaque ± patch）
T_3：腫瘍形成　1 病変またはそれ以上
T_4：紅皮症　体表面積の 80% 以上の融合する紅斑

N_0：臨床的に異常リンパ節なし．生検不要
N_1：臨床的に異常リンパ節あり
　　組織学的に Dutch Gr1, or NCI LN0-2 に相当*
　N_{1a}：クローン性増殖なし　N_{1b}：クローン性増殖あり
N_2：臨床的に異常リンパ節あり
　　組織学的に Dutch Gr2, or NCI LN3 に相当*
　N_{2a}：クローン性増殖なし　N_{2b}：クローン性増殖あり
N_3：臨床的に異常リンパ節あり
　　組織学的に Dutch Gr3-4, or NCI LN4 に相当*
N_x：臨床的に異常リンパ節あるが，組織的確認ないか，完全な N 分類ができない

M_0：内臓病変なし　　M_1：内臓病変あり

B_0：異型リンパ球が末梢血リンパ球の 5% 以下
　B_{0a}：クローン性増殖陰性　B_{0b}：クローン性増殖陽性
B_1：異型リンパ球が末梢血リンパ球の 5% を超えるが，B2 基準を満たさない
　B_{1a}：クローン性増殖陰性　B_{1b}：クローン性増殖陽性
B_2：Sézary 細胞（クローン性増殖あり）が末梢血中に 1,000 個/uL 以上．
　　Sézary 細胞が以下の項目の 1 項目を満たす：CD4/CD8 ≧ 10，CD4+CD7
　　－細胞≧ 40%，または CD4＋CD26 － 細胞≧ 30%

*リンパ節の NCI 分類（旧分類基準）
NCI LN0：リンパ節に異型リンパ球なし
NCI LN1：所々，孤立性異型リンパ球（集塊を作らない）
NCI LN2：多数の異型リンパ球または 3〜6 細胞の小集塊
NCI LN3：異型リンパ球の大きな集塊あるが，リンパ節の基本構造は保たれる．
NCI LN4：リンパ節構造が異型リンパ球または腫瘍細胞によって部分的あるいは完全に置換される．

	T	N	M	B
ⅠA	1	0	0	0, 1
ⅠB	2	0	0	0, 1
ⅡA	1〜2	1, 2, X	0	0, 1
ⅡB	3	0〜2, X	0	0, 1
ⅢA	4	0〜2, X	0	0
ⅢB	4	0〜2, X	0	1
ⅣA1	1〜4	0〜2, X	0	2
ⅣA2	1〜4	3	0	0〜2
ⅣB	1〜4	0〜3, X	1	0〜2

X：臨床的に異常なリンパ節腫大が，組織学的に確認されていないか，完全な N 分類ができない．
（菅谷　誠ほか．皮膚リンパ腫診療ガイドライン 2011 年改訂版．日皮会誌 2012：122：1517.）

表14 菌状息肉症・Sézary 症候群のリンパ節病変の病理組織分類

N 分類		Dutch		NCI	
N1	Grade 1	皮膚病性リンパ節症	LN0		異型リンパ球なし
			LN1		異型リンパ球少数，集簇なし
			LN2		異型リンパ球多数散在，または異型リンパ球 3〜6 細胞の集簇
N2	Grade 2	皮膚病性リンパ節症，早期菌状息肉症病変（> 7.5μm の脳回状核の存在）	LN3		異型リンパ球の大きな集簇，リンパ節の構築は保たれている
N3	Grade 3	異型脳回状単核細胞によるリンパ節の一部の置換	LN4		異型リンパ球によるリンパ節の一部または全体の置換
	Grade 4	リンパ節全体の置換			

（日本皮膚悪性腫瘍学会編．皮膚悪性腫瘍取扱い規約．第 2 版．東京：金原出版；2010．p.127.）

表15 菌状息肉症・Sézary 症候群以外の皮膚リンパ腫の TNM 分類

T：T1：単発の皮膚病変
　　　T1a：単発の病変　　＜直径 5cm
　　　T1b：単発の病変　　＞直径 5cm
　　T2：限局性皮膚病変：多発性病変が 1 つないし連続した 2 つの身体部位に限局
　　　T2a：すべての病変部位が直径 15cm 未満の円形領域に含まれる
　　　T2b：すべての病変部位が直径 15cm 超で 30cm 未満の円形領域に含まれる
　　　T2c：すべての病変部位が直径 30cm の円形領域を超える
　　T3：汎発性皮膚病変
　　　T3a：多発性病変が非連続性の 2 身体領域にみられる
　　　T3b：多発性病変が 3 身体領域にみられる

N：N0：臨床的および病理学的にリンパ節病変なし
　　N1：現在あるいは以前の皮膚病変の 1 つの所属リンパ節領域の病変
　　N2：現在あるいは以前の皮膚病変の 2 つないしそれ以上の末梢リンパ節領域病変
　　N3：中枢性（深在性）リンパ節病変

M：M0：皮膚外に非リンパ節病変を認めない
　　M1：皮膚外に非リンパ節病変を有する

（菅谷　誠ほか．皮膚リンパ腫診療ガイドライン 2011 年改訂版．日皮会誌 2012；122：1518.）

MF/SS 以外の皮膚リンパ腫について

- 2007 年に発表された TNM 分類が用いられている **表15**．
- 皮膚リンパ腫の定義 "診断時に皮膚以外に病変を認めない" に基づくと基本的に病期は T 分類のみに基づいて決定されることとなる．

（緒方　大）

皮膚悪性腫瘍の病期分類 | 57

皮膚悪性腫瘍の治療

皮膚悪性腫瘍は，体表に発生するため早期に発見できた場合は外科的切除による根治が期待できる．しかしながら，一定の割合で進行例が存在するのも事実である．治療の基本は，切除可能な病変は外科的切除を基本とし，薬物や放射線療法は，部位や進行の程度により根治切除不能例や術後の補助と位置づけられてきた．しかし近年では，エビデンスはまだ十分とはいえないものの，疾患ごとの個別の治療戦略が徐々に確立されてきている．また皮膚リンパ腫についても，病期に応じて外用療法から分子標的薬までの幅広い治療選択肢を適切に使い分けることが求められている．

悪性黒色腫（malignant melanoma）

悪性黒色腫は，ダーモスコピー検査の進歩により，早期病変の段階で正確な診断が可能な症例が増えている．このため初回の外科治療が重要である．近年ではさまざまな切除範囲に対する比較試験が行われ，かつての原発巣の手術方法に比べて切除範囲は縮小傾向にある．これに加え，低分子性分子標的薬，免疫チェックポイント阻害薬の使用が可能となったことで，進行期の治療選択肢が劇的に変化している．

手術療法

病変が原発巣および所属リンパ節までに留まり，根治的切除可能な症例が対象となる．

切除範囲に関しては以下のような原発巣の腫瘍厚（tumor thickness：TT）に応じた推奨マージンが設定されている．

■ 水平方向の切除範囲 図1

現在，本邦のガイドラインでは「*in situ* 病変で 3〜5mm，TT が 1mm 以下の病変では 1cm 程度，TT が 1.01〜2.0mm では 1〜2cm，TT が 2.01〜4.0mm を超える病変では 2cm 程度とする」と推奨されているが，NCCN の悪性黒色腫ガイドライン 2016 年 Ver.3 では，「切除範囲を *in situ* 病変で 0.5〜1.0cm，1mm 以下で 1cm，1.01〜2mm で 1〜2cm，2.01mm 以上で 2cm」と推奨している 表1．ただし，切除部位によっては術後の形態，機能保持の困難があるため，切除範囲を修正してもよいと補足されている．

■ 垂直方向の切除範囲 図2

垂直方向，すなわち腫瘍深部側の切除に関しては，基本的には腫瘍細胞が存在していると思われる深さから 1 層深部までを取り切ることが原則である．本邦では『皮膚悪性腫瘍取扱い規約 第 2 版』において，臨床所見に基づく切除範囲の指針

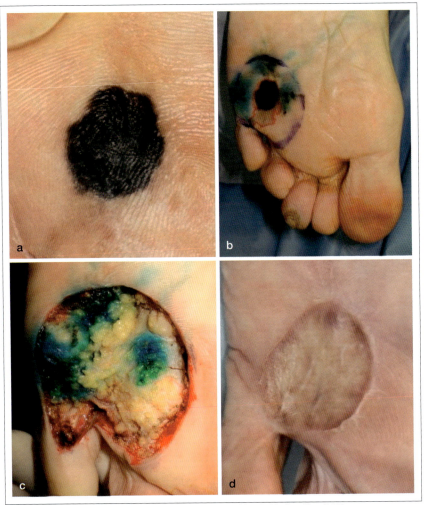

図1 切除範囲例（水平方向）—左足底末端黒子型悪性黒色腫（80代，女性）
a：14×11 mmの色調の濃い黒色斑．遠位側に一部淡い色素斑が広がっており，ダーモスコピーでは parallel ridge pattern を呈していた．
b：肉眼的腫瘍の境界を赤でマーキングしている．腫瘍辺縁から1 cmの距離をとり，切除縁を設定した．
c：切除後の状態．この後，人工皮膚を貼付し，永久標本で断端陰性を確認した（pT1a）．
d：全層植皮術後6か月の状態．
（緒方 大．悪性黒色腫 外科療法 原発巣，手術範囲：爪の手術法を含めて．古江増隆総編．皮膚科臨床アセット17 皮膚の悪性腫瘍．東京：中山書店；2014. p.93-101.）

表1 NCCN ガイドラインによる切除範囲

Tumor Thickness	Recommended Clinical Margins
In situ	0.5〜1.0 cm
≦ 1.0 mm	1.0 cm（category 1）
1.01〜2 mm	1〜2 cm（category 1）
2.01〜4 mm	2.0 cm（category 1）
> 4 mm	2.0 cm（category 1）

※マージンは個々の解剖学的，機能的な部位を考慮して変更しうる．
(National Comprehensive Cancer Network Guideline. version 3. 2016. Principles of surgical margins for wide excision of primary melanoma を基に筆者作成)

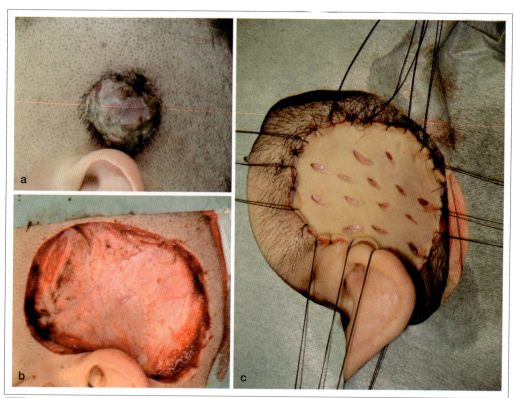

図2 切除範囲例（垂直方向）―側頭部結節型悪性黒色腫（40代，女性）
a：20×20mm の潰瘍を伴う結節．
b：臨床的にT4b症例で，水平方向に2cmマージンをとり，側頭筋を含めて切除した状態．
c：腫瘍の断端陰性を確認し，二期的に全層植皮を行った．
（緒方 大．悪性黒色腫 外科療法 原発巣，手術範囲：爪の手術法を含めて．古江増隆総編．皮膚科臨床アセット17 皮膚の悪性腫瘍．東京：中山書店；2014．p.93-101．）

が示されているものの，深部側のマージンについては欧米，日本ともに明確に示されていない．その理由として各所の皮膚の解剖学的構造が異なり，画一的に規定することができないことが考えられる．そのため，個々の症例の浸潤の深さに応じて切除範囲の決定をすることとなる．

■ センチネルリンパ節生検

センチネルリンパ節生検は，理学所見や画像所見などで異常が指摘できない所属リンパ節の微小転移を検出するために行われる．現在はセンチネルリンパ節転移陽性の場合，所属リンパ節郭清が行われる．

薬物療法　表2

2011年以降，根治切除不能悪性黒色腫に対する治療は急速に進歩している．大きく分けて2つの作用機序の異なる薬剤が用いられる．①新しい免疫療法，すなわち免疫チェックポイント阻害薬と，②低分子性分子標的薬であるBRAF阻害薬とMEK阻害薬である．

表2 本邦で現在使用可能な薬剤（免疫チェックポイント阻害薬・低分子性分子標的薬）

免疫チェックポイント阻害薬（抗 PD-1 抗体）ニボルマブ	2014 年 7 月承認
低分子性分子標的薬（BRAF 阻害薬）ベムラフェニブ	2014 年 12 月承認
免疫チェックポイント阻害薬（抗 CTLA-4 抗体）イピリムマブ	2015 年 7 月承認
低分子性分子標的薬 （BRAF 阻害薬）ダブラフェニブ，（MEK 阻害薬）トラメチニブ	2016 年 3 月承認
免疫チェックポイント阻害薬（抗 PD-1 抗体）ペムブロリズマブ	2016 年 9 月承認

(2017 年 6 月現在)

扁平上皮癌（有棘細胞癌）(squamous cell carcinoma：SCC)

SCC は，人口の高齢化を反映して増加傾向にあり，発生頻度は基底細胞癌に次いで 2 番目に高い.

手術適応

Ⅰ・Ⅱ期の治療としては外科的治療が第 1 選択と考えられるが，Ⅲ・Ⅳ期に対しても所属リンパ節転移のみで遠隔転移がない場合は外科的治療により根治が期待できる症例もある **図3** ．一方で根治切除が可能な場合でも，年齢や機能面を考慮し，外科的治療に耐えられない場合や機能的に著しい障害を残すと考えられる場合は，放射線治療をはじめとしたその他の治療法を選択することもある.

外科的治療の実際

手術に際しての切除マージンはより短い設定が推奨されるようになってきている．Mohs 手術のデータでは低リスク病変で 4mm 以上，高リスク病変で 6mm 以上のマージンで切除することで腫瘍の完全切除が可能であると結論づけられている．わが国の『皮膚悪性腫瘍診療ガイドライン』や NCCN ガイドラインにおいても，原発巣は最低限 4mm の距離で，高リスク病変では 6〜10mm 離して切除することが推奨されている **表3** ．

最終的に詳細な視診・触診により腫瘍の境界を判断し，切除縁を設定することが重要である．また SCC の断端陽性や局所再発例の多くは深部断端の腫瘍残存によるものがほとんどであり，腫瘍深部側の切除に関しては基本的には腫瘍細胞が存在していると思われる深さから 1 層深部までを切除する．例えば真皮浸潤があれば脂肪織までを切除範囲とし，脂肪織への浸潤がある場合は筋膜までを切除範囲に含めることが望ましい．しかしながら十分な切除マージンが確保できていないと考えられる場合は，組織学的な完全切除を確認したうえで二期的に創閉鎖・再建を行うこともある.

切除後の創閉鎖は原則として縫縮≧植皮≧皮弁の順に可能な限り簡便な方法を検討する．腫瘍の境界が不明瞭であったり，解剖学的に十分なマージンが取れていない可能性がある場合には切除標本を確認し，人工真皮を用いた二期的な再建や，局所再発があっても早期に発見が可能な植皮術を選択する.

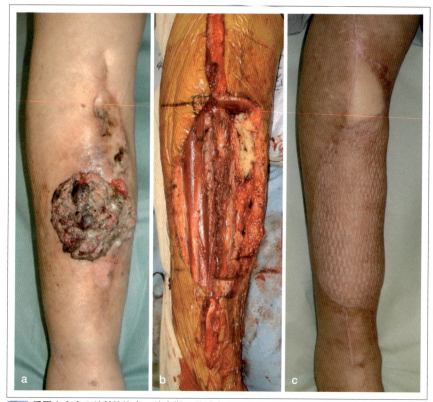

図3 扁平上皮癌の外科的治療—幼少期の骨髄炎を発生母地とした脛骨骨髄までの浸潤を伴う下腿SCC

a：術前に鼠径リンパ節腫大を認めたが組織学的にリンパ節転移陰性で，遠隔転移はなくT3N0M0 stage Ⅲである．
b：画像評価によるマージンを3cmとり，腫瘍を摘出（脛骨の部分切除含む）した状態．
c：髄内釘・遊離広背筋皮弁による再建を行い，術後1年経過した状態．杖歩行で日常生活を送っている．

（緒方　大．有棘細胞癌　有棘細胞癌の手術療法：原発巣とセンチネルリンパ節の考え方．古江増隆総編．皮膚科臨床アセット17　皮膚の悪性腫瘍．東京：中山書店；2014. p.228-235.）

所属リンパ節の扱い（センチネルリンパ節に対する考え）

　SCCの転移は8割以上が所属リンパ節に生じ，その後血行性転移をきたすことからも早期のリンパ節転移への対応が予後に大きく影響する．SCC患者のうち原発巣治療後に転移を起こすのは全体のおよそ1～5%とされている．

　通常は臨床的に明らかなリンパ節転移が生じた場合に，転移リンパ節の生検や所属リンパ節郭清術を行うことで局所制御が可能と考えられている．しかし，ハイリスク因子を有する患者においては局所再発率が10～47.2%，所属リンパ節転移・遠隔転移率が11～47.3%と報告されており，筆者らの経験した症例においてもセンチネルリンパ節転移症例がすべてT2（NCCNガイドラインにおいて腫瘍径≧2cmもしくはハイリスク因子を2つ以上有する症例）であった．

化学療法

　これまでSCCに対しての第Ⅲ相試験によるエビデンスはなく，NCCN Ver.1. 2016 squamous cell carcinomaにはエビデンスは限定的だがシスプラチン単独，

表3 有棘細胞癌の局所再発に関連するリスク分類

		低リスク	高リスク
臨床所見	解剖学的部位とサイズ[A]	L 領域で 20mm 未満[B]	L 領域で 20mm 以上
		M 領域で 10mm 未満[B]	M 領域で 10mm 以上
		H 領域で 6mm 未満[B]	H 領域で 6mm 以上
	原発巣の境界	明瞭	不明瞭
	初発/再発	初発	再発
	患者の免疫抑制状態	−	＋
	放射線治療歴や慢性炎症の先行	−	＋
	急速な増大	−	＋
	神経学的所見	−	＋
病理学的所見	分化度	高分化〜中分化	低分化
	特殊な組織型[C]	−	＋
	神経あるいは脈管浸潤	−	＋
	浸潤度（clark level）[D]	Ⅲ以下	Ⅳ以上
	腫瘍の厚さ	2mm 未満	2mm 以上

A：腫瘍周囲の紅斑も含める.
B：H 領域：顔面正中, 眼瞼, 眼窩周囲, 鼻, 口唇, 顎, 耳前部, 耳後部, 会陰部, 手, 足背, 足底
　　M 領域：頬, 前額, 頭部, 頸部, 前脛骨部
　　L 領域：体幹, 四肢（前脛骨部・手・足・爪・足首を除く）
C：adenoid（acantholytic）または adenosquamous（ムチン産生）, または adenoplastic type
D：厚さに不全角化, 鱗屑痂皮を含めない. また潰瘍がある場合は潰瘍底から測定する.
（National Comprehensive Cancer Network Guidelines version 1. 2016. Squamous Cell Skin Cancer）

表4 有棘細胞癌に対する代表的なレジメン

CA 療法	シスプラチン 20〜30mg/m^2/日, 日 1〜3 ドキソルビシン 20〜30mg/m^2/日, 日 1 4〜5 週ごとに繰り返す シスプラチンをカルボプラチン（200〜400mg/m^2/日, 日 1）， ドキソルビシンをエビルビシン（30〜60mg/日, 日 2）に変更 するレジメンもわが国で用いられている
PM 療法	ペプロマイシン 5mg/body/日, 日 1〜6（朝夕 2.5mg ずつ） マイトマイシン C 10mg/body/日, 日 7 1〜2 週間の休薬期間をおいて繰り返す（最大 5 コース）
塩酸イリノテカン	100mg/m^2/日, 日 1, 8, 15,（22） 1 週間間隔で 3〜4 回点滴静注し, 少なくとも 2 週間休薬する. これを 1 コースとして, 投与を繰り返す

（日本皮膚悪性腫瘍学会編. 皮膚悪性腫瘍取扱い規約. 第 2 版. 東京：金原出版：2010. p.45.）

もしくは 5-FU 併用がしばしば奏効すると報告されている **表4**.

基底細胞癌（basal cell carcinoma：BCC）

　　外科的切除が標準的に行われるが, 患者年齢層の高齢化に伴い, より侵襲の少ない治療の需要も今後高まることが予測される. BCC に対する治療選択肢を示す

皮膚悪性腫瘍の治療 63

表5 基底細胞癌の主な治療オプション

外科的治療
・外科的切除
・Mohs micrographic surgery
・掻爬・電気凝固術（C&E）
・凍結療法
非外科的治療
・放射線療法
・局所化学療法（5-FU）
・イミキモド外用療法
・光線力学的療法（PDT）

（竹之内辰也. 基底細胞癌の治療戦略：概論. 日本臨牀 2013；71〈増 4〉：628.）

表6 基底細胞癌の再発に対する高リスク因子

部位／腫瘍径	高リスク部位（頬・前額以外の顔，外陰，手，足）で 6mm 以上
	中リスク部位（頬，前額，頭，頸部，前脛骨部）で 10mm 以上
	低リスク部位（体幹，四肢）で 20mm 以上
境界	不明瞭
再発歴	あり
免疫抑制状態	あり
局所放射線治療歴	あり
組織型	斑状強皮症型，硬化型，浸潤型，微小結節型
神経周囲浸潤	あり

*上記の 1 つでも該当する場合は高リスク群とし，1 つも該当しない場合のみ低リスク群とする.
（NCCN. Clinical practice guideline in oncology. Basal cell and squamous cell skin cancers. version 2. 2013, BCC-A より一部改変；土田哲也ほか. 皮膚悪性腫瘍診療ガイドライン第 2 版. 日皮会誌 2015；125：65.）

表5 .『皮膚悪性腫瘍診療ガイドライン 第 2 版』では，外科的切除の推奨マージンとして腫瘍の肉眼的境界から低リスクは 4mm，高リスクでは 5～10mm と設定しており，また高リスク症例 **表6** に対しては切除断端の陰性を確認する目的で，術中迅速診断を用いるかもしくは二期的手術を行うことが推奨されている．機能や整容性を考慮した場合，外科的切除以外の選択肢として放射線療法が BCC の根治治療の 1 つとして勧められている.

このほかに欧米ではヘッジホッグシグナル伝達系阻害薬である vismodegib が転移性，局所進行性の BCC に承認されているが，本邦においてはいまだ承認されていない.

乳房外 Paget 病（extramammary Paget disease）

乳房外 Paget 病は肉眼的境界の判定が困難な症例もあるが，病変の外側境界部は基本的に表皮内病変である．『皮膚悪性腫瘍診療ガイドライン 第 2 版』では肉眼的境界が明瞭な場合，原発巣の完全切除には 1cm 程度の皮膚側のマージンが推奨されている．また手術不能の乳房外 Paget 病症例に対しては，症状緩和のための姑息的治療として放射線療法が位置づけられている.

化学療法は通常，切除不能例や遠隔転移を有する例に対して行われるが，現時点で科学的根拠に基づいた有効な化学療法は確立しておらず low dose FP 療法，FECOM（エピルビシン，マイトマイシン C，ビンクリスチン，カルボプラチン，5-FU）療法，近年ではタキサン系薬剤の単独もしくは TS-1 併用療法などの有効性が報告されている.

2 章　診断のための基本知識

表7 皮膚リンパ腫の病型別予後

皮膚 T 細胞・NK 細胞リンパ腫	5 年生存率
菌状息肉症（Mycosis fungoides）	88%
菌状息肉症のバリアントと亜型	
・毛包向性菌状息肉症	80%
・パジェット様細網症	100%
・肉芽腫様弛緩皮膚	100%
Sézary 症候群	24%
成人 T 細胞白血病・リンパ腫	NR
原発性皮膚 CD30 陽性リンパ増殖症	
・原発性皮膚未分化大細胞リンパ腫	95%
・リンパ腫様丘疹症	100%
皮下脂肪織炎様 T 細胞リンパ腫	82%
節外性 NK/T 細胞リンパ腫，鼻型	NR
原発性皮膚末梢性 T 細胞リンパ腫，非特定	16%
・原発性皮膚進行性表皮向性 CD8 陽性細胞傷害性 T 細胞リンパ腫	18%
・皮膚 γδT 細胞リンパ腫	NR
・原発性皮膚 CD4 陽性小・中細胞多型性 T 細胞リンパ腫	75%
皮膚 B 細胞リンパ腫	5 年生存率
原発性皮膚辺縁帯 B 細胞リンパ腫[*]	99%
原発性皮膚濾胞中心リンパ腫	95%
原発性皮膚びまん性大細胞型 B 細胞リンパ腫，下肢型	50%
原発性皮膚びまん性大細胞型 B 細胞リンパ腫，その他 ・血管内大細胞型 B 細胞リンパ腫	65%
血液前駆細胞腫瘍 　CD4[+] CD56[−] hematodermic neoplasm[**]	NR

[*]節外性辺縁帯リンパ腫（MALT リンパ腫），[**]芽球性形質細胞様樹状細胞腫瘍（WHO 分類 2008）.
（濱田利久．各皮膚悪性リンパ腫の診断と治療　菌状息肉症以外の皮膚 T 細胞性リンパ腫．日本臨牀 2013；71〈増 4〉：801.）

頭部血管肉腫（angiosarcoma of the scalp）

　近年では外科的切除単独での根治性は困難であると考えられており，2015 年に発表された『頭部血管肉腫診療ガイドライン』においても原発巣が単発かつ最大径が 5cm 以下であり，病理組織学的に完全切除が可能であれば外科的切除を検討してもよいが，切除単独ではなく術後放射線治療を行うことが望ましいとされている．また放射線治療については原発巣の辺縁から 3〜5cm 以上の範囲で骨膜までを含み，70〜80Gy の大量の電子線照射をすることが勧められている．さらには，局所治療である外科的切除または外科的切除＋放射線治療に加えて全身化学療法を施行することで生存期間の延長が期待できるため，薬物療法を行うことが勧められている．その場合，第 1 選択薬はタキサン系抗腫瘍薬〔パクリタキセル（PTX）

表8 cutaneous B-cell lymphoma の治療法

病型 病変の範囲		first-line の治療	second-line の治療
PCMZL	孤在性/局在性	局所放射線療法 外科的切除 抗生物質	IFNα 局注 リツキシマブ局注 ステロイド局注
	多領域病変	経過観察 局所放射線療法 chlorambucil リツキシマブ iv 抗生物質	IFNα 局注 リツキシマブ局注 ステロイド外用・局注
PCFCL	孤在性/局在性	局所放射線療法 外科的切除	IFNα局注 リツキシマブ局注
	多領域病変	経過観察 局所放射線療法 リツキシマブ iv	R-CVP/CHOP
PCDLBLCL, LT	孤在性/局在性	R-CHOP ± IF-RT	局所放射線療法 リツキシマブ iv
	多領域病変	R-CHOP	リツキシマブ iv

IF-RT：局所放射線療法
（長谷哲夫. 各皮膚悪性リンパ腫の診断と治療　原発性皮膚 B 細胞リンパ腫　治療. 日本臨牀 2013；71
〈増4〉：811.）

またはドセタキセル（DTX）〕が広く使用されているが，近年マルチキナーゼ阻害
薬であるパゾパニブや微小管伸長を抑制するエリブリンメシル酸塩が軟部肉腫に対
して保険適用となり，頭部血管肉腫に対しても使用が可能となった.

Merkel 細胞癌 (Merkel cell carcinoma)

　原発巣に対しては外科的切除が勧められており，腫瘍辺縁から 1〜2cm 離し，安
全域として深部は筋膜や骨膜を切除組織に含めることが推奨されている. しかしな
がら，手術不能例や手術不適応例に対しては総線量 60〜66Gy の放射線単独療法を
考慮してもよいとされている. リンパ節転移がある例に対しては，所属リンパ節郭
清術もしくは所属リンパ節への放射線治療が推奨されており，リンパ節転移のない
症例に対してはセンチネルリンパ節生検が推奨されている. 遠隔転移が存在する場
合，近年ではプラチナ製剤にエトポシドを加えたレジメンが広く用いられている
が，いまだ全身化学療法が生命予後を改善するかについての結論は出ていない.

皮膚リンパ腫 (cotaneous lymphoma)

菌状息肉症 (mycosis fungoides), Sézary 症候群 (Sézary syndrome)

　早期の症例ではステロイド外用や紫外線照射（ナローバンド UVB，PUVA）な

どを行い，治療抵抗性の場合，インターフェロンγやレチノイドなどの薬物療法を併用することが基本である．腫瘍期や紅皮症の状態で進行性であれば，治療開始時から薬物療法の併用を考慮し，皮膚外病変が確認された場合，化学療法の適応を検討する．また患者が若年の場合，同種骨髄移植の適応となる場合もある．

菌状息肉症・Sézary 症候群以外の皮膚 T 細胞リンパ腫

このカテゴリーは疾患によって生命予後が大きく異なる 表7 ため，病型と病期により個別に治療選択を行う必要がある．

皮膚 B 細胞リンパ腫 (cutaneous B-cell lymphoma：CBCL)

低悪性度リンパ腫（原発性皮膚濾胞中心性リンパ腫，原発性皮膚辺縁体 B 細胞リンパ腫）の場合，単発（T1）もしくは多発でも限局性（T2）であれば外科的切除や局所放射線療法を，広範囲に多発している場合は局所放射線療法やリツキシマブ単剤療法を，皮膚外浸潤をきたしている場合は節性 B 細胞リンパ腫に準じた治療を選択する．

高悪性度リンパ腫（原発性皮膚びまん性大細胞型 B 細胞リンパ腫，下肢型）では R-CHOP（リツキシマブ，シクロホスファミド，ドキソルビシン，ビンクリスチン，プレドニゾロン）療法が推奨されている 表8 ．

（緒方　大）

3章

皮膚腫瘍の概要と鑑別診断

benign lesions
表皮系腫瘍
良性病変

脂漏性角化症 (seborrheic keratosis：SK)

疾患の概要

- 毛包漏斗部の基底細胞の良性腫瘍である．
- 表皮肥厚型，網状型，乳頭腫型，クローン型，被刺激型などの組織亜型があり，しばしばこれらが混合している．また，隆起のない早期病変を日光黒子（solar lentigo）と呼ぶことがある．
- 退行性変化としての苔癬様反応を伴うと扁平苔癬様角化症（lichen planus-like keratosis：LPLK）と呼ばれる．混在するメラノサイトの増加が著しいとメラノアカントーマ（Bloch 黒色上皮腫Ⅱ型）と診断される．
- 反転性毛包角化症（inverted follicular keratosis）は毛包上皮を主体に生じた脂漏性角化症あるいはウイルス性疣贅あるいはその両者と考えられている．

臨床所見

- 20代後半以降に出現し，高齢者では頻繁にみられる．
- 毛包のない掌蹠や粘膜を除いた全身の皮膚に発生しうる．
- 臨床所見は多様であるが，通常境界明瞭な色素斑から始まり，しだいに茶褐色～黒色調の隆起性の角化性病変となる．

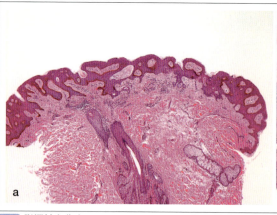
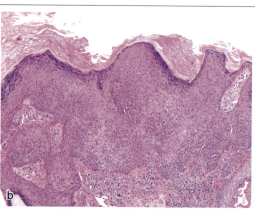

図1 脂漏性角化症
a：早期病変．表皮肥厚型になっていくと考えられる．
b：クローン型．この症例では顆粒層の肥厚とともに緻密な正角化層がみられ，慢性的な外的刺激を受けていたことが推察される．なお，日常診療において，このような組織亜型分類を報告書に明記する必要はない．
（奈良医科大学皮膚科：小川浩平先生提供）

病理所見

- 組織所見としては表皮肥厚型，網状型，乳頭腫型，クローン型，被刺激型，炎症型などがあり，これらが混在することが多い．
- 基本的に外向性の発育を示し，病変の底部は直線状である．
- 胞体に乏しく均一な基底細胞様細胞からなり，二次的刺激によって，胞体の豊富な有棘細胞様細胞が主体になることもある．
- 毛包漏斗部構造を模倣した偽角化嚢腫（pseudohorn cyst）が散在することが多く，外方に開口している．
- 病巣内にメラニン色素やメラノサイトが増えることが多いが，メラノサイトが極端に増えた場合はメラノアカントーマ（Bloch 黒色上皮腫 II 型）と呼ばれる．
- 炎症や外的刺激などによる二次的な修飾が加わらない限り，表層は斜子織り状の正角質層が被覆する．
- 通常，核の異型性や多形性はみられず，変性によって核が腫大する現象（bowenoid change）はきわめてまれである．
- 基底細胞癌（basal cell carcinoma：BCC）や扁平上皮癌（squamous cell carcinoma：SCC）などを合併することがまれならずある．

鑑別診断

- 眼瞼，頸部，腋窩，乳輪，外陰部，肘や膝の伸側などの皮膚組織では，表皮稜の棍棒状延長や色素沈着がみられ，脂漏性角化症の早期病変に似る．
- 表皮母斑（epidermal nevus）は出生時あるいは幼少期からの Blaschko 線に沿った皮疹である．
- 軟性線維腫様構造を示す脂漏性角化症では軟性線維腫（soft fibroma）との鑑別において，病変内に皮膚付属器が確認されれば脂漏性角化症と診断できる．
- 頂部の錯角化や真皮乳頭層の血管拡張は，尋常性疣贅（verruca vulgaris）あるいは疣贅（verruca）の所見を伴う脂漏性角化症を疑わせる所見である．
- 汗孔構造のほとんどない汗孔腫（poroma）や単純性汗腺棘細胞腫（hidroacanthoma simplex）は偽角化嚢腫，脂漏性角化症との鑑別は難しいこともあるが，壊死巣（ときに経表皮的排泄）や真皮乳頭層の浮腫，硝子様変化，血管拡張などの所見があれば汗孔腫，単純性汗腺棘細胞腫と診断しうる．
- 乳頭・乳輪部母斑様過角化症（nevoid hyperkeratosis of the nipple and areola）は両側あるいは片側の乳頭や乳輪をびまん性に侵して特徴的な臨床所見を示す．組織学的には表皮が正過角化を伴いながら乳頭腫状に増生し，脂漏性角化症に類似する．

ウイルス性疣贅（viral wart）

- ヒト乳頭腫ウイルスなどのウイルス感染によって上皮が過形成となる病変である．

- 尋常性疣贅のほかに扁平疣贅（flat wart），尖圭コンジローマ（condyloma acuminatum），伝染性軟属腫（molluscum contagiosum）などが挙げられ，おのおのの病因ウイルス種も同定されている．
- 長く緩徐な経過の脂漏性角化症にヒト乳頭腫ウイルスが感染することによって，ある時期から急速に増大することがある．このようなウイルス性疣贅の所見を伴う脂漏性角化症はしばしば経験される．

疣贅状異常角化腫（warty dyskeratoma） 図2

臨床所見

- 中高年の頭頸部に好発する．口腔粘膜発生例の報告も少数ある．
- 通常は1cmに満たない黒褐色〜常色調の単発丘疹として観察される．
- 病変中央部には角栓あるいは凹みを伴うことが多い．

病理所見

- カップ状の陥凹性病変を形成し，肥厚した上皮成分が下部毛包や脂腺と連続している所見が観察される．
- 陥凹部の上皮成分の一部あるいは全体に，基底層・傍基底層間に棘融解状の裂隙が形成される．
- 有棘層レベルに出現することが多い円形体（corps ronds）や，それよりさらに表層側に出現することが多い顆粒体（grains）と称される異常角化細胞がみられる．

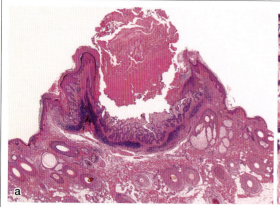
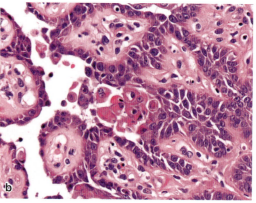

図2 疣贅状異常角化腫
a：カップ状の構築を示す病変である．
b：中央部には円形体（corps ronds）が観察される．このような強拡大像だけではDarier病との鑑別は困難である．
（奈良医科大学皮膚科：小川浩平先生提供）

> **鑑別診断**

- Darier 病（Darier's disease）は，疣贅状異常角化腫でみられるようなカップ状の病変の構築はみられないが，その他の組織学的所見は酷似する．

汗孔角化症（porokeratosis）

- 良性の角化異常病変であり，汗孔と関連なく発生する．
- 複数の小さな環状隆起性皮疹を基本とするが，列序性配列を示すことや巨大化することもある．
- 病巣辺縁部が接線の直角方向に標本化されると，中心部に向かって傾く cornoid lamella が観察される．
- 病巣中心部の表皮は，萎縮型，苔癬様反応型，乾癬様反応型のいずれかの非特異的な所見を示すため，この部分だけの生検材料では診断が難しくなる．

偽上皮腫性過形成（pseudoepitheliomatous hyperplasia） 図3

> **疾患の概要**

- 1つの疾患概念というよりも組織反応パターンと理解すべきである．代表的なものとしては痒疹のほか，感染症による化膿性肉芽腫性炎あるいは化膿性炎が真皮内にみられる際の被覆表皮が挙げられる．一方，類表皮嚢腫（epidermoid cyst）の破綻後や異物反応としての（化膿性）肉芽腫性炎では，二次感染を伴っていない限り観察されない．
- 繰り返される掻爬，液体窒素療法，慢性的なリンパ浮腫の影響を受けた部位やストーマ造設部位にも出現しうる．
- 皮膚線維腫（dermatofibroma）や顆粒細胞腫（granular cell tumor）などの，真皮を巻き込む腫瘍性ないしは腫瘍様病変に随伴することもある．

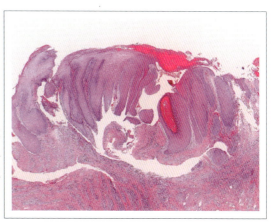

図3 偽上皮腫性過形成
真皮以深に炎症性肉芽組織が形成され，被覆表皮が上皮性腫瘍のように肥厚している．表皮の変化ばかりにとらわれず，背景病変に気づくことが重要である．
（板橋中央臨床検査研究所病理診断部：石川由起雄先生提供）

臨床所見

- 臨床像は背景の病変に依存するが，角化性局面を形成する．

病理所見

- 表皮が主として下方に向かって不規則に肥厚する．皮膚付属器上皮も反応性に肥厚する．
- 表皮の層構造は保たれており，浸潤様に下方に突出する表皮を構成するケラチノサイトに細胞異型はほとんどみられない．
- 病変下の真皮内には誘因となる何らかの炎症，リンパ浮腫，腫瘍性病変などを伴っていることが多い．
- 痒疹ではわずかな湿疹性変化や掌蹠のように著しく肥厚した緻密な正角質層がみられ，診断の一助になる．

鑑別診断

- ウイルス性疣贅では乳頭腫様構築や真皮乳頭層の血管増生が目立つ．
- 扁平上皮癌との鑑別には真皮内病変の欠如，異型細胞の出現，細胞配列の乱れなどが参考となる．

表皮母斑（epidermal nevus） 図4

疾患の概要

- 被覆表皮とその下の真皮乳頭層の線維成分からなる過誤腫である．脂腺母斑（sebaceous nevus）と異なって原則的に二次性腫瘍は発生しないが，ごくまれに骨異常や中枢神経異常を伴うことが知られている．
- 表皮母斑の亜型である炎症性線状疣贅状表皮母斑（inflammatory linear verrucous epidermal nevus：ILVEN）は女児の下肢に好発して，強い掻痒を伴う．

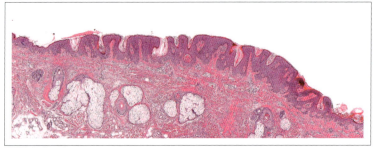

図4 表皮母斑
この組織像だけからでは脂漏性角化症との鑑別が困難である．診断を確定させるためには臨床情報が必要である．
(板橋中央臨床検査研究所病理診断部：石川由起雄先生提供)

臨床所見

- 出生時あるいは幼少期から発生し，徐々に顕在化する．
- 黄～暗褐色調の丘疹や小結節が，基本的には Blaschko 線に沿った列序性配列を示す．

病理所見

- 表皮と真皮乳頭層からなる乳頭状構築が集簇してみられる．乳頭状構造の尖端部は丸みを帯びていることが多い．
- 被覆表皮はほぼ正常厚からやや厚くなる程度であり，基底層に軽度の色素沈着がみられる．
- 真皮乳頭層に種々の程度のリンパ球浸潤を伴うことがある．
- 病変部の皮膚付属器に明らかな組織学的変化はみられない．

鑑別診断

- 脂漏性角化症とは組織像だけからでは鑑別できないこともあり，その場合には臨床情報が重要となる．
- 表皮母斑の個々の隆起部は軟性線維腫の組織像に似るが，広い領域性を示す病変であることを認識すれば表皮母斑と正しく診断することができる．

大細胞性棘細胞腫（large cell acanthoma） 図5

臨床所見

- 中高年の体幹や四肢などに比較的小さな淡褐色斑として出現する．

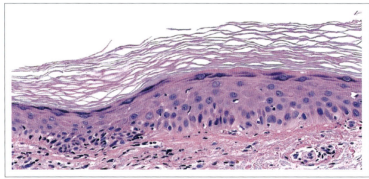

図5 大細胞性棘細胞腫
核・胞体ともに大型のケラチノサイトが，周囲と明瞭に境される平坦病巣を形成している．表層には斜子織り状の正角質物がみられる．
（札幌皮膚病理診断科：阿南　隆先生提供）

病理所見

- 病変の境界は比較的明瞭である．
- 病変部には肥大したケラチノサイトが分布するため，病変部表皮はごく軽度に肥厚する．
- 肥大したケラチノサイトは胞体とともに核の腫大を示す．明確な診断基準はないが，周囲の正常ケラチノサイトに比して核のサイズは2倍以上であると考えられている．
- 病変部の基底層に軽度の色素沈着を伴うことが多い．
- 錯角化はみられない．

鑑別診断

- 日光角化症（actinic keratosis）は基底層から連続的に異型細胞が増殖しており，極性は乱れ，錯角化や真皮内の弾性線維の変性を伴う．
- 脂漏性角化症（seborrheic keratosis），日光黒子では大型細胞が出現することはない．

淡明細胞性棘細胞腫（clear cell acanthoma）　図6

疾患の概要

- 多量のグリコーゲンを胞体内に貯留した淡明細胞の表皮内増殖である．
- 脂漏性角化症の一亜型との意見がある．

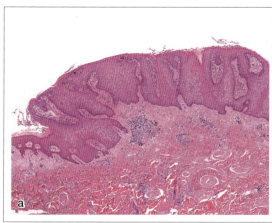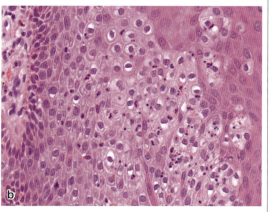

図6　淡明細胞性棘細胞腫
a：境界明瞭な亜有茎性の隆起性病変である．　　b：好中球が淡明な上皮胞巣内に浸潤している．
（奈良医科大学皮膚科：小川浩平先生提供）

臨床所見

- 中高年の下肢に好発し，まれに多発する．
- 紅色調で扁平・ドーム状，亜有茎性の隆起性病変を示す．

病理所見

- 病変部の上皮内には，グリコーゲンを豊富に含む淡明な胞体のケラチノサイトが充実性に増殖する．核異型はみられない．
- 周囲のケラチノサイトとの境界は明瞭であるが，その境界部の細胞はしばしば不整形であり，病変内にも既存の表皮細胞あるいは付属器上皮細胞が残存することが多い．
- 病変部の上皮内には種々の程度に好中球が浸潤する．
- 顆粒層が消失して錯角化がみられる．

鑑別診断

- 外毛根鞘腫（trichilemmoma）では胞巣辺縁部に細胞の柵状配列がみられ，核は基底膜と反対側に並ぶ．
- 淡明な上皮細胞はさまざまな炎症性あるいは腫瘍性疾患において出現するが，淡明細胞性棘細胞腫の充実性で境界明瞭な所見を知っていれば鑑別は難しくない．

表皮剥脱性棘細胞腫（epidermolytic acanthoma）

- 単発，集簇性多発，あるいは汎発の小さな角化性丘疹であり，陰嚢などの外陰部に好発する．
- 組織学的には顆粒層とそれに連続する有棘層上部のケラチノサイトに粗大なケラトヒアリン顆粒や核周囲細胞質の空胞状変性（epidermolysis/granular degeneration）を示す表皮は肥厚し，表層には厚く緻密な正角質層が被覆する．

診断のポイント

- 脂漏性角化症は，基底細胞様細胞の増殖，偽角化囊腫，斜子織り状の正角化を示す．
- 疣贅状異常角化腫は，カップ状の陥凹病変，傍基底層以浅の棘融解，異常角化細胞を示す．
- 偽上皮腫性過形成は，背景病変の存在，層構造の極性の保持，異型細胞の欠如を示す．
- 表皮母斑は，Blaschko線に沿った列序性配列，脂漏性角化症や軟性線維腫に酷似する乳頭腫様構築を示す．
- 大細胞性棘細胞腫は，境界明瞭な平坦隆起病変，大型細胞の増殖，斜子織り状の正角化を示す．
- 淡明細胞性棘細胞腫は，境界明瞭な隆起病変，淡明細胞の増殖，好中球浸潤，錯角化を示す．

良性病変

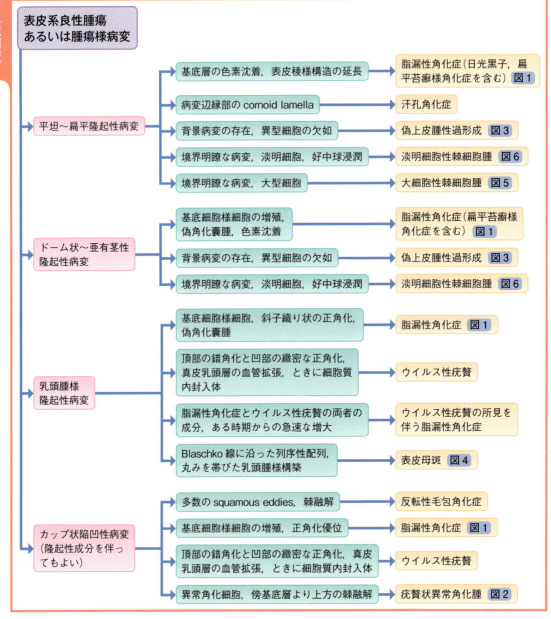

棘融解性棘細胞腫（acantholytic acanthoma）

- 高齢者の単発角化性丘疹として発症する．
- さまざまな表皮レベルで棘融解が生じ，それとともに角質層肥厚，有棘層肥厚，乳頭腫症変化もみられる．

（後藤啓介）

precancerous dermatosis and malignant lesions

表皮系腫瘍
前癌症および悪性病変

疾患の概要

- 皮膚領域では，上皮内腫瘍（intraepithelial neoplasia）の名称は用いられていない 表1 ．

- 一方，婦人科や泌尿器科が関係する外性器皮膚では，外陰上皮内腫瘍（vulvar intraepithelial neoplasia：VIN）や陰茎上皮内腫瘍（penile intraepithelial neoplasia：PeIN）の名称が用いられる．

- 日光角化症（actinic/solar keratosis）は高齢者の露光部に発生する前癌病変で，表皮の基底側に異型扁平上皮がみられる．口唇病変は日光口唇炎（solar/actinic cheilitis）とも呼ばれる．同義語として，光線角化症と老人性角化症（senile keratosis）がある．

- Bowen 病（Bowen's disease）は表皮全層に異型扁平上皮がみられる表皮内癌（intraepithelial carcinoma）である．日光角化症が表皮内癌に進展した場合はBowen 型日光角化症と呼ばれる．

- Bowen 様丘疹症（bowenoid papulosis）は HPV 感染（多くは HPV-16）による性感染症の一種で，Bowen 病と同様の組織像を示す外性器の多発性丘疹としてみられる．

- Queyrat（ケイラー）紅色肥厚症（erythroplasia of Queyrat）は亀頭，環状冠，包皮内側に発生する Bowen 病である．最近では亀頭部の Bowen 病ないしは PeIN として取り扱われ，この名称は使われなくなりつつある．

- ケラトアカントーマ（keratoacanthoma）は特徴的構造（辺縁の口唇状突出と角化物を入れた陥凹）を示す腫瘍で，良性腫瘍か自然消退しやすい高分化扁平上皮癌（squamous cell carcinoma：SCC）かの結論はでていない（後述）．WHO分類 2006 では同義語として well-differentiated squamous cell carcinoma（ker-

表1 表皮の前癌症および上皮内癌

1. 日光角化症（actinic/solar keratosis）
日光口唇炎（solar/actinic cheilitis）
PUVA 角化症（PUVA keratosis）
2. Bowen 病（Bowen's disease）
Queyrat 紅色肥厚症（erythroplasia of Queyrat）
Bowen 様丘疹症（bowenoid papulosis）
3. 砒素角化症（arsenical keratosis）
4. 疣贅状表皮発育異常症（epidermodysplasia verruciformis）

atoacanthoma type）が記載されている．
- 日光角化症とBowen病は頻度の高い表皮内腫瘍である．Bowen様丘疹症とQueyrat紅色肥厚症は部位が限定されるため，発生頻度は低い．

臨床所見

■ 好発年齢，性
- Bowen様丘疹症が若年成人，Queyrat紅色肥厚症（Bowen病より若い）とケラトアカントーマが中年以降，日光角化症とBowen病は高齢者に好発する．
- 陰茎病変であるQueyrat紅色肥厚症は男性に限られるが，日光角化症，Bowen病，Bowen様丘疹症，ケラトアカントーマに明らかな性差はない．

■ 臨床症状
- 日光角化症は露光部（特に顔面，手背）に発生し，肉眼的には角化を伴う比較的境界明瞭な紅色局面としてみられることが多い．しばしば多発性で，時に皮角を形成する．10％程度がSCCに進行する．
- Bowen病はあらゆる部位に発生するが，露光部に多い．角化を伴う紅色・褐色調の不整形，境界明瞭な斑状ないしは局面状病変としてみられる．時に皮角を形成する．15〜20％程度がSCCに進行する．
- Bowen様丘疹症は，外性器（陰茎ないしは外陰）に紅色〜褐色調の小さな多発性丘疹としてみられる．大半は自然消退するなど良性の経過をとるが，まれにSCCに進展する．
- Queyrat紅色肥厚症は，亀頭，環状冠，包皮内側に境界明瞭な光沢のあるビロード状の鮮紅色局面としてみられる．Bowen病よりもSCCに進展しやすいといわれている（10〜40％）．
- ケラトアカントーマは露光部に好発するが，爪床などにも発生する．腫瘍の構築が特徴的で，中央部に角化物を入れたクレーター状構造を伴うドーム状の隆起性腫瘍としてみられる．臨床的には，数週間で急速に増大し，6か月以内に潰瘍化，瘢痕化するが，まれに転移を起こす症例がある．通常は径1〜2cm程度の単発型であるが，多発型や数cmの大きさに達する巨大型もある．

日光角化症（actinic keratosis：AK）

▶ 病理所見

- 種々の程度の過角化と錯角化，表皮基底側に限局する異型扁平上皮，真皮の日光性弾力線維症（solar elastosis）が基本的な組織所見である ．
- 角層には過角化と錯角化が縦縞状に出現し，異常角化のために好酸性を示す病変部のなかに正常の毛包漏斗部や表皮内汗管が好塩基性構造物として取り残される（pink and blue sign） 図1a ．取り残された毛包基部には異型扁平上皮が楔状に入り込み，"sharp slanting border"と呼ばれる 図1b ．

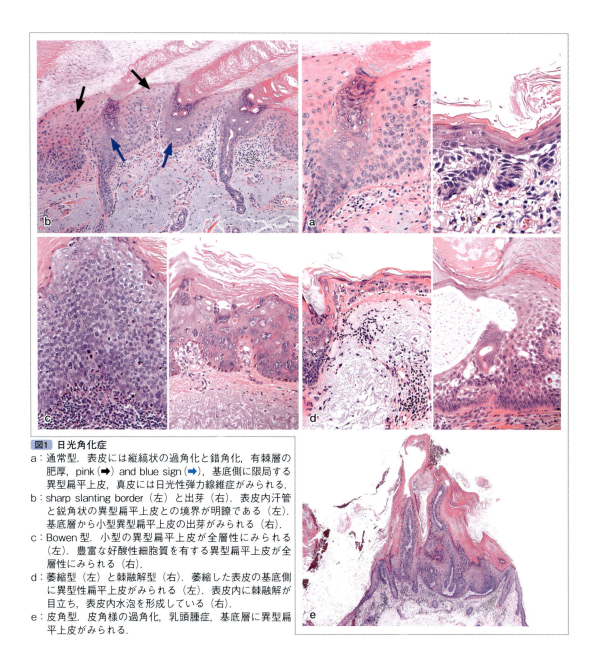

図1 日光角化症
a：通常型．表皮には縦縞状の過角化と錯角化，有棘層の肥厚，pink（➡）and blue sign（➡），基底側に限局する異型扁平上皮，真皮には日光性弾力線維症がみられる．
b：sharp slanting border（左）と出芽（右）．表皮内汗管と鋭角状の異型扁平上皮との境界が明瞭である（左）．基底層から小型異型扁平上皮の出芽がみられる（右）．
c：Bowen型．小型の異型扁平上皮が全層性にみられる（左）．豊富な好酸性細胞質を有する異型扁平上皮が全層性にみられる（右）．
d：萎縮型（左）と棘融解型（右）．萎縮した表皮の基底側に異型性扁平上皮がみられる（左）．表皮内に棘融解が目立ち，表皮内水泡を形成している（右）．
e：皮角型．皮角様の過角化，乳頭腫症，基底層に異型扁平上皮がみられる．

- 表皮からは基底細胞様の小型異型扁平上皮が真皮内に突出し，出芽（budding）ないしは涙滴様（teardrop-like）と表現される 図1b．
- 異型扁平上皮には基底細胞様の小型細胞と好酸性の比較的豊富な細胞質を有する場合がある 図1c．グリコーゲンを有する明細胞が混在する症例もまれではない．
- 病変が進行して，異型扁平上皮が表皮全層を占めると Bowen 型日光角化症（bowenoid AK）と呼ばれる 図1c．これ以外にも，増殖パターンや二次変化の特徴から肥大型（hypertrophic），萎縮型（atrophic）図1d，棘融解型（acantholytic）図1d，色素沈着型（pigmented），苔癬型（lichenoid），皮角型（horn formation）図1e などの亜型が知られている．

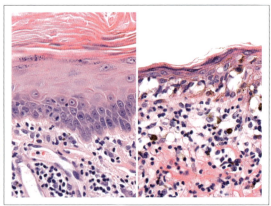

図2 慢性円板状エリテマトーデス（左）と悪性黒子（右）
DLEにみられた基底層の異型扁平上皮（左）．弱拡大像が萎縮型日光角化症に似るが，増殖細胞はメラノサイトで，一般に異型性は軽い（右）．

鑑別診断

▶慢性円板状エリテマトーデス（chronic discoid lupus erythematosus：DLE） 図2左

- DLEなどの真皮表皮接合部皮膚炎（interface dermatitis）では損傷を受けた基底層に異型扁平上皮が出現する．
- 日光角化症に比べ，一般に異型性が軽く，基底層の空胞変性や毛包の角栓，基底膜の肥厚などの他のDLEの所見を伴っている．

▶扁平苔癬（lichen planus），扁平苔癬様角化症（lichen planus-like keratosis：LPLK）

- 真皮表皮接合部皮膚炎の1つである扁平苔癬の基底層に異型扁平上皮が出現し，苔癬型との鑑別が問題になる．
- 扁平苔癬では一般に異型性が軽微で，鋸歯状の上皮突起などの他の扁平苔癬の所見を伴っている．

▶悪性黒子（lentigo maligna） 図2右

- 高齢者の露光部の表皮基底層にメラノサイトの密な増殖がみられるので，弱拡大で萎縮型との鑑別が問題になる．
- 増殖細胞は異型性に乏しいメラノサイトなので，必要に応じてMelan Aなどの免疫染色で確認すべきである．

▶露光部に発生したBowen病 図3a

- Bowen型日光角化症との鑑別は困難である．
- 両者を鑑別する臨床的意義はないが，病変の辺縁部に日光角化症の所見が認められればBowen型日光角化症と診断できる．

Bowen 病 (Bowen's disease)

> ### 病理所見

- 表皮全層に，N/C 比の高いやや小型の異型扁平上皮が密に増殖し（crowded nuclei），表皮の極性が消失して異型扁平上皮が不規則に分布する（"windblown" appearance）図3a．
- 異常角化細胞（dyskeratotic cell），アポトーシス細胞，集塊細胞（clumping cell）と呼ばれる集塊状核を有する多核細胞と，比較的多数の核分裂像がみられる 図3b左．
- 最外層に線状に取り残された既存の基底細胞は "eyeliner" sign と呼ばれる 図3b右．
- 棍棒状の表皮突起延長や付属器への進展がみられる．真皮には種々の程度にリンパ球，形質細胞浸潤がみられる．

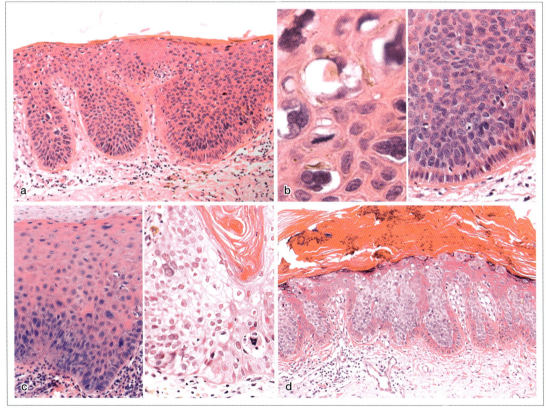

図3 Bowen 病
a：通常型の弱拡大像．棍棒状の上皮索を伴い，表皮全層に比較的小型の異型扁平上皮の増殖を認め，表皮の極性が消失している（crowded nuclei, "windblown" appearance）．
b：通常型の強拡大像．小型異型扁平上皮に混じて多核の clumping cell が散見される（左）．既存の基底細胞が線状に残存する（"eyeliner" sign）（右）．
c：分化型（左）および明細胞型 Bowen 病（右）．過角化と有棘層全層に角化傾向の目立つ豊富な細胞質を有する異型扁平上皮を認める（左）．明澄な異型扁平上皮が目立つ（右）．
d：クローン型 Bowen 病．表皮内に，比較的小型の異型扁平上皮からなる多数の胞巣がみられる．

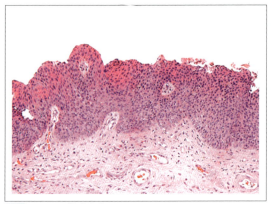

図4 Bowen様丘疹症
表皮全層に小型の異型扁平上皮がみられ，Bowen病と同様の組織像である．

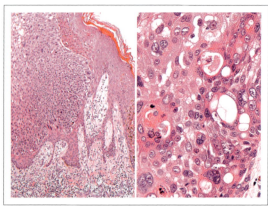

図5 悪性単純性汗腺棘細胞腫
表皮内に異型細胞からなる境界明瞭な腫瘍胞巣がみられ，クローン型Bowen病との鑑別が必要になる（左）．角化傾向のある異型細胞であるが，管腔形成や細胞質内空胞がみられる（右）．

- 豊富な好酸性細胞質を有する分化型やグリコーゲンに富む明細胞が目立つ（clear cell variant）症例もある 図3c．
- 明細胞型以外にも，増殖パターンや二次変化の特徴によって表皮内に上皮細胞の胞巣を形成するBorst-Jadassohn現象を示すクローン型（clonal variant）図3d や，acantholytic, psoriasiform, papillated, pigmented, seborrheic keratosis-like variantなどの亜型が知られている．

鑑別診断

▶ Bowen型日光角化症（bowenoid AK）図1c

- 露光部に発生したBowen病との鑑別は恣意的になるが，病変の辺縁部に日光角化症の所見が認められればBowen型日光角化症と診断できる．

▶ Bowen様丘疹症（bowenoid papulosis）図4

- 組織学的鑑別は困難で，肉眼所見で鑑別する（Bowen様丘疹症は多発性丘疹）．

▶扁平上皮癌（squamous cell carcinoma：SCC）

- 表皮突起の著明な延長，炎症細胞浸潤が目立つ症例などでは，腫瘍と真皮の境界が不明瞭になり，浸潤か否かの鑑別が困難な場合がある．
- その判断は難しいが，真皮乳頭層までの微小浸潤は予後に影響しないので，微小浸潤を伴うSCCとBowen病を鑑別する臨床的意義は乏しい．

▶悪性単純性汗腺棘細胞腫（malignant hidroacanthoma simplex）図5

- 管腔形成や細胞質内空胞がみられると本症と診断できる．これらの所見を欠く場合は，クローン型Bowen病との鑑別はきわめて困難である．

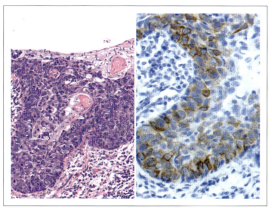
図6 Bowen 病様の細胞が出現した乳房外 Paget 病
乳房外 Paget 病の一部に基底細胞様の異型性細胞が出現する場合がある（左）．腫瘍細胞は MUC5AC 陽性（右）．

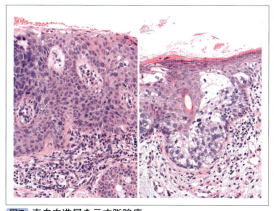
図7 表皮内進展を示す脂腺癌
脂腺癌の未熟細胞が表皮に進展すると Bowen 病に似た組織像を呈する（左）．他部位に，脂腺細胞に分化した明るい腫瘍細胞がみられる（右）．

▶クローン型および被刺激型脂漏性角化症
　（clonal and irritated seborrheic keratosis）

- Bowen 病に比べ異型性に乏しく，アポトーシス細胞や核分裂像が少ない．

▶乳房外 Paget 病（extramammary Paget's disease） 図6

- 通常の Paget 細胞とは異なる基底細胞様の腫瘍細胞が局所的に出現する場合は，Bowen 病との鑑別が難しい．
- 免疫染色で Paget 細胞は，CK7 や MUC5AC が陽性を示す．

▶脂腺癌（sebaceous carcinoma）の表皮内進展 図7

- 脂腺癌の基底細胞様の未分化細胞が表皮に進展した場合，小さな生検標本ではクローン型 Bowen 病との鑑別が困難である．
- 免疫染色により，adipophilin 陽性を証明する必要がある．

Bowen 様丘疹症（bowenoid papulosis）

病理所見

- Bowen 病と同様の組織像を呈し，肥厚した表皮全層に，基底細胞様の小型異型扁平上皮がみられる ．
- HPV の関与はあるが，一般にコイロサイトはみられない．

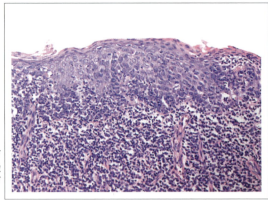

図8 Queyrat 紅色肥厚症
表皮全層に小型の異型扁平上皮がみられ，Bowen 病と同様の組織像であるが，真皮に炎症細胞浸潤が目立つ．

鑑別診断

▶ Bowen 病（Bowen's disease）図3 / Queyrat 紅色肥厚症（erythroplasia of Queyrat）図8

- Bowen 病の異型性がより高度とはいわれるが，Bowen 病との組織学的鑑別は困難で，肉眼所見が重要になる（Bowen 様丘疹症は多発性丘疹，Bowen 病はより大きな局面）．

▶尖圭コンジローマ（condyloma acuminatum）

- 肉眼的鑑別疾患には含まれるが，異型性に乏しく，コイロサイトが目立つので組織学的鑑別は容易である．

Queyrat 紅色肥厚症（erythroplasia of Queyrat）

病理所見

- Bowen 病と同様に，N/C 比の高い基底細胞様の異型扁平上皮が全層性にみられ，真皮内にリンパ球・形質細胞浸潤が目立つ 図8．
- 一般に角質層に乏しく，多核巨細胞〔集塊細胞（clumping cell）〕，異常角化細胞（dyskeratotic cell）は少ない．

鑑別診断

▶ Bowen 様丘疹症（bowenoid papulosis）図4

- 組織学的鑑別は困難で，肉眼所見が重要である．
- 一般に Bowen 様丘疹症では異型性がより軽い．

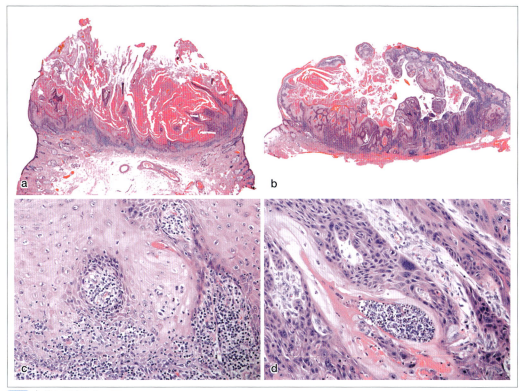

図9 ケラトアカントーマ
a：ルーペ像．ドーム状の隆起性病変で，辺縁の口唇状突出，角化物を入れた陥凹，すりガラス状扁平上皮の外向性発育がみられる．
b：ルーペ像．ドーム状の隆起性病変で，辺縁の口唇状突出，角化物を入れた陥凹があり，ケラトアカントーマに特徴的な構造である．
c：aの強拡大像．周囲との境界は比較的明瞭で，異型性に乏しいすりガラス状扁平上皮がみられる．
d：bの強拡大像．ケラトアカントーマの構造を呈しているが，扁平上皮癌と考えるべき高度異型性がみられる．

▶ 形質細胞性亀頭炎（Zoon's plasma cell balanitis）

- 表皮の菲薄化と形質細胞浸潤が特徴で，扁平上皮に異型性はない．

ケラトアカントーマ（keratoacanthoma）

病理所見

- 特徴的な左右対称性の隆起性病変で，辺縁部に口唇状突出（lip-like extension ないしは buttress），中央部に角質を入れたクレーター状陥凹がみられる 図9a, b ．
- 陥凹部には，すりガラス状の弱好酸性細胞質（glassy/ground glass cytoplasm）を有する大型扁平上皮の乳頭状増殖がみられる 図9c ．
- 真皮境界部は種々の程度の炎症細胞浸潤を伴い，しばしば腫瘍胞巣内に膿瘍を認める．
- 周囲との境界が不明瞭になり，多少とも浸潤を思わせる内向性増殖を示すことが

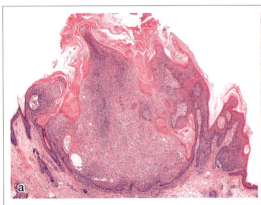
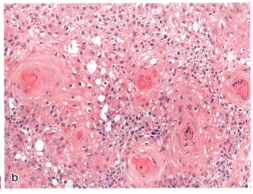

図10 反転性毛包角化症
a：ルーペ像．中央部の過角化，辺縁の buttress 様構造，真皮内への内向性増殖を認める．
b：多数の squamous eddy がみられる．

多い．
- 深部は比較的境界明瞭で異型性に乏しい扁平上皮がみられる症例 図9c と，明らかな異型扁平上皮が浸潤性増殖を示す症例がある 図9d．前者は良性，後者は（ケラトアカントーマ様）SCC と考えられるが，両者の境界病変の判断が難しい．
- 経過とともに病変は平坦化し，真皮内に炎症細胞浸潤を伴う線維化が生じる（消退期）．しばしば，線維化の中に取り残された角化物や角化扁平上皮がみられる．

鑑別診断

▶扁平上皮癌 (squamous cell carcinoma：SCC)

- ケラトアカントーマ自体を高分化扁平上皮癌とする考えもあるので，異型扁平上皮が浸潤を思わせる増殖を示す症例では，両者の組織学的鑑別は困難ないしは不

診断のポイント
- 日光角化症は高齢者の露光部の角化性局面で，表皮基底側に限局する異型扁平上皮，真皮に日光性弾力線維症がみられる．
- Bowen 病では，表皮全層に異型扁平上皮がみられる．同様の組織像を呈する Bowen 様丘疹症，Queyrat 紅色肥厚症とは発生部位，肉眼所見で鑑別する．
- Bowen 様丘疹症では，表皮全層に異型扁平上皮がみられるが，肉眼所見（外性器の多発性丘疹）が Bowen 病や Queyrat 紅色肥厚症と異なる．
- Queyrat 紅色肥厚症では亀頭部の表皮全層に基底細胞様の小型異型扁平上皮がみられる（亀頭部の Bowen 病に同じ）．
- ケラトアカントーマでは辺縁の口唇状突出，中央の角栓を詰めたクレーター状陥凹，すりガラス状細胞質を有する扁平上皮の内向性および外向性増殖がみられる．構造は同様でも，異型性の程度はさまざまで，良性病変と SCC が含まれる．

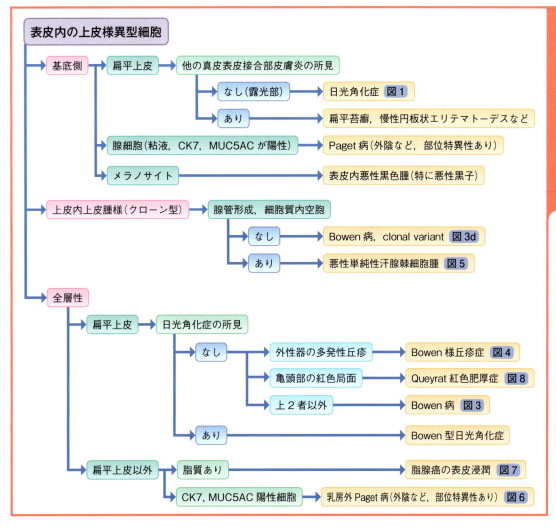

可能である.

▶反転性毛包角化症 (inverted follicular keratosis) 図10

- 辺縁に buttress 構造や中央部に拡張した漏斗部に相当する陥凹がみられ，ケラトアカントーマに似た構造を呈する場合がある．
- 組織学的に多数の squamous eddy がみられる．

（横山繁生，西田陽登，駄阿 勉）

malignant lesions

表皮系腫瘍
悪性病変

基底細胞癌（basal cell carcinoma：BCC）

疾患の概要

- 胎生期の毛芽，あるいは毛包の毛芽細胞への分化を示す皮膚悪性腫瘍である．
- 毛包系腫瘍に分類されるべきと近年考えられているが，WHO分類2006では伝統的なカテゴリーを反映し角化細胞性腫瘍に含まれている．
- 紫外線，放射線，ヒ素，タールが環境因子としてよく知られている．

染色体・遺伝子異常

- Hedgehog（Hh）シグナル伝達経路の異常活性化が最も発癌に関与しているとされており，その1分子であるPatched 1（*PTCH1*）の遺伝子変異が，基底細胞母斑症候群（basal cell nevus syndrome）および，70%以上の孤発性基底細胞癌（sporadic basal cell carcinoma）に認められる．

臨床所見

- 最も多い皮膚癌であり，70代に好発し，70%以上が顔面に発生する．
- 白色人種に生じるものは通常皮膚色であるが，日本人の90%の基底細胞癌は黒褐色を示す．色素を伴う基底細胞癌ではダーモスコピーが診断に有用である．
- 単発例が多く，多発する際は背景疾患（慢性放射線皮膚炎，慢性ヒ素中毒，熱傷や外傷瘢痕，色素性乾皮症，基底細胞母斑症候群など）を伴う可能性がある．
- 若年で基底細胞癌を生じた際は，基底細胞母斑症候群を疑う必要がある．
- 基底細胞母斑症候群は，Gorlin症候群，母斑基底細胞癌症候群とも呼ばれる常染色体優性遺伝疾患であり，皮膚症状，骨格・脊柱や中枢神経異常，前頭突出，両眼隔離，口腔奇形などを呈する．皮膚では基底細胞癌（90%以上の症例で多発），表皮嚢腫，掌蹠小陥凹などがみられる．
- 臨床型には，結節・潰瘍型，表在型，斑状強皮症型，その他，局所浸潤が著明な破壊型，有茎〜広茎性の淡紅色腫瘤を示すピンカス型などがある．

病理所見

- 毛芽細胞様細胞（楕円形の濃染核を有する胞体のやや乏しい細胞）が主に胞巣状に増殖し，胞巣辺縁での柵状配列，胞巣周囲にムチン沈着を伴った裂隙を認める

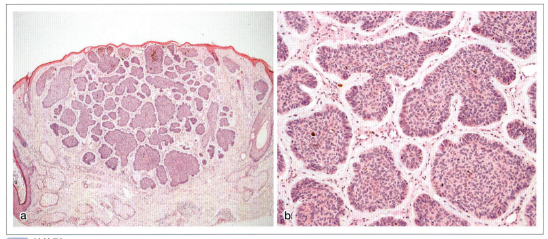

図1 結節型
毛芽細胞様細胞が主に胞巣状に増殖し，胞巣辺縁での柵状配列，胞巣周囲にムチン沈着を伴った裂隙を認める（a：弱拡大，b：強拡大）．

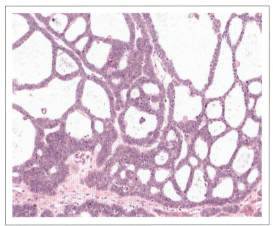

図2 腺様型
ムチン沈着がより明瞭で腺腔様構造を示す．

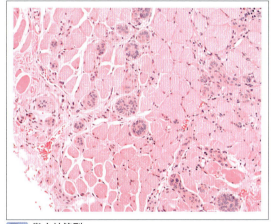

図3 微小結節型
小型胞巣（毛球大程度までの）がびまん性に増殖する．ここでは，横紋筋まで浸潤している．

図1．
- 基底細胞癌の病理組織分類は多数存在するが，浸潤形式と予後（特に再発）との関連が示されており，それに基づいた分類を以下に示す．
- 大小の胞巣からなる「結節型」 図1 が基底細胞癌の基本型であり，頻度が高い．
- 結節型の亜型には，ムチン沈着がより明瞭で腺腔様構造を示す「腺様型」 図2，壊死のため胞巣中心が脱落した「囊腫型」，角化囊腫様構築の目立つ「角化型」，そして小型胞巣（毛球大程度までの）がびまん性に増殖する「微小結節型」 図3 が含まれる．
- また，表皮から連続して真皮上層に蕾状の分布をみる「表在型」 図4，コード状，不整な胞巣状に深部まで浸潤する「浸潤型」，これに間質の線維化・硬化を伴う「斑状強皮症型（硬化型）」 図5 がある．その他，「ピンカス型（線維上皮腫型）」「infundibulo-cystic type」「basosquamous type」などが知られている．
- 複数の組織型がしばしば混在する．

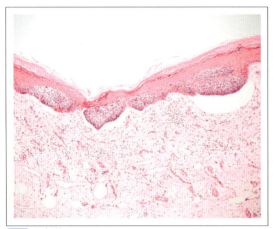

図4 表在型
表皮から連続して真皮上層に蕾状の分布をみる．

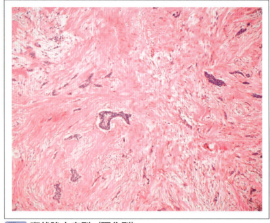

図5 斑状強皮症型（硬化型）
コード状，不整な胞巣状に深部まで浸潤し，間質の線維化・硬化を伴う．

表1 基底細胞癌の再発に対する高リスク因子

部位/腫瘍径	高リスク部位（頬・前額以外の顔，外陰，手，足）で6mm以上
	中リスク部位（頬，前額，頭，頸部，前脛骨部）で10mm以上
	低リスク部位（体幹，四肢）で20mm以上
境界	不明瞭
再発歴	あり
免疫抑制状態	あり
局所放射線治療歴	あり
組織型	斑状強皮症型，硬化型，浸潤型，微小結節型
神経周囲浸潤	あり

＊上記の1つでも該当する場合は高リスク群とし，1つも該当しない場合のみ低リスク群とする．
（National Comprehensive Cancer Network. Clinical practice guideline in oncology. Basal cell and squamous cell skin cancers. Version 2. 2013, BCC-A より一部改変；土田哲也ほか．皮膚悪性腫瘍診療ガイドライン第2版．日皮会誌 2015；125〈1〉：65.）

- 「微小結節型」「浸潤型」「斑状強皮症型（硬化型）」は境界が不明瞭であり，他の型に比較して切除断端陽性になる確率が高く（高リスク組織型） **表1** ，治療上注意が必要である．

・毛芽細胞様細胞からなる胞巣，辺縁での柵状配列，および胞巣周囲のムチン沈着を伴った裂隙を認識することが重要になる．ただし，症例によってはこれらの所見が不明瞭なこともあり，その際は，混在しうる典型箇所を見出すべく丹念に検索する必要がある．
・基本型以外の組織学的特徴の把握も重要である．

鑑別診断

▶ **毛芽腫（trichoblastoma），外毛根鞘腫（tricholemmoma/trichilemmoma），扁平上皮癌（squamous cell carcinoma：SCC）**

- 胞巣辺縁に柵状（様）配列を呈するが，周囲にムチン沈着を伴う裂隙はない．
- 毛芽腫では胞巣周囲の間質と一体となった fibroepithelial unit が形成される．
- 鑑別には免疫染色による検討が有用なことがある 図6 ．

▶ **線維硬化性毛包上皮腫（desmoplastic trichoepithelioma），微小囊胞性付属器癌（microcystic adnexal carcinoma：MAC）**

- 斑状強皮症型（硬化型）で，鑑別対象となる．
- 線維硬化性毛包上皮腫では，上皮成分の周囲に同心円状の線維性間質を伴い，裂隙形成はない．また，皮下脂肪組織までの浸潤はみられない．
- 微小囊胞性付属器癌は，真皮から皮下組織まで境界不明瞭に浸潤する．腫瘍表層では小型角化性囊胞腫状，そして中層から深部にかけては小型腺管状・索状に，全体として層構造を示しつつ増殖する．上皮成分周囲の裂隙は目立たない．

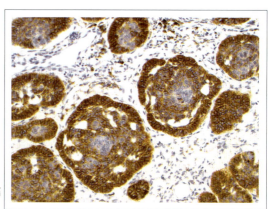

図6 基底細胞癌
Ber-EP4 陽性

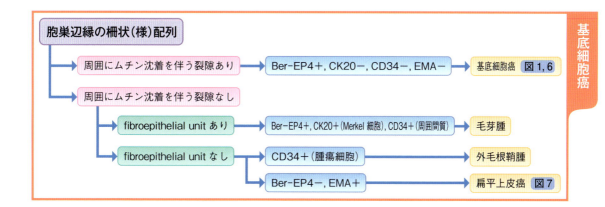

基底細胞癌

治療，予後

- 基底細胞癌における治療の第1選択は外科的切除である．手術が困難な場合は，放射線療法，フルオロウラシル(5-FU)軟膏外用，凍結療法，光線力学的療法（photodynamic therapy：PDT），全身化学療法，そしてイミキモド外用や分子標的薬などが選択される．
- 局所再発率は5〜10%とされ，治療方法や部位，腫瘍の大きさ，病理学的特徴などに影響される．推奨される切除マージンは，再発リスク分類に基づき設定されている（低リスク：4mm，高リスク：5〜10mm）．
- 転移はきわめてまれ（0.05%）であり，転移先は所属リンパ節，肺の頻度が高い．転移や脳などへの致死的な直接浸潤をきたすのは，放置された巨大な潰瘍性病変であることが多い．

扁平上皮癌（squamous cell carcinoma：SCC）

疾患の概要

- 表皮・皮膚付属器上皮より発生する悪性腫瘍であり，基底細胞癌に次いで頻度が高い．角化細胞への分化を示す．
- 皮膚では，扁平上皮癌といえば浸潤癌を指し，有棘細胞癌の名称が用いられることも多い．本稿では，表皮由来のものに関して解説する．
- 病因として紫外線が重要とされ，その他，放射線，化学物質（ヒ素，タールなど），ヒト乳頭腫ウイルス（HPV），免疫低下・不全状態，遺伝的素因（色素性乾皮症など）が知られている．
- 慢性病変が発生母地となる（熱傷瘢痕，皮膚瘻孔，慢性放射線皮膚炎，尋常性狼瘡，慢性膿皮症，円盤状エリテマトーデス，硬化性萎縮性苔癬，包茎，扁平苔癬，栄養障害型表皮水疱症，先天性多型皮膚萎縮症など）．
- 表皮嚢腫，脂漏性角化症，汗孔角化症に関連する症例もある．

染色体・遺伝子異常

- 紫外線B波（UVB）はp53を不活化し，扁平上皮癌の約半数に*p53*の変異を有している．
- 他の遺伝子異常として，染色体3p，2q，8p，9pのloss of heterozygosity，p16の不活性化，そして*RAS*の変異などが認められる．

臨床所見

- 40代から加齢とともに増加し，70〜80代にピークがある．
- 顔面・頭部，前腕・腕など露光部に好発するが，陰部を含めそれ以外の部位にも発生する．

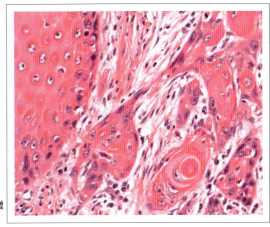

図7 扁平上皮癌
異型角化細胞の不規則な浸潤性増殖を認める.

表2 Cassarino による分類

low malignant potential (≦2% risk of metastasis)	intermediate malignant potential (3～10% risk of metastasis)	high malignant potential (≦10% risk of metastasis)	indeterminate malignant potential
SCC arising in AK	acantholytic (adenoid) SCC	invasive Bowen's disease	clear cell SCC
verrucous and HPV-related SCC	lymphoepithelioma-like carcinoma (LELCS)	adenosquamous carcinoma	signet ring cell SCC
spindle cell SCC (unassociated with radiation)	Jadassohn tumor with invasion	malignant proliferating pilar tumor (SCC arising in PPT)	papillary SCC
			pigmented SCC
		desemoplastic SCC	follicular SCC
		de novo SCC	SCC arising from adnexal cysts
trichilemmal carcinoma		SCC arising in chronic conditions	squamoid eccrine ductal carcinoma
		radiation-induced SCC	

- 肉眼的には，結節状，潰瘍形成，斑状，疣贅状などを示す．

病理所見

- 異型角化細胞の不規則な浸潤性増殖が特徴的であり，個細胞角化，癌真珠，細胞間橋が見出される ．
- 多くは日光角化症（actinic/solar keratosis），Bowen病などの上皮内癌も認識される．
- 組織分類として，Broders分類（分化の程度により，75%以上が角化を示すGrade I～25%未満のGrade IVの4段階）や3 grading system（高・中・低分化型），Cassarinoの分類（転移率による組織亜型分類）表2，発症要因を重視した福本らの臨床病理学的分類などが用いられる．

鑑別診断

- 分化度や組織学的特徴によって鑑別すべき疾患が異なってくる.

▶高分化型扁平上皮癌（well-differentiated squamous cell carcinoma）図8

- 偽癌性過形成（pseudocarcinomatous hyperplasia）との鑑別が重要となる．偽癌性過形成では，表皮や付属器上皮の肥厚がみられ，主に真皮側への進展を示すが，高度の炎症所見を伴い異型性は軽微である．
- 細胞異型の軽度な扁平上皮癌や，偽癌性過形成を周囲に伴うものでは，小さな生検標本では鑑別が時に難しい．
- 真菌・抗酸菌感染症や，腫瘍性病変（顆粒細胞腫，Spitz母斑，悪性黒色腫，皮膚未分化大細胞型リンパ腫など）に伴って偽癌性過形成がみられることがあり，背景疾患を認識することも参考となる．

▶中分化～低分化型扁平上皮癌
（moderately～poorly differentiated squamous cell carcinoma）

- HE標本にて，丹念に検索すると表皮内も含め扁平上皮癌としての典型箇所を見出せることが多い 図9a．
- 免疫染色では，一般的に34βE12，p63 図9b，AE1/AE3，EMAが陽性で，CAM5.2，CK7，Ber-EP4，S-100蛋白は陰性である．分化度が低いものでは，EMA，CK5/6 図9c の陽性所見が診断に有用である．
- 汗孔癌や基底細胞癌，脂腺癌（sebaceous carcinoma）との鑑別が問題になる場合がある．汗孔癌では，汗孔腫の併存，腺腔・細胞質内腺腔（EMA陽性，CEA陽性）を認める．基底細胞癌においては，毛芽細胞様細胞（楕円形の濃染核を有

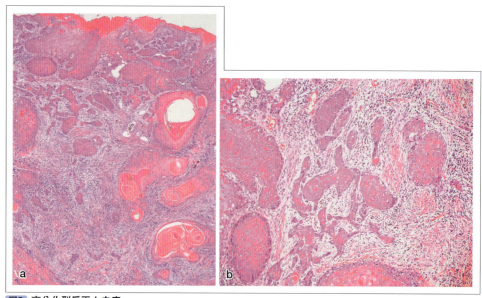

図8 高分化型扁平上皮癌
角化傾向が広範囲にみられる（a：弱拡大，b：強拡大）．

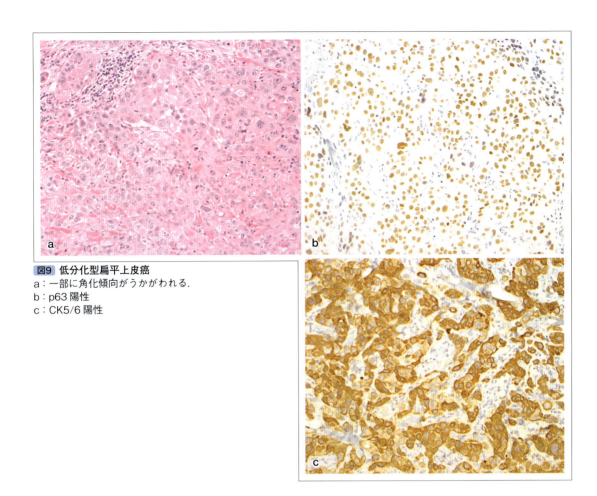

図9 低分化型扁平上皮癌
a：一部に角化傾向がうかがわれる．
b：p63 陽性
c：CK5/6 陽性

する胞体のやや乏しい細胞）の胞巣状増殖（Ber-EP4 陽性，EMA 陰性），胞巣辺縁での柵状配列，胞巣周囲にムチン沈着を伴った裂隙など，その特徴的な所見が少なくとも一部に観察されることが多い．脂腺癌は異型的な脂腺細胞を認め，adipophilin 陽性となる．

- 紡錘形細胞扁平上皮癌（spindle cell squamous cell carcinoma） 図10 では，

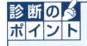

- 病理総論的に，浸潤とは腫瘍細胞が既存の上皮基底膜を破壊し増殖することと定義される．組織学的には，腫瘍細胞の間質における個細胞性あるいは小胞巣状の不規則な分布，あるいは間質性状の変化（desmoplastic reaction）にて認識される．ただし皮膚では，真皮乳頭層までの所見であれば，上皮内癌としての臨床的対応にて差し支えないとの意見もある．
- 圧排性進展を示す際は浸潤とみなしにくい場合があるが，真皮網状層まで存在し，皮膚付属器上皮内での腫瘍細胞増殖と解釈できない分布を呈する病変では，浸潤癌と診断するのが妥当である．
- 真皮乳頭層と網状層の区別は，後者では solar elastosis が目立ち，膠原線維が太いこと，両者の境界に小血管が豊富に分布（血管叢が存在）することを参考にする．

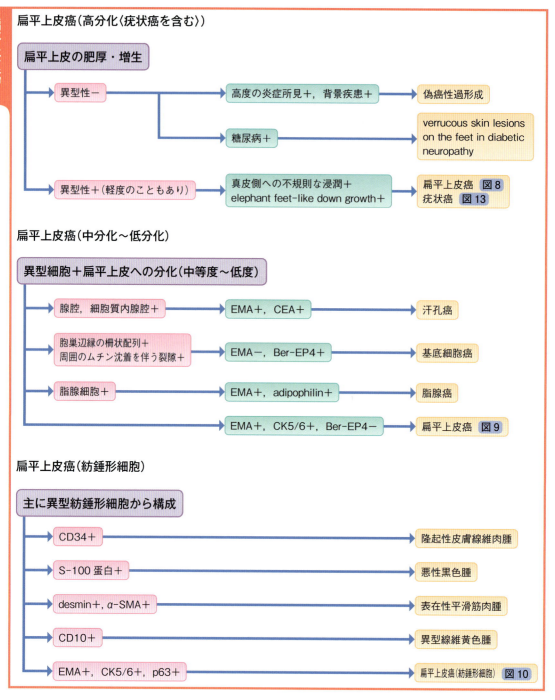

　　隆起性皮膚線維肉腫（CD34 陽性），主に紡錘形細胞からなる悪性黒色腫（S-100 蛋白陽性），表在性平滑筋肉腫（desmin 陽性，α-SMA 陽性），異型線維黄色腫（CD10 陽性）などが鑑別に挙げられる．なお，異型線維黄色腫を SCC の亜型として，免疫染色の有用性を低くみる考えもある．

- 棘融解性（腺様，偽腺管）扁平上皮癌〈acantholytic（adenoid, pseudoglandular）SCC〉 図11 や，偽血管様扁平上皮癌（pseudovascular SCC） 図12 では，そ

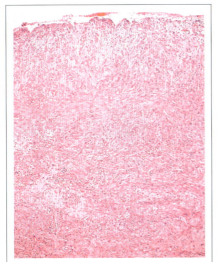

図10 紡錘形細胞扁平上皮癌
主に紡錘形細胞の増殖からなる.

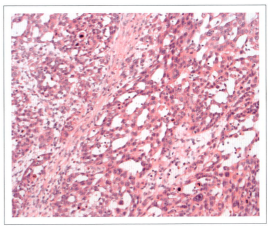

図11 棘融解性（腺様，偽腺管）扁平上皮癌
偽腺管構築を認める.

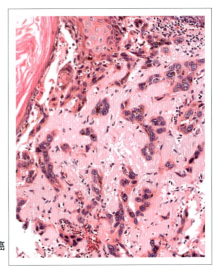

図12 偽血管様扁平上皮癌
偽血管構築を呈する.

れぞれ腺癌あるいは腺扁平上皮癌，血管肉腫（angiosarcoma）との鑑別を要するが，扁平上皮癌の基本像が混在することが多い．必要に応じて粘液染色や免疫染色（脈管内皮マーカー：CD31，CD34，D2-40）による検討も考慮する．

治療，予後

- 治療は外科的切除が第1選択である．再発リスク分類 表3 により，推奨される切除マージンが設定される（低リスク：4mm 以上，高リスク：6mm 以上）．切除不能例に関しては，化学療法や放射線治療なども考慮される．
- 再発は基底細胞癌の約2倍（10～20%），転移は比較的まれ（約2%）（ほとんどは所属リンパ節）とされるが，組織学的特徴 表2, 3，病変部位，腫瘍径，腫瘍厚・深達度，脈管侵襲，神経浸潤，放射線照射や先行する慢性病変，再発病変，

表3 有棘細胞癌の再発に対する高リスク因子

発生部位と直径	顔（頬・額以外）・陰部・手足で 6mm 以上
	頭・頬・額・頸部・前脛骨部で 10mm 以上
	体幹・四肢（前脛骨部，手足を除く）で 20mm 以上
臨床所見	放射線照射部位や慢性炎症が発生母地
	免疫抑制状態
	再発例
	急速な増大
	境界不鮮明
	神経症状あり
組織学的所見	中〜低分化
	adenoid, adenosquamous, desmoplastic type
	深達度がレベル IV（網状層に侵入）以上
	腫瘍厚が 2mm 以上
	神経・脈管浸潤

*上記の1つでも該当する場合は高リスク群とし，1つも該当しない場合のみ低リスク群とする．
(National Comprehensive Cancer Network. Clinical practice guideline in oncology. Basal cell and squamous cell skin cancers. Version 2. 2013, SCC-A より一部改変；土田哲也ほか．皮膚悪性腫瘍診療ガイドライン第2版．日皮会誌 2015；125〈1〉：48.)

免疫不全などに影響される．

疣状癌（verrucous carcinoma：VC）

疾患の概要

- 高分化型扁平上皮癌の1亜型であり，過角化を伴う外方性発育，圧排性の浸潤性増殖，乏しい異型性を特徴とする．

臨床所見

- カリフラワー状の角化性隆起を形成し，口腔，陰部，足底に好発する．それぞれ同義語として，oral florid papillomatosis, giant condyloma of Buschke and Löwenstein, epithelioma cuniculatum がある．
- 口腔では高齢者の特に喫煙者に多くみられる．
- ヒト乳頭腫ウイルス（HPV）との関連性が報告されている．

・疣状癌では細胞異型に乏しいが，先端が鈍な幅広い棍棒状の深部浸潤像（elephant's feet-like down growth）が診断のポイントとなる．
・免疫染色における p53 陽性率の程度が VSLDN との鑑別に有用との報告があるが，確定に苦慮する症例もある．

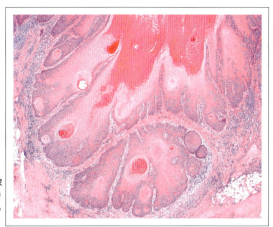

図13 疣状癌
先端が鈍な幅広い棍棒状の浸潤像（elephant's feet-like down growth）が皮下脂肪組織近傍にまで認められる．

病理所見

- 表皮の乳頭状肥厚を示し，真皮側へ表皮索肥厚，下方進展を呈する．先端が鈍な幅広い棍棒状の浸潤像（elephant's feet-like down growth）を示す ．

鑑別診断

▶**尋常性疣贅**（verruca vulgaris），**偽癌性過形成**（pseudocarcinomatous hyperplasia），**verrucous skin lesions on the feet in diabetic neuropathy**（VSLDN）

- 尋常性疣贅では，病変が比較的小さく，真皮深部への浸潤傾向はみられない．
- 偽癌性過形成は扁平上皮癌鑑別診断を参照のこと．
- VSLDN は，神経障害を合併したコントロール不良の糖尿病患者の足に生じる，反応性の疣状病変である．病歴を認識することが重要となるが，組織学的に VC との鑑別が困難な症例もある．

▶**乳頭状扁平上皮癌**（papillary squamous cell carcinoma）

- 外向性増殖の明瞭な扁平上皮癌の総称である．
- VC の病理組織学的特徴を満たさない．

治療，予後

- 比較的予後良好であり，外科的切除が第1選択となる．

（塩見達志）

follicular tumors
付属器系腫瘍
毛包系腫瘍

疾患の概要

- 腫瘍細胞の分化をもとにした毛包系腫瘍における病理診断のポイントをフローチャートに示す．

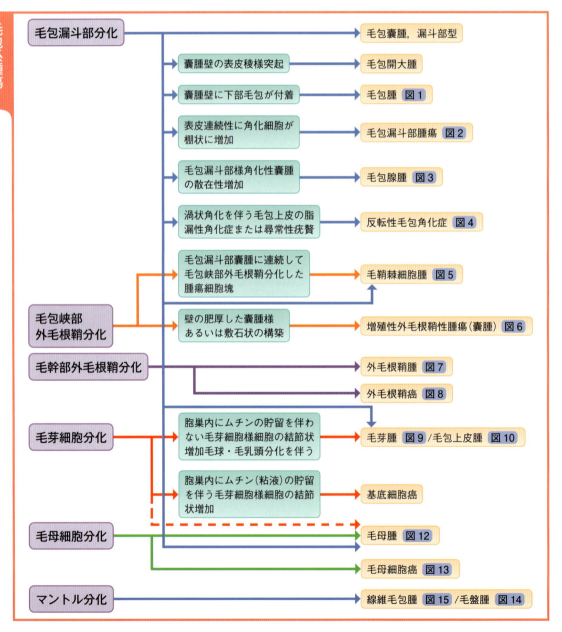

表1 毛包各部位の分化所見

毛包漏斗部分化	顆粒細胞層と層状角化を伴う重層扁平上皮で，表皮とほぼ同様である．しばしば角化性嚢腫を形成する．
毛包峡部外毛根鞘分化	好酸性の豊富な細胞質をもち，顆粒細胞層を伴わずに塊状に角化する．
毛幹部外毛根鞘分化	澄明な細胞質をもち，腫瘍胞巣辺縁の細胞の核が上極側で柵状配列する．硝子様の厚い基底膜を伴う．
毛芽細胞分化	基底細胞様細胞の集塊の最外側に長楕円形の柵状配列を伴う核をもつ細胞がある．
毛球・毛乳頭分化	上皮細胞胞巣の陥凹と，その部に近接した間質の大型の核をもつ線維芽細胞の集簇．
毛母細胞分化	小型の核をもち細胞質の乏しい毛母細胞様細胞と好酸性のいわゆる陰影細胞（shadow cell）が存在することで認識されるが，陰影細胞しかみられないこともある．
マントル分化	毛包漏斗部構築から連続して種々の程度に吻合する上皮細胞索とその周囲のムチン（粘液）に富んだ線維性結合組織．

- 毛包各部位の分化所見を 表1 に示す．

毛包腫（trichofolliculoma）

疾患の概要

- 内・外毛根鞘や毛乳頭などを含む全毛包への分化を示す良性毛包腫瘍で，過誤腫である．

臨床所見

- 成人に多く発症する腫瘍で，男女差はない．
- 頭頸部，特に鼻周囲に多い．

病理所見

- 真皮に，毛を混在する角質のつまった拡張した毛包漏斗部様構築があり 図1a ，その壁から周囲に毛包球部，毛母，そして内毛根鞘に類似する上皮成分が放射状に増加する 図1b ．上皮成分と線維性の間質が一体となっている 図1b ．

鑑別診断

- 成熟した脂腺小葉を伴う亜型（sebaceous trichofolliculoma）の場合，folliculo-sebaceous cystic hamartoma（FSCH）との鑑別が問題となるが，FSCHでは

・毛包漏斗部構造から連続して，正常あるいは奇形的な下部毛包がみられる．

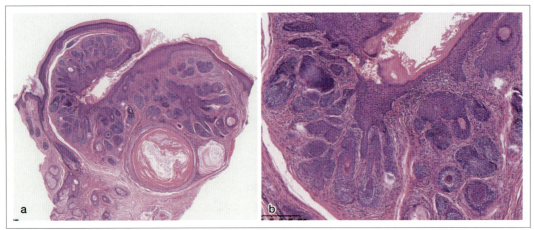

図1 毛包腫
真皮に，角質のつまった拡張した毛包漏斗部様構築があり（a），その壁から周囲に毛包球部，毛母，そして内毛根鞘に類似する上皮成分が放射状に多数増加している（b）.

脂肪組織や血管，神経などの増生を伴い，毛球毛乳頭などのはっきりとした下部毛包分化を伴わない.

▶ 治療，予後

- 完全に良性の病変であり，再発や悪性転化などの報告はない.

毛包漏斗部腫瘍（tumor of follicular infundibulum）

▶ 疾患の概要

- 毛包漏斗部上皮への分化を示す良性上皮性腫瘍である.

▶ 臨床所見

- 50歳以降に多い.
- 比較的まれな小型の皮膚色の結節．単発型，多発型，Cowden病に伴うもの，脂腺母斑に生じるものなどがある.

▶ 病理所見

- 隆起性病変で，複数の茎で表皮に連続した病変を形成する．病変は真皮上層で水平方向に拡大する 図2a .

・表皮連続性に，網状あるいは柵状に角化細胞が増加する.

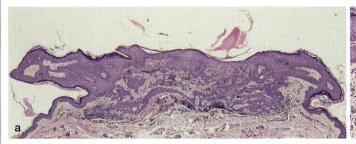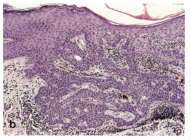

図2 毛包漏斗部腫瘍
複数の茎で表皮に連続した病変を形成し (a), 核の形が均一な有棘細胞様細胞と基底細胞様細胞で構成されている (b).

- 腫瘍細胞は，核の形が均一な有棘細胞様細胞と基底細胞様細胞であり，それらが索状に増加し，柵状あるいは網状の構築を形成する 図2b .

鑑別診断

- 腫瘍細胞が索状に配列するため，線維上皮腫型基底細胞癌との鑑別を要するが，毛芽細胞分化のないことで鑑別する．
- 脂漏性角化症 (seborrheic kertosis) とは，偽角質囊腫がないことなどから鑑別可能である．

治療，予後

- 外科的切除で，予後は良好である．

毛包腺腫 (trichoadenoma)

疾患の概要

- 毛包漏斗部に分化した多数の角化性囊腫が真皮内で増加する良性腫瘍である．

臨床所見

- 成人の顔面に好発する．
- 通常単発性の皮膚色の小型腫瘍で，増大は緩徐である．

・多数の毛包漏斗部様角化性囊腫の増生で構成される．

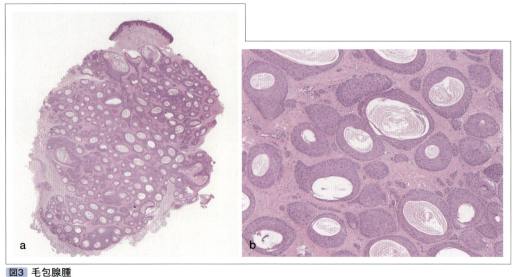

図3 毛包腺腫
大小の毛包漏斗部様角化性嚢腫が多発している（a：弱拡大，b：強拡大）．

病理所見

- 真皮内の境界明瞭な病変で，大小の毛包漏斗部様角化性嚢腫が多発する 図3a．角化性嚢腫はしばしば上皮索によって連結され，「めがね型」を呈する．
- 充実性腫瘍胞巣も混在し，膠原線維の増生を伴う 図3b．

鑑別診断

- 毛包上皮腫（trichoepithelioma）とは，毛芽細胞様細胞の増加がみられないことで鑑別する．
- 微小嚢胞性付属器癌（microcystic adnexal carcinoma）では，病変の境界が不明瞭で汗管分化がみられる．

治療，予後

- 腫瘍の単純切除で再発はない．

反転性毛包角化症（inverted follicular keratosis）

疾患の概要

- 毛包漏斗部上皮内で増殖した脂漏性角化症あるいは尋常性疣贅（verruca vulgaris）であり，しばしば渦状角化（squamous eddy）を伴う．

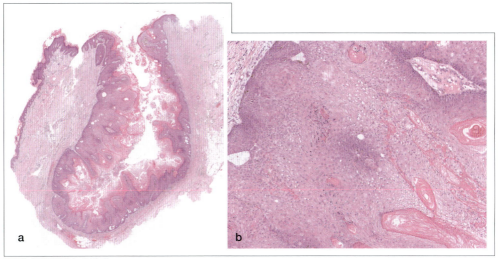

図4 反転性毛包角化症
内向性発育の病変であり（a），主に毛包漏斗部上皮内で，角化細胞が渦状角化を伴って増加している（b）．

> ### 臨床所見

- 頭頸部に好発し，高齢男性に比較的多い．
- 通常，単発性の3mm～1cm程度の隆起性結節である．

> ### 病理所見

- 隆起性病変の隆起部に内向性発育の病変を形成する 図4a ．主に毛包漏斗部上皮内で，角化細胞が巣状に分布している渦状角化を伴って増生している 図4b ．増生している角化細胞は基底細胞様細胞で，網状に増生するとともに偽角質囊腫を形成する場合もある 図4b ．
- 病変被覆表皮もしばしば肥厚する．

> ### 鑑別診断

- 腫瘍細胞の増殖の場が異なる点を除けば，脂漏性角化症あるいは尋常性疣贅と本質的には同一の疾患の可能性もある．
- 外毛根鞘腫（trichilemmoma）とは，毛幹部外毛根鞘分化がないことから鑑別する．

・毛包漏斗部上皮内を増殖の場とする脂漏性角化症あるいは尋常性疣贅で，渦状角化を伴う．

▶ 治療，予後

- 単純切除で，再発はない．

毛鞘棘細胞腫（pilar sheath acanthoma）

▶ 疾患の概要

- 毛包固定部（漏斗部および峡部）に分化する良性毛包腫瘍である．

▶ 臨床所見

- 性差なく，成人の顔面に好発する．
- 通常 5mm～1cm 程度までの丘疹で，中央に陥凹を有する．

▶ 病理所見

- 左右対称性の境界明瞭な腫瘍で，しばしば垂直方向に増殖する．
- 皮表に開口する毛包漏斗部様偽嚢腫構造があり，それに連続して，毛包峡部に分化した腫瘍細胞塊が放射状に腫瘍細胞塊を形成しながら増殖する．その腫瘍細胞塊は，好酸性の豊富な細胞質をもつ細胞で構成されており，脂腺管や脂腺細胞，渦状角化を伴うことがある．

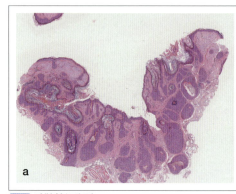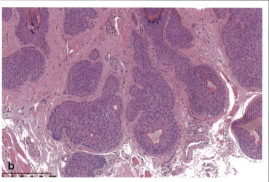

図5 毛鞘棘細胞腫
毛包漏斗部様偽嚢腫構造があり，それに連続して，毛包峡部に分化した腫瘍細胞塊が放射状に腫瘍細胞塊を形成しながら増殖している（a）．腫瘍細胞は，好酸性の豊富な細胞質をもっている（b）．

- 毛包漏斗部様嚢腫に連続して，放射状に毛包峡部外毛根鞘に分化した腫瘍細胞の集塊が形成される．

> 鑑別診断

- 毛包腫では，毛包漏斗部様構築から連続して内毛根鞘や毛球・毛乳頭などの下部毛包がみられる．

> 治療，予後

- 単純切除にて，再発はない．

増殖性外毛根鞘性腫瘍（囊腫）
〔proliferating trichilemmal tumor（cyst）〕

> 疾患の概要

- 主に毛包峡部外毛根鞘に分化した腫瘍で，近年では，概念として良性の病変から，中間群，低および高悪性度の病変までを含んでいる．
- 辺縁にて明らかな浸潤パターンを確認できる悪性病変は，proliferating trichilemmal cystic squamous cell carcinoma と呼ばれることもある．

> 臨床所見

- 頭頸部，特に頭皮に多く発生する．皮下の腫瘍として生じるが，脱毛斑や潰瘍を伴うこともある．
- 大きさは2〜5cm のことが多く，中高年の女性に多い．

> 病理所見

- 良性病変では，病変全体の形状（シルエット）は左右対称性で辺縁平滑，境界明瞭であり，充実部と囊腫様構築部が混在し，多房性の腫瘍細胞胞巣を形成する ．時に敷石状構築を呈する．
- 腫瘍細胞は好酸性の比較的豊富な細胞質をもつ角化細胞で，顆粒細胞層を伴わずに塊状に角化するいわゆる外毛根鞘性角化を示す ．胞巣辺縁では腫瘍細胞は基底細胞様となり，最外層では時に核の柵状配列もみられる ．
- 上述の良性構築のなかに著明な核異型性や多数の核分裂像が出現することがある ．これは中間群の病変として扱われるが，悪性に移行すると，周辺組織への浸潤性増殖がみられるようになり，悪性度が高まるとより未分化な細胞で構成されるようになる．

・外毛根鞘性角化を伴う多房性の囊腫様腫瘍．核異型性や浸潤性増殖が出てくると，悪性腫瘍として扱う必要がある．

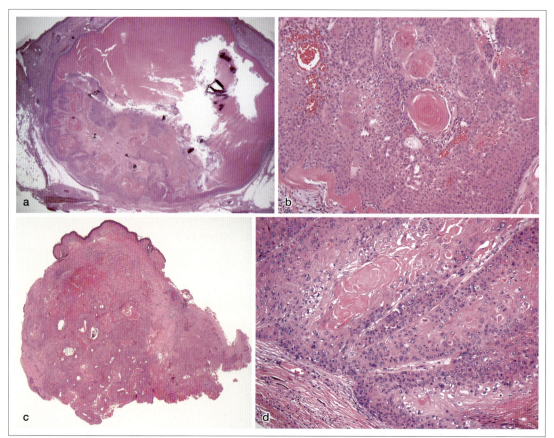

図6 増殖性外毛根鞘性腫瘍（嚢腫）
良性病変では，病変全体のシルエットは左右対称性で辺縁平滑，境界明瞭であり，充実部と嚢腫様構築部が混在し，多房性の腫瘍細胞胞巣を形成する（a）．腫瘍細胞は好酸性の比較的豊富な細胞質をもつ角化細胞で，外毛根鞘性角化を呈する（b）．悪性病変では，周辺組織への浸潤性増殖がみられるようになり（c），腫瘍細胞には著明な核異型性や多数の核分裂像がみられる（d）．

鑑別診断

- 表皮原発や時に毛包上皮原発の扁平上皮癌（squamous cell carcinoma）との鑑別を要することがある．病変の全体構築や角化形態で鑑別する．外毛根鞘性角化は顆粒層がないので，塊状壊死と誤ってはいけない．

治療，予後

- 核異型あるいは浸潤性増殖がみられると，局所再発や，所属リンパ節転移を主とする遠隔転移がみられることがある．核異型や浸潤性増殖の度合いが進めばそれらの頻度も上がるとされている．

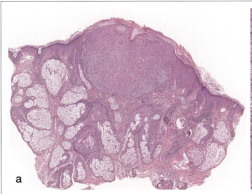
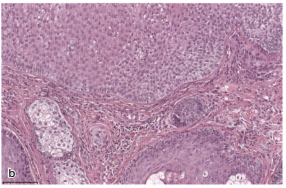

図7 外毛根鞘腫
隆起性病変の真皮に結節状の病変があり（a），腫瘍細胞は，澄明な細胞質をもっている．腫瘍細胞胞巣周囲には硝子様の基底膜がみられ，胞巣辺縁の細胞は上極側で核が柵状配列を呈する（b）．

外毛根鞘腫（trichilemmoma）

疾患の概要

- 毛幹部外毛根鞘に分化した腫瘍細胞で構成される良性腫瘍である．

臨床所見

- 通常 1cm 程度までの顔面に好発する皮膚色～褐色の扁平隆起性あるいは疣状結節である．
- 脂腺母斑に伴うことも多く，Cowden 病では顔面に多発する．

病理所見

- 表皮あるいは毛包上皮と連続して1個～数個の腫瘍細胞胞巣を形成する 図7a ．
- 病変を構成する細胞は表皮角化細胞よりやや小型で，しばしば澄明な細胞質をもち，核や細胞質の大きさは揃っている．腫瘍細胞胞巣周囲には硝子様の基底膜がみられ，胞巣辺縁の細胞は上極側で核が柵状配列を呈する 図7b ．時に小型の渦状角化を伴うことがある．
- 病変周囲に膠原線維の増生を伴い，腫瘍細胞があたかも浸潤性増殖様の所見を示す場合，線維形成性外毛根鞘腫（desmoplastic trichilemmoma）と呼ばれる．
- 腫瘍細胞は CD34 が陽性である．

・腫瘍胞巣周囲の硝子様基底膜と腫瘍胞巣内の澄明な細胞質をもつ細胞，辺縁の上極で核の柵状配列がある細胞で構成された腫瘍である．

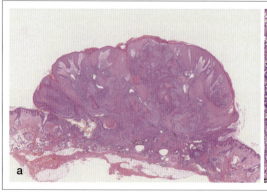
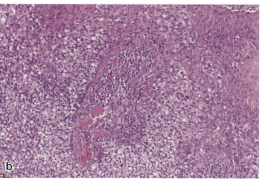

図8 外毛根鞘癌
隆起性病変の真皮から皮下脂肪組織にかけて結節状の病変があり（a），核異型性を伴う外毛根鞘腫類似の細胞の増加で構成されている（b）．

▶ 鑑別診断

- 扁平上皮癌や脂腺癌（sebaceous carcinoma）など澄明な細胞質をもつ腫瘍との鑑別が問題になることがある．その場合 CD34 の陽性所見が有用である．
- 主病変の周囲の表皮が肥厚し顆粒細胞層も厚くなっていること，また真皮乳頭層に多数の拡張した血管があることが多いことから，表皮と毛包上皮の陳旧化したウイルス性疣贅（viral wart）と考える報告もある．

▶ 治療，予後

- 単純切除で，通常再発はない．

外毛根鞘癌（trichilemmal carcinoma）

▶ 疾患の概要

- 外毛根鞘腫の悪性 counterpart である．きわめてまれ．

▶ 臨床所見

- 確実な診断例が非常に少ないため，その臨床的特徴は不明である．

・確実に毛幹部外毛根鞘分化を示唆する病理所見があることを確認する．

病理所見

- 腫瘍細胞は，外毛根鞘腫と同様に，しばしば澄明な細胞質をもつ腫瘍胞巣周囲に硝子様の基底膜がみられる．胞巣辺縁の細胞は上極側で核が柵状配列を呈する 図8 という特徴をもちながら核異型性や浸潤性増殖を呈する．
- 腫瘍細胞は CD34 陽性であることが多い．

鑑別診断

- 澄明細胞を伴う扁平上皮癌や，脂腺癌，汗孔癌（porocarcinoma）などが鑑別となるが，上述の特徴を完全に満たすもののみこの診断をつけることができる．

治療，予後

- 確実な病理組織学的クライテリアに基づいて診断された症例が少ないため，不明である．

毛芽腫/毛包上皮腫（trichoblastoma：TB/trichoepithelioma：TE）

疾患の概要

- 腫瘍細胞が，胎生期の毛芽または，出生後の毛包の退縮期あるいは休止期毛の下端にみられる毛芽細胞に分化した良性毛包腫瘍．基底細胞癌（basal cell carcinoma：BCC）の良性 counterpart である．
- Ackerman らは，TE も同様の分化を示す腫瘍であるとし，TB のなかに入れ，TB を臨床病理学的に5つの亜型〔① nodular：large, small，② retiform（giant solitary TE），③ cribriform（conventional TE），④ racemiform（unconventional TE），⑤ columnar（desmoplastic TE）〕に分類している．

臨床所見

- 成人の顔面・頭部に好発し，性差はない．
- 境界が明瞭で左右対称性の皮内あるいは皮下結節である．数mm〜1cm程度のことが多く，通常皮膚色である．
- しばしば多発し，多発型では幼小児期から症状がみられることが多い．TE が多発する場合，Brooke-Spiegler 症候群を考える必要がある．
- 線維硬化性 TE（desmoplastic TE：DTE）は，顔面の辺縁隆起性環状小結節と

- 腫瘍胞巣内にムチンの貯留を伴わない毛芽細胞様細胞の結節状増加で，しばしば下部毛包分化を伴う．

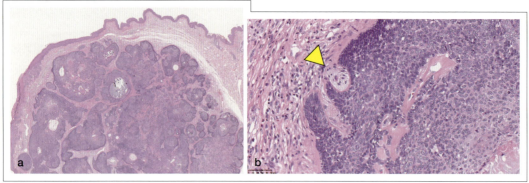

図9 大結節型毛芽腫
真皮の比較的大型の結節で構成される病変である（a）．腫瘍細胞胞巣辺縁では核の柵状配列がみられ，毛包球部と毛乳頭（▷）といった下部毛包分化を伴う（b）．

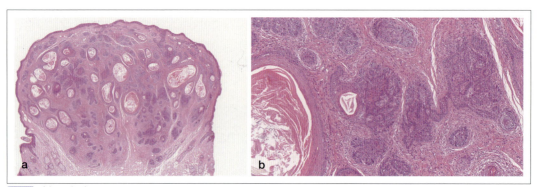

図10 毛包上皮腫
隆起性病変の真皮の結節状病変で（a），腫瘍細胞胞巣が篩状あるいは結節状を示す（b）．

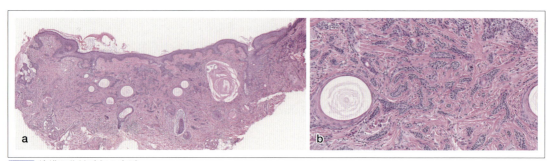

図11 線維硬化性毛包上皮腫
腫瘍細胞は真皮上層のほぼ限局し，細い索状あるいは小型結節状の腫瘍細胞胞巣と硝子化した膠原線維の増生を伴う（a：弱拡大，b：強拡大）．

してみられる．

病理所見

- 通常，真皮の結節状の病変で，周囲との境界が明瞭で辺縁が平滑な上皮性の腫瘍胞巣で構成されている 図9a．
- 腫瘍細胞巣辺縁では核の柵状配列がみられ（毛芽細胞様細胞），中心部は胞体の

好酸性に染色される細胞で構成されている．毛包球部と毛乳頭といった下部毛包分化 や毛包漏斗部様角化性囊腫を伴う．
- 大きな結節状病変で構成されるものを大結節型 図9，小型の結節が主体の病変を小結節型と呼ぶ．
- 通常型の TE と診断される例は，腫瘍細胞胞巣が篩状あるいは結節状を示す 図10．その病変は真皮を主体とする．
- DTE では，腫瘍細胞は真皮上層にほぼ限局し，細い索状あるいは小型結節状の腫瘍細胞胞巣と硝子化した膠原線維の増生を伴う 図11．

▶ 鑑別診断

- BCC との鑑別が最も問題となる．BCC では，腫瘍胞巣内およびその周囲に明らかにムチン（粘液）の貯留を伴う．裂隙形成は，BCC ではムチンの貯留の結果として腫瘍胞巣のすぐ外側にみられるが，TB あるいは TE では，間質内に形成される．下部毛包分化の有無も重要である．
- DTE は，しばしば微小囊胞性付属器癌（microcystic adnexal carcinoma：MAC）との鑑別が問題になるが，MAC では病変が真皮下層から皮下脂肪組織内に及び，腫瘍細胞の汗管分化が証明される．

▶ 治療，予後

- 通常，完全切除で再発はない．

毛母腫（pilomatricoma）

▶ 疾患の概要

- 毛母細胞から毛皮質細胞に分化した腫瘍細胞で構成される良性腫瘍である．
- 同義語として石灰化上皮腫（calcifying epithelioma, pilomatrixoma）などがある．

▶ 臨床所見

- 頻度が高く，女性に多い．乳児～高齢者まであらゆる年齢で発生するが，20歳以下の例が比較的多い．
- 頭頸部，上肢に好発する．大きさは，5mm～3cm 程度のことが多いが，時には 10cm を越えることもある．

 ・陰影細胞を含む結節状病変である．

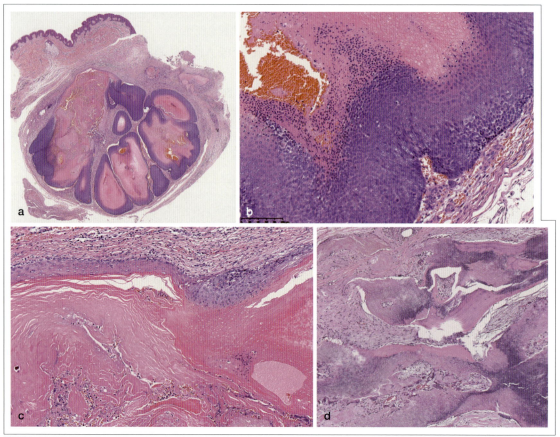

図12 毛母腫
真皮から皮下脂肪組織にかけて，周囲との境界が比較的明瞭な結節がある（a）．小型の核をもち細胞質の乏しい毛母細胞様細胞，赤く淡染する角化細胞（陰影細胞：shadow cell），そして両細胞間の移行細胞もみられる（b）．顆粒細胞層のある重層扁平上皮がみられることも多い（c）．病変が古くなると，毛母細胞様細胞が消失して陰影細胞だけになる．そのような場合，異所性の骨化をともなう場合もある（d）．

- 皮内から皮下の石様硬の腫瘍であり，皮表は正常のことが多いが，時に水疱様あるいは血管拡張性肉芽腫様を呈することがある．
- 多くは単発例であるが，まれに多発例があり，そのような場合，筋緊張性ジストロフィーに合併していることがある．

病理所見

- 真皮あるいは皮下脂肪組織に，周囲との境界が比較的明瞭な結節を形成する 図12a．
- 小型の核をもち細胞質の乏しい毛母細胞様細胞，赤く淡染する角化細胞〔陰影細胞（shadow cell）〕で構成されており，しばしば陰影細胞に石灰沈着を伴う．両細胞間には移行細胞もみられる 図12b．毛母細胞様細胞にはしばしば核分裂像がみられる．
- 病変内およびその周囲には，肉芽腫性炎症と膠原線維の増加を伴う 図12b．
- 病変内に顆粒細胞層のある重層扁平上皮がみられることも多く 図12c，時とし

てこれが目立つと毛包漏斗部囊腫（表皮囊腫）様の囊腫を形成することがある．その場合，囊腫内容に陰影細胞が含まれている．
- 毛母腫内に毛芽細胞様細胞がみられることもある．
- 病変が古くなると，毛母細胞様細胞が消失して陰影細胞だけになる．そのような場合，異所性の骨化を伴う場合もある ．

鑑別診断

- 病理組織学的にはあまり他の腫瘍と鑑別が問題になることはないが，陰影細胞は，まれながら皮膚混合腫瘍でもみられることがある．

治療，予後

- 通常，単純切除で再発はない．
- 自然経過で消失する可能性があるので，特に小児では切除の判断が困難なことがある．

毛母細胞癌（matrical carcinoma）

疾患の概要

- 毛母腫の malignant counterpart で，毛母細胞分化を主体とする悪性腫瘍である．

臨床所見

- きわめてまれな腫瘍であり，成人の広い年齢層に発生する．男性に多いとされている．頭頸部に多く発生し，上肢，体幹がこれに次ぐ．
- 正常皮膚色〜紅色の皮内あるいは皮下結節であり，2cm 以下の小型の病変も多い．

病理所見

- 大小の腫瘍胞巣が，真皮〜皮下脂肪組織にかけて浸潤性に増殖し ，時に深部臓器への浸潤も伴う．
- 腫瘍胞巣は主に基底細胞様細胞で構成され，そのなかに好酸性の陰影細胞の集塊が散在する．腫瘍細胞には著明な核異型がある．きわめて多数の核分裂像や異型

・毛母細胞様細胞と陰影細胞が核異型を伴って浸潤性に増殖する．

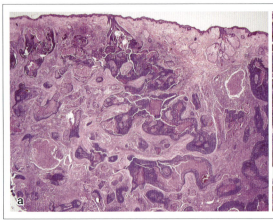
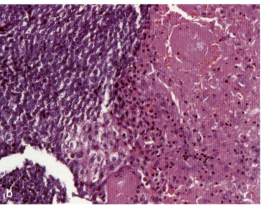

図13 毛母細胞癌
大小の腫瘍胞巣が，真皮から皮下脂肪組織にかけて浸潤性に増殖している（a）．主に基底細胞様細胞で構成され，そのなかに好酸性の陰影細胞の集塊が散在する．腫瘍細胞には著明な核異型性がある（b）．

核分裂像がみられる 図13b ．

▶ 鑑別診断

- 毛母腫との鑑別が最も重要で，浸潤性増殖と腫瘍細胞の核異型性の有無が非常に重要である．
- 核分裂像は毛母腫でもよくみられるが，その数が非常に多いときや異型核分裂像を伴うときは毛母細胞癌を考えるべきである．

▶ 治療，予後

- 基本的には，局所破壊性を伴うことが多い腫瘍なので，十分なマージンを取った外科的切除が必要である．
- 所属リンパ節や肺，骨への遠隔転移がまれにみられる．

線維毛包腫/毛盤腫（fibrofolliculoma/trichodiscoma）

▶ 疾患の概要

- 毛包のマントルおよびその周囲の結合組織の過誤腫であるとされている．
- マントル上皮分化が目立つものが線維毛包腫で，目立たないものが毛盤腫であり，2つの腫瘍は同一スペクトラム上の疾患と考えられている．

・ムチンの貯留を伴う膠原線維の増生とキャッチャーミット状あるいは hands of bananas といわれる特徴的な脂腺の増加．線維毛包腫ではマントルに類似する上皮索の増殖を伴う．

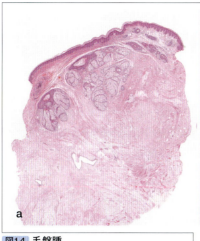
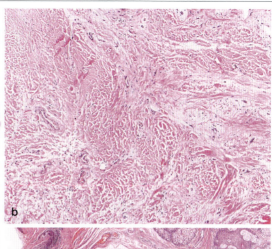
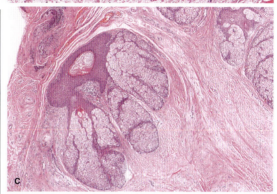

図14 毛盤腫
隆起性の病変で，病変の中心部ではムチンの貯留を伴う粗な結合織がある（a）．病変の辺縁では脂腺細胞が多数増加し（b），キャッチャーミット状あるいは hands of bananas と呼ばれる特徴的な形態の脂腺小葉を形成する（c）．

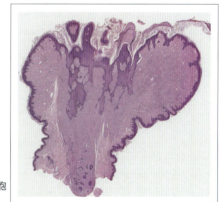

図15 線維毛包腫
種々の程度に吻合する上皮細胞索がみられる．

臨床所見

- 中高年者の顔面頸部に好発するが，体幹や四肢の発生例もある．通常 3〜5mm の皮膚色扁平丘疹である．
- 単発性のものと多発するものがある．多発性のものが Birt-Hogg-Dubé 症候群である．

毛包系腫瘍 | 119

病理所見

- 通常隆起性の病変を形成し，病変の中心部ではムチンの貯留を伴う粗な結合組織があり，楕円形や星形の核をもつ線維芽細胞が多数増加する 図14a, b ．
- 病変の辺縁では脂腺細胞が増加し，キャッチャーミット状あるいは hands of bananas と呼ばれる特徴的な形態の脂腺小葉を形成する 図14c ．
- 線維毛包腫では，拡張した毛包漏斗部構築から連続して種々の程度に吻合する上皮細胞索がみられるのが特徴である 図15 ．

鑑別診断

- 線維性丘疹（fibrous papule）との鑑別が問題になるが，特徴的なムチンの貯留を伴う膠原線維の増生と特徴的な形態の脂腺の増殖が決め手となる．
- FSCH では毛包漏斗部構築から連続する脂腺の増加が特徴である．紡錘形細胞が主体の例では，神経線維腫（neurofibroma）などの末梢神経鞘腫瘍との鑑別が問題になる．

治療，予後

- 通常，単純切除で再発はない．

（安齋眞一）

sebaceous tumors

付属器系腫瘍
脂腺系腫瘍

脂腺増殖症 (sebaceous hyperplasia)

疾患の概要

- 発生病理は不明だが，最もありふれた脂腺増殖性疾患であり，脂腺の偽腫瘍性増殖，あるいはきわめて分化度の高い脂腺腺腫であるという意見がある．
- 臓器移植，シクロスポリン，HIV 感染者に対する highly active anti-retroviral therapy（HAART）治療の関与も示唆される．
- 正常脂腺に比べ，脂腺細胞は辺縁の胚芽層から脂腺小葉の中心部にある最も成熟したホロクリン分泌寸前の細胞まで分化する時間が長い．

臨床所見

- 中高年者の顔面，特に額部・頬部に単発もしくは多発する．
- まれに若年者，小児，新生児にも生じ，家族性発症例もある．
- 中央に臍窩を有する黄白色小結節として生じる．

病理所見

- 単一脂腺の肥大であり，中央の拡張した脂腺管を取り巻いて，それに連続する比較的大きな，正常脂腺と同様の成熟した5つ以上の脂腺小葉がみられる．
- 大型の病変では，これらのユニットが複数みられる．
- 脂腺細胞は正常のものより小型である．

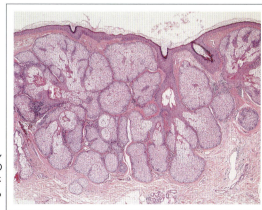

図1　脂腺増殖症
単一脂腺が肥大し，中央の開大した脂腺管を取り巻いて5つ以上の成熟した脂腺小葉がみられる．さらにこれらのユニットが複数みられる．

- 小葉辺縁の胚芽細胞層は通常1～2層である．

鑑別診断

- 鼻瘤（rhinophyma）でも脂腺の肥大がみられるが，高度の炎症細胞浸潤を伴い脂腺小葉は境界不明瞭で，いわゆるブドウの房状集簇はみられない．真皮に線維化がみられる．
- 脂腺母斑（sebaceous nevus）では脂腺管は目立たず，また近傍にしばしばアポクリン腺がみられる．
- しばしば脂腺腺腫との鑑別は困難であるが，小葉辺縁の胚芽層は脂腺腺腫のほうが量的に多い．

脂腺嚢腫（steatocystoma）

疾患の概要

- 異常形態を示す毛包脂腺アポクリン単位（立毛筋も含む）からなる過誤腫性嚢腫である．
- 当初は常染色体性優性遺伝する多発性のもののみと思われていたが，非遺伝性の単発例もある．

臨床所見

- 体幹・四肢の正常皮表に覆われた表面平滑な嚢腫性隆起病変としてみられる．
- 穿刺すると黄色の油性内容液が流出する．

病理所見

- 脂腺管を模倣したおおむね2～数層の上皮壁に裏打ちされた嚢腫で，壁は通常皺状である ．
- 基底面の細胞は明瞭な核と狭い細胞質を有する．
- 内腔壁の細胞は，小型の核と，境界不明瞭でわずかに好酸性の広い細胞質を有し，鋸歯状の角化を示す ．
- 嚢腫壁内外に脂腺細胞が孤立性，集簇性あるいは小葉形成性に認められる ．
- 嚢腫壁に奇形的な毳毛性毛包がみられる．
- しばしば嚢腫腔内に毳毛がみられる ．
- 嚢腫壁が平坦で内腔に多数の毳毛がみられる場合，毳毛性嚢腫（vellus hair cyst）と呼ばれるが，本症の一亜型である．

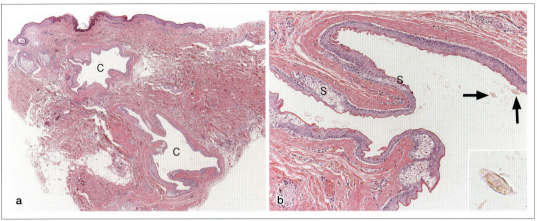

図2 脂腺嚢腫
a：真皮内に皺状壁を有する嚢腫（C）がみられる．
b：強拡大像．嚢腫は脂腺管を模倣した2～数層の上皮壁に裏打ちされた嚢腫で，内腔壁の細胞は鋸歯状の角化を示す．嚢腫壁内外に脂腺細胞が集簇性あるいは脂腺小葉形成性に認められる(S)．嚢腫腔内に毳毛がみられる（➡）（挿入図：毳毛の拡大像）．

鑑別診断

- 表皮嚢腫（epidermal cyst，漏斗部嚢腫）では，角質は鋸歯状ではなくバスケットの網目状である．
- 外毛根鞘嚢腫（trichilemmal cyst）では，壁を構成する細胞は毛包峡部細胞に類似し，角質は均質かつコンパクトである．
- 表皮嚢腫が示唆される組織像に毳毛を伴う場合，毳毛性嚢腫の所見がないかどうか連続切片で検索すべきである．
- 毛包腫（trichofolliculoma）では，中央に嚢腫様構造はあるが，そこから多数の二次毛包が放射状に認められる．

脂腺腺腫（sebaceous adenoma）

疾患の概要

- 発生機序が不明のまれな腫瘍で，分化度は脂腺増殖症と脂腺腫との中間に位置する．

臨床所見

- 中高年者の頭部・顔面に好発するが，まれに口腔内や外陰部にも生じる．
- 徐々に増大する桃～常色～黄色調の単発性小結節として生じる．

病理所見

- 腫瘍は，互いに境界明瞭な結合織性隔壁で分界された多数の大小不同を示す脂腺

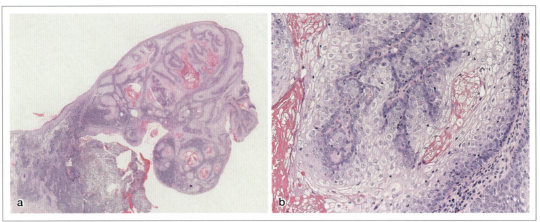

図3 脂腺腺腫
a：真皮内に互いに境界明瞭な結合織性隔壁で分界された多数の大小不同の脂腺小葉よりなる腫瘍胞巣がみられる．
b：強拡大像．各脂腺小葉は，辺縁の小型基底細胞様細胞よりなる胚芽層と中央の分化した脂腺細胞集団，そしてその中間の移行細胞よりなる．胚芽層の細胞密度は比較的高いが，異型性はみられない．成熟した脂腺細胞の数は辺縁胚芽層の基底細胞様細胞の数を上回っている．

小葉よりなる 図3a ．
- 脂腺小葉は真皮内に位置し，しばしば表皮と連続し数か所で表皮にホロクリン分泌によって開口する．
- 各脂腺小葉は，正常脂腺小葉構造に類似して辺縁の小型基底細胞様細胞よりなる胚芽層と中央の分化した脂腺細胞集団，そしてその中間の移行細胞よりなる 図3b ．これらの分化過程は正常脂腺に比べ不規則かつ不完全である．
- 辺縁の胚芽層の細胞密度は比較的高いが，異型性はみられない 図3b ．
- 成熟した脂腺細胞の数は辺縁胚芽層の基底細胞様細胞のそれをおおむね上回るか，ほぼ同数である．
- 小葉の中心部に脂腺細胞のホロクリン崩壊による嚢腫状構造を生じることがあり（嚢腫状脂腺腺腫），Muir-Torre症候群と特に密接に関連することが示唆されている．

鑑別診断

- 脂腺増殖症と比較して胚芽層領域が多い．
- 脂腺腫では，腫瘍胞巣は正常脂腺構造類似の構築を示さず，基底細胞様細胞は数で成熟脂腺細胞を凌駕する．
- 脂腺分化を示す基底細胞癌（basal cell carcinoma：BCC）では，基底細胞様細胞が数において優勢で，特有の粘液線維性間質と胞巣との間の裂隙形成が特徴である．

脂腺腫（sebaceoma）

 疾患の概要

- 脂腺上皮腫（sebaceous epithelioma），脂腺分化を示す基底細胞癌，低悪性度脂腺癌の病理所見にはオーバーラップがあり混乱があったものを，Ackermanが脂腺腫という概念を提唱して整理した．
- 脂腺母斑に合併することがある．

 臨床所見

- 中高年者の顔面・頭部に好発する．外耳道に発生する例もある．
- 通常，単発性の常色～黄白色の結節（直径0.5～3mm）として生じる．

 病理所見

- 真皮内に異型性のない基底細胞様細胞と脂腺細胞よりなる腫瘍胞巣が多数みられる 図4a．一部は表皮と連続する．
- これら2種の細胞は種々の割合で孤在性あるいは集塊状にみられるが，基底細

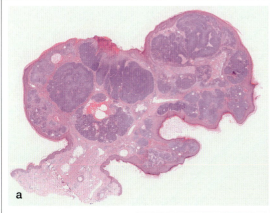
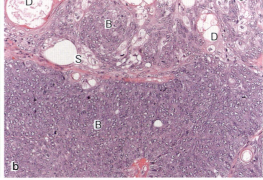
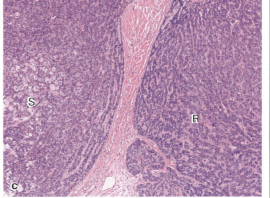

図4 脂腺腫
a：本症例では外向性発育を示し，真皮内に分葉状の好塩基性腫瘍胞巣が多数みられる．
b：強拡大像．腫瘍胞巣は核異型を伴わない基底細胞様細胞（B）と脂腺細胞（S）から構成されるが，前者の数が後者を上回る．胞巣は正常脂腺小葉のような分化極性は示さない．拡張した脂腺管が目立つ（D）．また，胞巣辺縁の細胞の柵状配列はみられない．
c：さざ波パターンを示す脂腺腫．基底細胞様細胞がさざ波状配列し（R），一部に脂腺細胞分化（S）がみられる．

胞様細胞は脂腺細胞より多い（全体の 50% 以上） 図4b ．

- 胞巣は正常脂腺小葉のような分化極性を示さない．
- 胞巣内に脂腺管やその嚢腫構造が多数みられ 図4b ，しばしばホロクリン崩壊物を包含する．
- 部分的にアポクリン分化を示すことがある．
- 基底細胞様細胞領域は腺様，網状，篩状，さざ波（rippled）パターンを示すことがある 図4c ．

鑑別診断

- 脂腺増殖症と比較して胚芽層領域が広い．
- 脂腺腺腫では正常脂腺小葉同様，辺縁の胚芽層から中央の脂腺細胞集団へ成熟過程がみられ，後者の割合のほうが大きい．
- 基底細胞癌では，胞巣と周囲間質との間に裂隙があり，腫瘍胞巣辺縁の細胞が柵状配列し，cytokeratin（CK）7 や上皮膜抗原（EMA）は陰性である．

脂腺癌（sebaceous carcinoma）

疾患の概要

- 脂腺分化を示す悪性腫瘍で，眼型と眼外型に分けられる．
- 眼型は Meibome 腺，次いで Zeis 腺から生じる一方，眼外型は脂腺から生じる．
- 発生病理的にはヒト乳頭腫ウイルスや C-Myc シグナル異常の関与が示唆されているが，依然解明されていない．
- まれに Muir-Torre 症候群患者に発症することがあるが，その場合予後は良好である．

臨床所見

- 眼型はほとんどが高齢者の眼瞼に生じる．
- 眼外型は高齢者の頭頸部に好発するが，外陰部例もある．
- 結節や腫瘤として生じ，潰瘍化することもある．
- 眼型はしばしば結膜炎や霰粒腫と間違えられる．

病理所見

- 大小さまざまな分葉状あるいはシート状の腫瘍胞巣の増殖が，左右非対称性に真皮内に認められる 図5a ．
- 胞巣は，多数の比較的好酸性の未分化な細胞と種々の程度に分化した脂腺細胞よりなり，いずれも異型性，多形性を示し，核分裂像も豊富であ 図5b ．
- 異型脂腺細胞は胞巣の中心部ほど多く，胞体に微細空胞状もしくは泡沫状の脂質

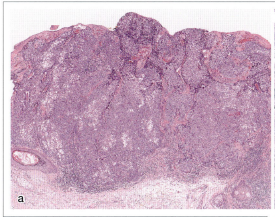
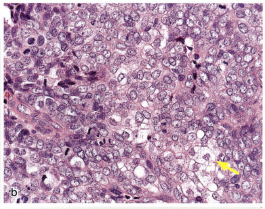
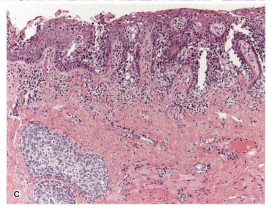

図5　脂腺癌
a：眼外型脂腺癌．真皮内に大小さまざまな分葉状の腫瘍胞巣が，左右非対称性に認められる．明るく見える部分は脂腺分化が明らかな箇所である．
b：眼外型脂腺癌の強拡大像．腫瘍胞巣は多数の比較的未分化な好酸性胞体を有する異型細胞と種々の程度に分化した異型脂腺細胞よりなる．後者は，核がホタテ貝の貝殻状所見を呈し（⇨），同定しやすい．核分裂像も豊富である．
c：眼瞼部脂腺癌．真皮内の腫瘍胞巣（左下）とともに上皮内にPaget現象がみられる．

滴を有する．
- 分化度（脂腺細胞の割合）に従い高分化型，中分化型，低分化型に分けられる．
- 基底細胞癌類似の小型細胞の増殖巣（basaloid type）や，角化傾向を示す異型有棘細胞様細胞巣（squamoid type）が認められることもある．
- 面皰癌（comedocarcinoma）を思わせる壊死巣も認められる．
- 結膜や眼瞼部の脂腺癌では，しばしばPaget現象あるいはBowen病様所見がみられるが 図5c ，眼外型ではまれである．
- 免疫組織化学的に腫瘍細胞は，EMA，アンドロゲン受容体，CK 8/18，BRST-1，Ber-EP4，Bcl-Xが陽性である一方，CEA，S-100蛋白は陰性である．

鑑別診断

- 脂腺腺腫，脂腺腫など良性腫瘍とは，全体構築の非対称性，不明瞭な境界，浸潤性増殖パターン，多形性と高N/C比を示す異型細胞のシート状増殖，多数の核分裂像の存在より鑑別する 図5b ．
- 基底細胞癌（脂腺分化を伴うものを含む）のように胞巣辺縁の腫瘍細胞の柵状配列や，間質と胞巣の間の裂隙は存在しない．
- 澄明細胞性悪性腫瘍との鑑別が必要であるが，これらの多くは細胞の水腫状変性，グリコーゲンの蓄積などで明澄になるため，注意深く見ていけば鑑別は可能

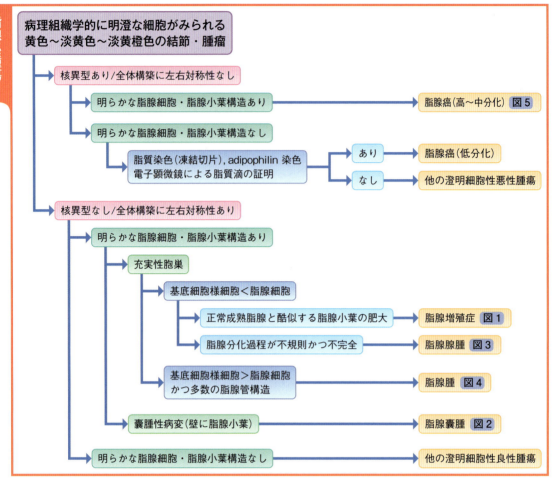

である．
- グリコーゲン蓄積による澄明細胞化を示す腫瘍〔外毛根鞘腫（tricholemmoma）など〕では，核は偏在しがちであるが，脂腺分化を示す細胞ではホタテ貝状の輪郭を示す核 図5b が中央にあり，細胞質は微細空胞状あるいは蜘蛛の巣状である．
- 水腫状変性を示す扁平上皮癌（squamous cell carcinoma）や澄明細胞有棘細胞癌では，異常角化や錯角化性癌真珠がみられる．
- その他，風船細胞黒色腫（balloon cell melanoma），真皮に浸潤した澄明細胞肉腫，澄明細胞性悪性腫瘍の皮膚転移との鑑別が必要である．
- 低分化型脂腺癌では，脂質滴を有する腫瘍細胞が僅少のため鑑別が難しい．その

- まずは脂腺分化の有無（ホタテ貝状の輪郭を示す核と泡沫状あるいは蜘蛛の巣状細胞質）を確認する．
- 核異型と全体構築像による良性・悪性の判断を行う．
- 成熟脂腺細胞と基底細胞様細胞の割合を確認する．
- 他の澄明細胞性腫瘍との厳密な鑑別を行う．

際，電子顕微鏡的に脂質滴を証明するとよい.
- 凍結切片が手に入れば脂質染色を行うことで診断が容易になる.
- adipophilin を免疫組織化学的に証明することも診断に役立つが，澄明細胞がみられる腎癌の皮膚転移でも陽性になるので注意する.

治療，予後

- 脂腺増殖症，脂腺囊腫，脂腺腺腫，脂腺腫の治療は単純切除ですむが，診断がつけば経過観察でもよい.
- 脂腺腫，脂腺腺腫は Muir-Torre 症候群の一症状として単発性/多発性に発症することがあるので，注意が必要である.
- 脂腺癌の治療は手術が基本である. 進行すると予後不良である.
- 脂腺癌では従来，眼型のほうが悪性度は高く転移しやすいといわれていたが，眼外型でも転移の報告が相次ぎ，悪性度に関しては論争が多い.
- 脂腺癌はまれに Muir-Torre 症候群患者に発症することがあるが，その場合の予後は良好である.

（山元　修）

sweat gland tumors

付属器系腫瘍
汗腺系腫瘍

疾患の概要

- 皮膚汗腺系腫瘍をエクリン腺に分化する腫瘍とアポクリン腺に分化する腫瘍に分類する方法は見直されてきており，WHO分類では採用されていない．これには，エクリン腺とアポクリン腺の発生，正常の形態，分化の特徴の理解が必要である 表1～3 .
- 皮膚汗腺悪性腫瘍には，汗腺良性腫瘍が前駆病変として存在する場合と，汗腺悪性腫瘍の *de novo* 発生の場合がある．
- 皮膚腫瘍の多くに好発部位があり，特徴的な発生部位を理解することは，鑑別診断の助けになる．非典型的な部位の場合は慎重を要する．

染色体・遺伝子異常

- 円柱腫（cylindroma）では，毛包上皮腫（trichoepithelioma），エクリンらせん腺腫（eccrine spiradenoma），miliaを併発するBrooke-Spiegler症候群を発症することがあり，染色体16q12-q13のLOHが知られている．散発性発症例ではsomatic mutationである．家族性発症例にはgermline mutationが認められ，腫瘍は多発することがある．
- 乳頭状汗管嚢胞腺腫（syringocystadenoma papilliferum）の染色体異常では9q22（PTCH）と9p21（p16）の欠損が知られている．

表1 正常汗腺の発生

エクリン腺	・毛嚢と独立して，胎性表皮から発生する ・胎生14～15週に表皮基底層に一定の間隔で発生するエクリン腺は，真皮深層に達するとエクリン腺コイル状管（eccrine coil：命名法の"spir"に反映される）が形成される ・同時に上方に向かって表皮の中を伸長し，胎生17～18週に表皮内管腔（命名法の"poro"に反映される）が形成される
アポクリン腺	・ほとんどの皮膚付属器は多分化能をもつ"follicular epithelial stem cell"と呼ばれる表皮基底層にある幹細胞から分化する ・胎生10週に毛嚢漏斗管が開通し，13～15週に毛嚢が，18週に皮脂腺，20～24週にアポクリン腺が順次発達する ・アポクリン腺は毛嚢の外鞘細胞から発生し，毛嚢の発生と関係が深い

表2 正常汗腺の特徴

- 汗腺はいずれも，"分泌部"と"排出部"の2つの部位からなる
- "分泌部"は真皮の中でコイル状に伸長する管腔で，明細胞（clear cell），暗細胞（dark cell），筋上皮様細胞（myoepithelial cell）の3種類の細胞で構成されている
- 光学顕微鏡で暗細胞の同定は難しく，明細胞と紡錘形の筋上皮様細胞の2層性構造からなる腺管が type IV collagen 陽性の基底膜に囲まれる（汗腺腫瘍の根幹をなす所見）
- "分泌部"は真皮と皮下との境にみられるが，皮下脂肪の中にみられることはまれである
- "排出部"は，"分泌部"から連続したコイル状部位，真皮をまっすぐに貫く部位，表皮内を貫く部位〔表皮内汗管（acrosyringium）〕からなる
- "排出部"は，2層の立方状上皮からなるが，筋上皮様細胞をもたない点と基底膜をもたない点が"分泌部"と異なる
- 内層細胞は tonofilament を産生し，管腔内にクチクラを形成する（汗腺腫瘍にもしばしば認められ，腫瘍の CEA 陽性所見に反映される）
- アポクリン腺は発生上，毛皮脂腺嚢（pilosebaceous follicle）と常に連続する
- アポクリン腺の"分泌部"はエクリン腺より長く，断頭分泌がみられる
- 汗腺が表皮内を貫く部位では，エクリン腺はらせん状，アポクリン腺は直行性である

表3 腫瘍におけるエクリン腺，アポクリン腺の分化を示す特徴

エクリン腺腫瘍の特徴	アポクリン腺腫瘍の特徴	皮膚汗腺腫瘍に共通する特徴
・クチクラを有する管腔構造（クチクラは diastase 消化 PAS 反応陽性，免疫組織学的に EMA 陽性，CEA 陽性）	・断頭分泌像 ・免疫組織学的に GCDFP-15 陽性 ・毛嚢系腫瘍や皮脂腺腫瘍との合併あり（分化における特徴を反映）	・2層性構造からなる "ductal differentiation" ・免疫組織学的にα-SMA，S-100蛋白，CK5/6，p63，calponin 陽性の筋上皮様細胞の裏打ち

汗嚢腫（hidrocystoma）

臨床所見

- 汗腺"排出部"由来の単発または多発の嚢胞性病変で，頻度が高い良性汗腺腫瘍である．
- エクリン腺，アポクリン腺両者のタイプがある
- エクリン腺汗嚢腫は成人のどの世代にもみられ，女性にやや多く，多発性病変はほぼ女性である．顔面（特に目の周囲）に好発する．
- アポクリン腺汗嚢腫は頭頸部に単発でみられることが多い．

病理所見

- 真皮に広がる拡張した嚢胞病変 で，嚢胞壁は2層の上皮からなる ．
- アポクリン腺汗嚢腫の50%の病変に乳頭状増殖がみられるが，エクリン腺汗嚢腫に乳頭状増生がみられることは少ない．

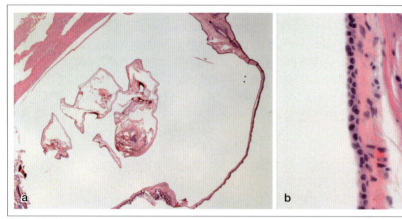

図1 汗嚢腫
a：真皮に広がる拡張した嚢胞病変　　b：2層性構造からなる嚢胞壁

汗管腫（syringoma）

臨床所見

- エクリン腺への分化を示す良性汗腺腫瘍で，頻度が高い．
- 思春期から青年期の女性に好発することが知られ，下眼瞼，頬上部に多くみられる．
- 1〜3mm大の皮膚色〜やや黄色調の丘疹が左右対称性に多発し，自覚症状は乏しい．

病理所見

- 汗腺の表皮内導管である表皮内汗管（acrosyringium）由来の腺腫である．
- 真皮表層の病変で，豊富な線維性結合織を背景に，2層の扁平〜立方上皮からなる胞巣が疎らに広がる 図2a ．
- 胞巣の中に，特徴的なオタマジャクシ様胞巣がみられ，小管腔をもつ胞巣はクチクラを伴う 図2b ．
- 核分裂像はみられない．

汗孔腫（poroma）

臨床所見

- 表皮内汗管または真皮表層の汗管細胞に由来する良性汗腺腫瘍である．
- 成人の四肢末端に好発し，男女差はみられない．自覚症状は乏しい．
- 皮膚色または紅色を呈する径2〜3mm程度の結節病変で，通常単発性である．

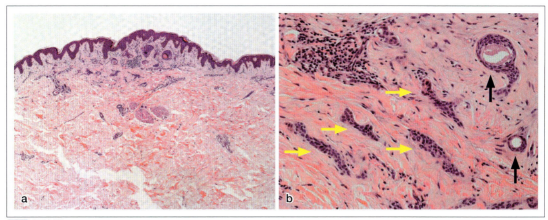

図2 汗管腫
a：真皮表層の病変．豊富な間質の介在を伴う． b：オタマジャクシ様胞巣（⇨）とクチクラを伴う管腔（➡）を見る．

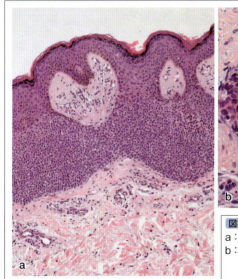

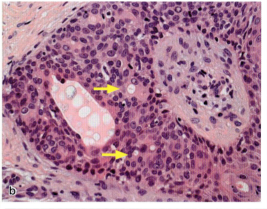

図3 汗孔腫
a：核縁に皺がある円形核を有する立方状の poroid cell
b：クチクラ（⇨）を伴う小管腔

病理所見

- 病変の広がりにより以下の4疾患に分類される．①表皮内に留まる単純汗腺棘細胞腫，②マッシュルーム状に隆起して表皮から下方に増殖し，アポクリン分泌の特徴を示さない狭義のエクリン汗孔腫，③表皮との連続性を欠き，真皮上層に存在する真皮汗管腫瘍，④真皮深部に嚢胞状にみられる汗孔腫様汗腺腫．
- ケラチノサイトよりやや小型で，核縁に皺がある円形核を有する立方状のporoid cell が，表皮置換性または真皮に向かう単調な増殖を示し，腫瘍病変の境界は明瞭である 図3a ．
- 腫瘍細胞は不明瞭な細胞間橋で結合し，周囲のケラチノサイトより細胞密度が高い．
- 充実性に増殖する腫瘍細胞の中にクチクラを伴う小管腔をみる 図3b ．
- 断頭分泌を呈するものはアポクリン汗孔腫と呼ばれる．

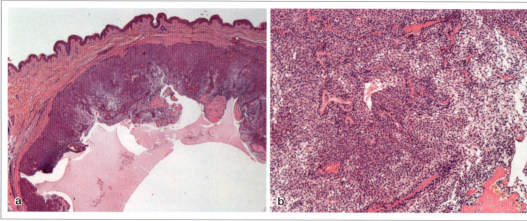

図4 汗腺腫
a：囊胞状の境界明瞭な病変　　b：胞体が明るい腫瘍細胞と好酸性の腫瘍細胞が混在している．

汗腺腫（hidradenoma）

臨床所見

- エクリン腺，アポクリン腺両方の分化を示す良性汗腺腫瘍である．
- 中年以降の発症が多く，小児には通常みられない．女性にやや多い傾向がある．
- 好発部位は頭頸部で，通常，単発性の径1〜2cm大の腫瘤病変からなる．
- 緩徐に増大し，隆起病変に伴う出血，圧痛，化膿などがみられることがある．
- 通常，切除後再発することはない．

病理所見

- 真皮表層〜中層にみられる分葉状または囊胞状の境界明瞭な病変で，被膜はみられない 図4a ．
- 好酸性の胞体と円形顆粒状で核小体不明瞭な核をもつ，円形〜多稜形の腫瘍細胞が渦巻き状に配列する．
- 明るい胞体をもつ腫瘍細胞があり，好酸性の腫瘍細胞と混在する 図4b ．
- 主に明るい細胞からなる clear cell variant では，毛囊への連続，断頭分泌，粘液産生がみられる．
- 核分裂像がみられることは少ない．

腺管腺腫（tubular apocrine adenoma）

臨床所見

- アポクリン腺への分化を示すまれな汗腺良性腫瘍である．
- アポクリン腺腫（apocrine adenoma），tubulopapillary hidradenoma，乳頭状

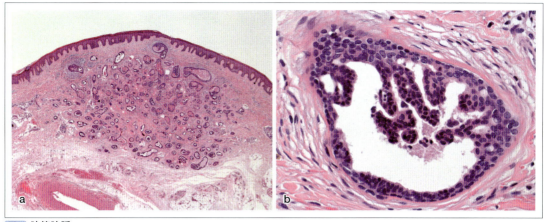

図5　腺管腺腫
a：真皮にコンパクトに集簇する管腔構造　　b：乳頭状構造の間質に脈管の介在はみられない．

管状腺腫（papillary tubular adenoma）とも呼ばれ，脂腺母斑や乳頭状汗管囊胞腺腫との合併が報告されている．
- 発症年齢層は幅広く，18～78歳までの報告がある．男女比は1：2で女性に多い．
- 好発部位は頭皮で，径1～2cmの真皮内またはポリープ状腫瘍である．

病理所見

- 真皮内の境界明瞭な囊胞性腫瘍で，表皮につながる"duct-like structure"または拡張した囊胞状の漏斗構造を示す 図5a ．
- 時に皮下脂肪に対する圧排性増殖を示すこともあるが，浸潤性増殖はみられない．
- 2層性を示す管腔構造や乳頭状構造からなり，断頭分泌がみられる．
- 乳頭状構造の間質に脈管の介在は乏しいか，みられない 図5b ．
- 腫瘍細胞に多形性は乏しく，核分裂像は乏しい．

らせん腺腫（spiradenoma）

臨床所見

- 腫脹感や疼痛を伴うことを特徴とする汗腺良性腫瘍である．
- 10～30代の腹部に好発する真皮内腫瘤病変で，病変を覆う皮膚は青色調を呈する．
- 通常3～5mmの単発性病変であるが，大型病変の報告もある．

病理所見

- 真皮にできる多結節融合状の病変で，皮下脂肪に及ぶこともある．
- 線維性被膜を有する境界明瞭な腫瘍で 図6a ，囊胞状変化を伴うこともある．
- 表皮との連続性はなく，表皮は変化に乏しい．核分裂像はほとんどない．

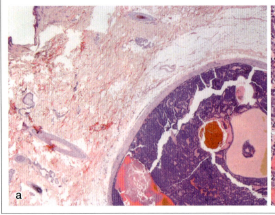
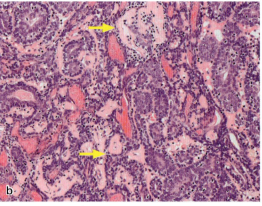

図6 らせん腺腫
a：線維性被膜を有する境界明瞭な病変　　b：間質は血管豊富でヒアリン様物質（⇨）を伴う．

- 結節状胞巣に介在する間質にはヒアリン様物質や浮腫がみられ，血管が豊富である　図6b．
- 血管周囲に間隙を伴って腫瘍細胞が柵状配列を呈することがある．
- CK7，EMA，CEA陽性となる上皮細胞と，S-100蛋白，SMA陽性となる筋上皮様細胞の2層構造からなるductal differentiationを確認する．

円柱腫（cylindroma）

臨床所見

- 時に痛みを伴うポリープ状腫瘤病変で，頻度の高い汗腺良性腫瘍の1つである．
- 若年発症が多く，男女比は1：9で女性に多い．
- 好発部位は頭頸部（90％）で，60％の病変は頭皮に発症する．
- 通常，径1cmほどの緩徐な増大を呈する単発性腫瘤病変からなる．
- 家族性発症例では多発することがあり，毛包上皮腫，らせん腺腫を併発するBrooke-Spiegler症候群に発症することがある．
- らせん腺腫とのoverlap病変があり，"spiradenocylindroma"の呼称が与えられている．
- 円柱腫の悪性化は非常にまれである．

病理所見　図7

- 真皮表層から，上皮様および筋上皮様の2種類の細胞が分葉状構築をなして増殖し，分葉状構造の中に管腔構造がみられる．
- 境界明瞭な病変であるが，線維性被膜の形成はみられない．
- 表皮との連続性は認められない．

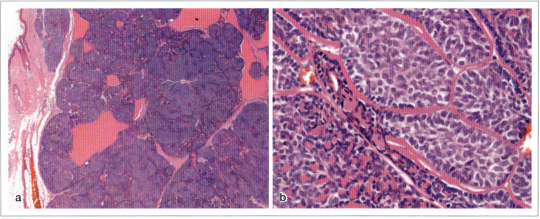

図7 円柱腫
a：表皮と連続性をもたない病変で被膜はもたない．　　b：2種類の細胞からなる分葉状構造からなる．

乳頭状汗管嚢胞腺腫（syringocystadenoma papilliferum）

臨床所見

- 電子顕微鏡的，酵素組織化学的にアポクリン腺とエクリン腺の両者への分化が認められ，より未分化な多分化能をもつ細胞に由来すると考えられる汗腺良性腫瘍である．
- 表皮母斑の1/3，脂腺母斑の5～19%に併発することがある．
- 約半数は出生時にすでにみられる病変で，小児期～青年期にかけて大きくなる．
- 好発部位は頭皮であるが，約1/4の症例は体幹や下腿などにみられる．
- アポクリン系腫瘍に分類されるが，アポクリン腺が豊富なところにみられることは少なく，特に腋窩には認められない．
- 通常，径1～3cm大の単発性腫瘤で，灰色または暗茶色の隆起性病変をなす．
- 乳頭状汗管嚢胞腺腫の悪性化については意見が分かれている．

病理所見

- 表皮の内反性および外反性増殖による乳頭状形態を呈し，嚢胞状病変の内腔に向かって増殖していく 図8a ．
- 表層は重層扁平上皮に覆われて，2層構造を示す汗腺様構造に移行していく．
- 内層細胞は細胞質が乏しく核クロマチンが増した核をもつ小型細胞で，外層細胞は豊富な好酸性胞体と顆粒状核をもつ高円柱状細胞である．
- 乳頭状突起の間質は血管豊富で，著明な形質細胞浸潤を伴う 図8b ．
- アポクリン腺への分化を示唆するGCDFP-15やHMFG-1に対する染色性は意見が分かれている．

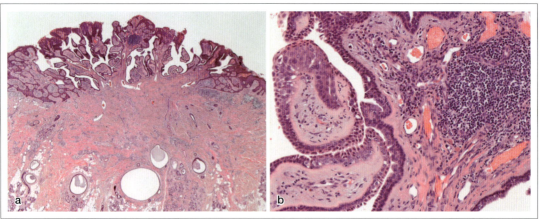

図8 乳頭状汗管嚢胞腺腫
a：嚢胞状病変の内腔に向かう乳頭状増殖　　b：間質に形質細胞が出現している．

乳頭状汗腺腫 (hidradenoma papilliferum)

臨床所見

- "anogenital mammary-like gland" に由来する汗腺良性腫瘍であり，mammary-like gland adenoma of the vulva の別名がある．
- 中年女性の陰部に好発し，病因として HPV 感染が挙げられている．
- 通常，1〜2cm 大の単発性結節性病変が片方の陰唇にできる．
- 自覚症状は乏しいことが多いが，出血，化膿，潰瘍化などを生じる．

病理所見

- 真皮または粘膜固有層の比較的境界明瞭な嚢胞性結節病変である 図9a ．
- 表皮と連続する場合があり，表皮は変化に乏しいことも，反応性肥厚や潰瘍を伴うこともある．
- 嚢胞の内腔に向かう乳頭状増殖からなり，好酸性の胞体を有する円柱状上皮と小型の筋上皮様細胞の2層性がみられる．
- 内層細胞に扁平上皮化生や好酸性化生が，外層細胞には明細胞化生がみられることがある．
- 大型の絨毛状構築の中に管腔構造や充実性増殖もみられ，間質には foamy macrophage が出現する 図9b ．
- 核分裂像は珍しくないが，異型核分裂像は認められない．

皮膚混合腫瘍 (mixed tumor of the skin)

臨床所見

- "ductal differentiation" を示す上皮と間葉系細胞からなる良性汗腺腫瘍で，軟

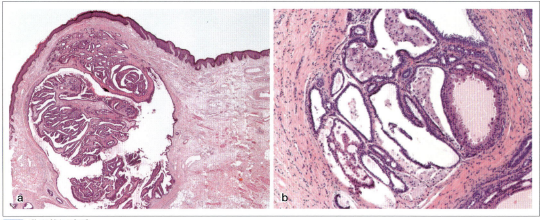

図9 乳頭状汗腺腫
a：境界明瞭な囊胞性結節病変　　b：間質に foamy macrophage が出現

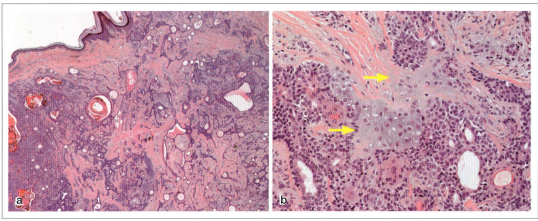

図10 皮膚混合腫瘍
a：上皮系と間葉系成分からなる腫瘍　　b：軟骨様基質（⇨）をみる．

骨様汗管腫（chondroid syringoma）の別名がある．
- 中年成人の頭頸部に好発し，男性にやや多い．自覚症状は乏しい．
- 真皮または皮下脂肪に生じる硬く境界明瞭な腫瘤病変で，徐々に大きくなる．

病理所見　図10

- 立方状〜多稜形の上皮細胞と，軟骨様の粘液調な基質や膠原線維からなる分葉状腫瘤で，真皮結合織に対して圧排性増殖を示す．壊死はみられない．
- 上皮はエクリン腺，アポクリン腺両方への分化を呈するが，アポクリン腺への分化が多い．
- 上皮細胞は汗腺の"分泌部"への分化を示し，扁平な筋上皮様細胞の裏打ちを伴う．
- 囊胞状変化を伴うことがあり，囊胞内腔壁には扁平上皮や粘液産生上皮，好酸性上皮などの化生上皮がみられることがある．
- 腫瘍細胞の核は多形性に乏しく，核分裂像はほとんどみられない．

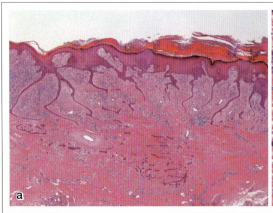
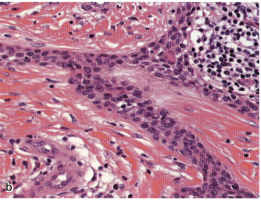

図11 汗管線維腫
a：表皮から索状に増殖する．　　b：小型で比較的大きさが揃った上皮様細胞からなる．

汗管線維腫（eccrine syringofibroadenoma）

臨床所見

- 臨床像は多彩であるが，病理組織像はいずれもよく類似した汗腺良性腫瘍である．
- 比較的頻度が低い腫瘍で，acrosyringeal nevus の別名がある．
- さまざまな年齢層にみられ，病変部位は顔面，背中，腹部，殿部，四肢など多彩である．
- 単発または多発する丘疹または結節病変で，多彩な臨床像〔①中高年の下腿にみられる単発性疣状病変，②足底や手掌にみられる ectodermal dysplasia を伴う多発性紅斑，③高齢者の足底や手掌にみられる多発病変，④若者の四肢に多発する紫斑または線状斑状病変（非家族性で，片側性にみられる），⑤腫瘍，炎症，外傷などに伴う反応性病変〕からなる．
- 切除後再発はないといわれるが，長い経過を経ての悪性化が報告されている．

病理所見　図11

- 表皮の複数箇所から，小型で比較的大きさが揃った上皮様細胞が互いに融合する細い索状構造を呈して増殖し，血管線維性結合織をはさみこんでいる．
- 索状胞巣の中にクチクラを伴う腺管構造がみられることがある．

アポクリン癌（apocrine sweat gland carcinoma）

臨床所見

- アポクリン腺への分化を示す腺癌のごみ箱（waste basket）的な概念である．
- 幅広い年齢層に発症し，男女差はみられない．
- 好発部位は腋窩であるが，ほかに頭皮，眼瞼，外耳道，陰肛部，胸部，口唇，手

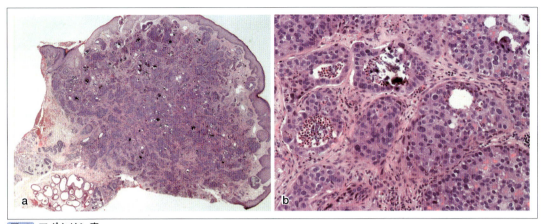

図12 アポクリン癌
a：真皮から皮下に広がる浸潤性増殖　　b：腫瘍細胞の核に多形性が目立つ．

首などの報告もある．頭皮では脂腺母斑の中にできることが多い．
- 単発または多発の，比較的緩徐な増大を示す紅色〜紫色の斑状病変で，潰瘍を伴うことがある．
- 肛門周囲病変では，アポクリン腺の過形成や腺腫からの悪性転化が，日本人男性に多く報告されている．
- 再発率は28％，リンパ節転移は50％であるが，肺や骨など遠隔臓器転移は少ない．
- 致死率は24％程度といわれている．

病理所見

- 真皮深層から皮下脂肪に広がる浸潤性増殖を示す境界不明瞭な病変である 図12a．
- 豊富な好酸性胞体を有する腫瘍細胞が，管腔状，乳頭状，管状乳頭状または充実性胞巣を形成して増殖し，緻密なヒアリン様間質の介在を伴う．
- 腫瘍細胞の核に多形性がみられ，核小体が明瞭である 図12b．
- 壊死を伴うことがあり，囊胞状変性もみられる．
- 病変を覆う表皮に Pagetoid spread がみられることがある．
- 背景にアポクリン腺の過形成や，アポクリン腺系の良性腫瘍を見出し，連続性が示されれば診断の助けになる．
- EMA，CEA，GCDFP-15陽性となる．SMA陽性の筋上皮様細胞はみられない．
- 性ホルモン受容体である estrogen receptor（ER），progesterone receptor（PgR），androgen receptor（AR）が陽性となることが報告されている．

乳房外 Paget 病 (extramammary Paget disease)

 臨床所見

- 乳腺以外のアポクリン腺が豊富な部位にできる.
- 男性の外陰部に多くみられるほかに, 陰肛部, 眼瞼 (Moll's gland), 外耳道 (ceruminous gland), 陰嚢, 陰茎, 腋窩, 臍部などに発症することがある.
- ピンク〜紅色の浸潤性, びらん状の斑状病変で, 湿疹や乾癬様にみえることがある.
- 化膿性変化や潰瘍を伴う場合, 疼痛の訴えがある.
- 脱色素斑を伴う場合は硬化性苔癬様に, 表皮の乳頭状増生が目立つ場合は尖圭コンジローマ様にみえる.
- 乳房外 Paget 病の 15% に他臓器癌の合併が報告されている.

 病理所見

- 豊富な, 明るい好酸性の胞体と, 顆粒状の核をもつ大型の腫瘍細胞が, 表皮内に増殖する 図13a .
- 腫瘍細胞は単個または胞巣をなし, 表皮のいずれの高さにもみられ 図13b , 核分裂像が目立つ.
- 腫瘍胞巣は腺腔構造や腺房様配列を示し, 印鑑細胞様形態がみられることもある.
- 表皮は, 反応性に, さまざまな形態の過形成を呈することがあり, 過角化がみられる.
- 乳腺 Paget 病と性ホルモン受容体の発現形態がやや異なり, ER の発現は低く, PgR の発現はみられない.
- 外陰部の Paget 病では HER-2/neu の発現はほとんどみられない.
- 肛門に近い部位では直腸肛門癌の Paget 現象との鑑別が必要である. CDX-2 が乳房外 Paget 病では陰性, 直腸肛門癌では陽性となる.

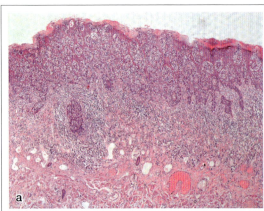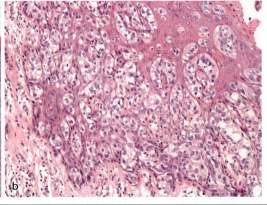

図13 乳房外 Paget 病
a : 表皮内に増殖する腫瘍細胞　　b : 豊富な明るい好酸性の胞体をもつ腫瘍細胞

腺様嚢胞癌（adenoid cystic carcinoma）

 ### 臨床所見

- 皮膚原発の腺様嚢胞癌は非常にまれである．
- 好発年齢は中高年で，女性にやや多い．
- 頭頸部に好発し，特に頭皮に多くみられる．
- ひきつれや潰瘍を伴う結節状または斑状病変で，まれに嚢胞状変化を伴う．
- 局所再発が 50% にみられるが，転移は少ない．
- 転移性腺様嚢胞癌は原発性腺様嚢胞癌より aggressive な経過をとる．

 ### 病理所見　図14

- 粘液を含む腔や偽嚢胞をもち，篩状構造が目立つ腫瘍細胞胞巣が基底膜様ヒアリン物質（type Ⅳ collagen 強陽性）に取り囲まれる．
- 唾液腺原発の場合にならって，Grade Ⅰ（管腔構造または篩状胞巣），Grade Ⅱ（篩状胞巣のみ，または 30% 未満の充実性胞巣の混在），Grade Ⅲ（30% 以上が充実性胞巣）に分けると，皮膚原発はほとんどが Grade Ⅰ に相当する．
- 組織学的 Grade と局所再発の関連はみられない．
- 腫瘍細胞の核異型は比較的乏しく，核分裂像は少ない．
- 壊死がみられることは少ない．
- 神経周囲浸潤が 70% ほどの症例にみられる．
- 免疫組織化学染色で，上皮様細胞と筋上皮様細胞の 2 層性を確認できる．
- CEA 陽性所見で縁取られるような真の管腔形成は乏しい．
- CD117 がびまん性に陽性となる．

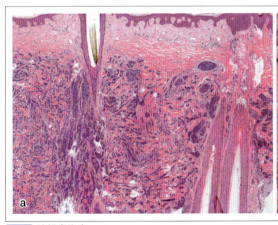
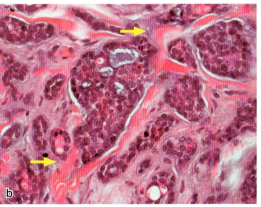

図14　腺様嚢胞癌
a：真皮から皮下に広がる浸潤性増殖　　b：腫瘍胞巣を基底膜様ヒアリン物質（⇨）が取り囲む．

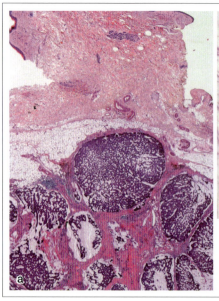
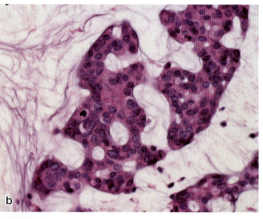

図15 粘液癌
a：皮下に広がる病変
b：粘液を背景に浮遊する腫瘍胞巣

粘液癌（mucinous carcinoma）

臨床所見

- 緩徐な経過をたどる，まれな汗腺悪性腫瘍である．
- 高齢女性の頭頸部，特に眼瞼に多い．
- 紅色または青色の結節病変で，その大きさは数mm〜数cm大までである．
- 局所再発が1/4の症例にみられ，所属リンパ節転移も生じるが，遠隔臓器転移は少ない．

病理所見

- 真皮から皮下脂肪に広がる病変で，細い線維性隔壁に隔てられたなかに粘液が貯留し，癌胞巣が浮遊する 図15a．
- 好酸性または空胞化した胞体と類円形から楕円形の中心性核をもつ立方状の腫瘍細胞が腺管構造や篩状胞巣を形成する．充実性胞巣も時にみられる 図15b．核分裂像は目立たない．
- 印鑑細胞様の腫瘍細胞は目立たず，断頭分泌がみられることがよくある．
- 砂粒小体がみられることがある．

悪性混合腫瘍（malignant mixed tumor）

臨床所見

- 悪性度が高い非常にまれな汗腺悪性腫瘍である．上皮系成分と間葉系成分からな

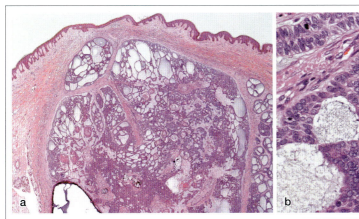
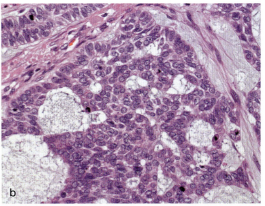

図16 悪性混合腫瘍
a：上皮系成分と間葉系成分からなり，浸潤性に発育する．　　b：上皮系成分に異型性，多形性をみる．

るが，上皮系成分が悪性所見を示す．
- *de novo* 発生が多く，良性腫瘍の counterpart である混合腫瘍がみられることは少ない．
- 70代に多くみられるが，20歳前後以後はどの世代にもみられる．男女比は1：2と女性に多い．
- 好発部位は四肢末端，特に足に多い．
- リンパ節，肺，骨転移が60％程度にみられ，致死率は25％程度である．
- 衛星結節病変を伴う場合には深部の取り残しが局所再発の原因となる．

病理所見

- 浸潤性増殖を示す上皮系成分と間葉系成分からなる腫瘍で 図16a ，壊死を伴うことが多い．
- 上皮系成分に核の異型性と多形性が目立ち，核分裂像の増加や異型核分裂像がみられる 図16b ．
- 良性前駆病変が見つからないことが多いので，間葉系の腫瘍成分を粘液調間質，軟骨様分化と評価できるかが鍵となる．

汗腺癌（clear cell hidradenocarcinoma）

臨床所見

- 非常にまれな汗腺悪性腫瘍である．
- 良性の counterpart である hidradenoma が部分像としてみられることがある．
- 顔面，四肢が好発部位であり，発症年齢は幅広く，男女差もみられない．
- 再発率は50〜75％で，リンパ節や肺への転移が多く，死亡率も高い．このため，切除時にセンチネルリンパ節の検索をすることが望ましい．

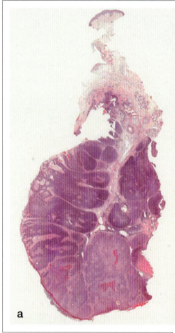
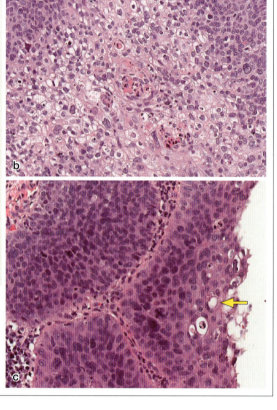

図17 汗腺癌
a：結節性病変
b：胞体の空胞化
c：クチクラを伴う管腔（⇨）

> ### 病理所見

- 主に真皮を占める結節性病変 図17a で，表皮とのつながりは認められない．囊胞状変化を伴うことがある．
- 好酸性または明るい胞体をもつ円形～多稜形の腫瘍細胞が混在して増殖する．
- 悪性腫瘍にみられる特徴（浸潤性増殖，壊死，脈管侵襲，神経周囲浸潤，腫瘍細胞の核の多形性，明瞭な核小体，異型核分裂像を含む核分裂像の増加）がみられる．
- エクリン腺，アポクリン腺両方への分化を示唆する所見がみられ，特徴的な細胞所見として，胞体の空胞化が挙げられる 図17b ．
- クチクラを伴う管腔の所見は，他の明細胞からなる悪性腫瘍との鑑別に有用である 図17c ．

汗孔癌（porocarcinoma）

> ### 臨床所見

- 汗腺悪性腫瘍のなかで，最も発症頻度が高い腫瘍である．
- 汗孔腫を前駆良性腫瘍として悪性化する場合と *de novo* の悪性腫瘍の場合がある．

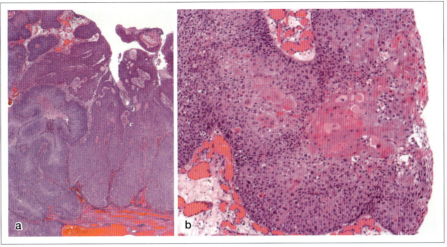

図18 汗孔癌
a：圧排性増殖と腫瘍胞巣相互の融合　b：扁平上皮様分化を伴う．

- 前駆良性腫瘍の悪性化では，50年もの経過を経ることがある．
- 高齢者に多くみられるが，子どもにもまれにみられる．女性に多い．
- 好発部位は，下肢，体幹，頭部，上肢である．
- 局所再発は17%程度，リンパ節転移は20%程度にみられ，致死率は10%前後といわれている．
- 日本人ではリンパ節転移が50%，致死率33%との報告があり，予後が悪い．

病理所見

- 汗孔腫の悪性例では，浸潤性増殖，壊死，脈管侵襲，神経周囲浸潤，腫瘍細胞の核の多形性，明瞭な核小体，異型核分裂像を含む核分裂像の増加が汗孔腫の像に加わる．
- 表皮から真皮に向かう圧排性増殖に加え，胞巣相互の融合や浸潤性増殖がみられる 図18a ．
- *de novo* の場合には，クチクラを伴う管腔を確認することが鍵となる．
- 扁平上皮様分化がみられることがある 図18b ．

微小囊胞性付属器癌（microcystic adnexal carcinoma：MAC）

臨床所見

- 病因や発生母地不明な汗腺悪性腫瘍で，まれである．緩徐に増大する．
- 中高年に好発するといわれるが，子どもを含めてどの年代にも発症しうる．
- 男女差はみられない．
- 頭頸部に好発し，特に口の周囲や眼の周囲に多くみられる．
- 黄色調～紅色調の0.5～2.0cm大の硬い斑状病変で，深部で境界不明瞭に広がり，

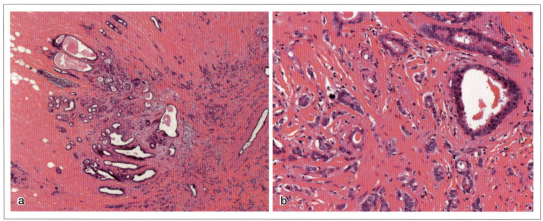

図19 微小囊胞性付属器癌
a：幅広い線維性結合織を伴った浸潤性増殖　　b：オタマジャクシ様または囊胞状の腫瘍胞巣

　　表皮にみられる病巣より大きな結節病変が深部に広がる.
- 通常, 自覚症状は乏しいが, 神経周囲浸潤による疼痛を自覚することもある.
- 再発率は50%程度あるが, リンパ節転移は少ない.

病理所見

- 小〜中型の腫瘍胞巣が幅広い線維性結合織を伴って浸潤する 図19a .
- クチクラを伴う腺管構造や内腔に石灰化を伴う囊胞構造, オタマジャクシ様の胞巣もみられる. 断頭分泌がみられることもある 図19b .
- 腫瘍細胞の核異型は比較的乏しく, 核分裂像は目立たない.
- 汗腺, 毛囊への分化が認められることがある. 明るい腫瘍細胞は毛囊の外鞘細胞に類似し, 核の柵状配列がみられることがある.
- 深部における浸潤性増殖が強く, 骨格筋や骨まで浸潤することもある.
- 神経周囲浸潤像が目立つ.

汗管腫様癌 (syringomatous carcinoma)

臨床所見

- "管腔構造からなる悪性腫瘍でエクリン腺への分化をみるもの" のごみ箱 (waste basket) 的な疾患概念ととらえられている.
- eccrine ductal carcinoma, syringomatous eccrine carcinoma, syringoid eccrine carcinoma など複数の呼称がある.
- 組織学的に基底細胞様から汗管腫様の特徴を示すものまである.
- MACと区別できないような症例が汗管腫様癌として報告されることがある.

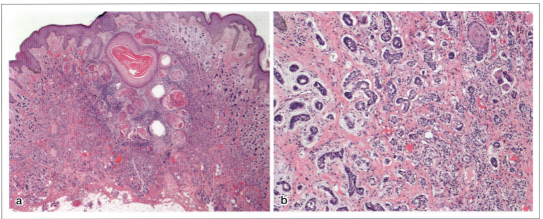

図20 汗管腫様癌
a：真皮から皮下に広がる浸潤性増殖　　b：MACより腫瘍細胞の多形性が目立つ．

病理所見

- 典型的な形態像は真皮にscirrhousに広がる腫瘍で，クチクラを伴う管腔構造や，乳頭状に分岐するアポクリン腺様腺管が緻密な線維性結合織からなり，炎症細胞浸潤を伴う間質を背景として増殖する 図20a ．
- 基底細胞様所見から汗管腫様の所見までさまざまな像がみられる．
- MACと異なる点としては，腫瘍細胞の核に多形性がみられることと，核分裂像が目立つことが挙げられる 図20b ．

指趾乳頭状癌（digital papillary carcinoma）

臨床所見

- 指趾に発症する非常にまれな汗腺悪性腫瘍である．
- 中年に好発し，思春期に少ないといわれる．男女比は7：1で男性に多い．
- 足趾より手指に多く，爪床と末梢関節との間にみられる単発性の結節病変で，2cmほどまでの大きさである．
- 局所再発率は30％程度，肺やリンパ節への転移は14％．ただし，転移まで長い年月を経ることがあり，20年を要したとの報告もある．
- 指の切断などの広範切除例では予後良好との報告がある．

病理所見

- 真皮深層〜皮下脂肪に浸潤性に広がる病変で，骨格筋や腱または骨まで浸潤が及ぶことがある．病変は表皮との連続性がみられることがある 図21a ．
- 2層性を呈する腺管構造や乳頭状構造を呈し，囊胞を伴う上皮性胞巣が比較的緻密な膠原線維を交えた線維性間質を伴って増殖する 図21b ．

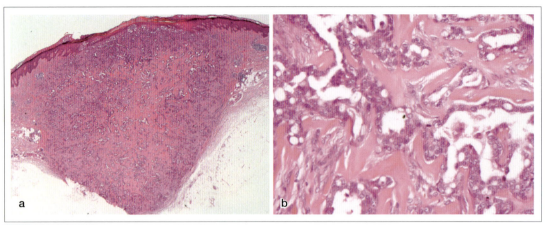

図21 指趾乳頭状癌
a：真皮から皮下に広がる浸潤性増殖　　b：2層性を呈する腫瘍胞巣が緻密な膠原線維を伴って増殖している．

- 断頭分泌，扁平上皮化生，明細胞化生をみることもある．
- 壊死がみられることがあるが，神経周囲浸潤，リンパ管または静脈侵襲像はまれである．

らせん腺癌（spiradenocarcinoma）

臨床所見

- 非常にまれな汗腺悪性腫瘍で，前駆良性病変であるらせん腺腫の悪性化したものである．
- 小児を含むいずれの年代にも発症し，男女差はみられない．
- 好発部位は四肢および体幹で，頭頸部がこれに次ぐ．
- 良性病変が先行し，長い経過を経るが，突然の腫瘍増大や疼痛が出現する．
- 再発率30%程度，遠隔転移30〜40%，致死率20%程度である．

病理所見

- らせん腺腫の組織像に，いわゆる悪性腫瘍にみられる特徴（浸潤性増殖，壊死，脈管侵襲，神経周囲浸潤，腫瘍細胞の核の多形性，明瞭な核小体，異型核分裂像を含む核分裂像の増加）がさまざまな程度で認められる 図22 ．
- 診断の鍵はらせん腺腫の像を見出すことにある．
- 悪性化に伴い上皮の2層性の消失があるために，EMA，CEA，S-100蛋白の発現がbenign counterpartをみつける助けになる．

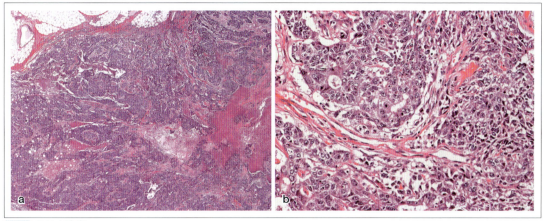

図22 らせん腺癌
a：皮下への浸潤性増殖　　b：腫瘍細胞の異型性，多形性が目立つ．

鑑別診断

▶良性汗腺腫瘍の鑑別

- フローチャートに示すとおり，"腫瘍が占める部位（表皮との関係）""乳頭状構造"に主眼を置いた鑑別を提案する．なお，付属器腫瘍の多くに嚢胞性変化がみられることがあり，"嚢胞"の所見は鑑別点にはなりにくい．
- フローチャートは悪性もほぼ同様であり，前駆病変として存在する良性腫瘍像に依存する．または，特徴的な分化像を探す．よって，後述する良悪性の鑑別が大切である．

▶低悪性腫瘍と良性腫瘍の鑑別

- 皮膚汗腺悪性腫瘍に特徴的な所見は，「浸潤性増殖」「壊死」「腫瘍細胞核の異型性および多形性」「腺管上皮の２層性の消失」「基底膜の消失」「核分裂像の増加」「異型核分裂像」が挙げられ，他臓器の悪性腫瘍と大きな違いはない．
- 低悪性腫瘍では，「壊死」がみられないことや，「腫瘍細胞の異型性および多形性」が乏しいことが多い．
- 「浸潤性増殖」「基底膜の消失」は特に慎重に判断する必要がある．
- 皮下脂肪に向かって間質の反応を伴って増殖する像（浸潤性増殖）図23 を見落とさない．
- 正常な皮脂腺との"なじみ"や"フロント"の像は診断の一助となる 図24 ．
- 「核分裂像の増加」は，核分裂像がみられる良性腫瘍や核分裂像が目立たない悪性腫瘍があるため，かえって良悪性の判断を困難にすることがある．
- 著明な「核分裂像の増加」や「異型核分裂像」の出現があれば，悪性の診断は容易になる．
- 「腺管構造における２層性の消失」は，低悪性腫瘍では間質浸潤が部分的である

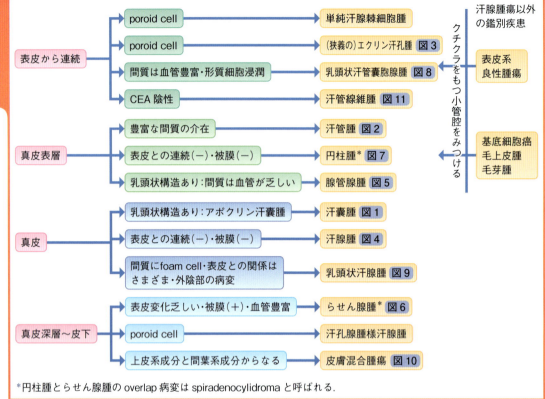

*円柱腫とらせん腺腫の overlap 病変は spiradenocylidroma と呼ばれる.

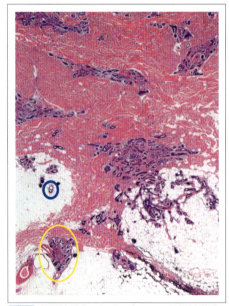

図23 低悪性腫瘍における皮下への浸潤性増殖
◯：非腫瘍　◯：浸潤部

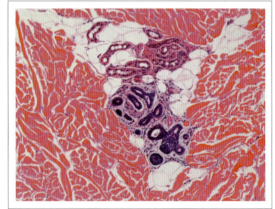

図24 正常汗腺と腫瘍のフロント
上部：正常汗腺　　下部：腫瘍

ことなどから2層性が保たれ 図25，良悪性の鑑別にならないことがある.
- 腺管構造の2層性が確認される場合，皮膚原発汗腺悪性腫瘍と転移性腺癌を鑑

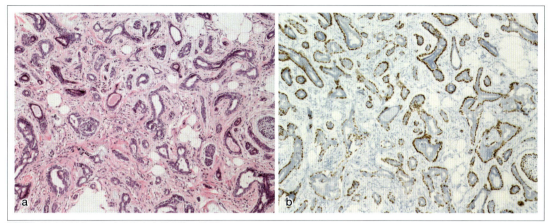

図25 低悪性腫瘍における筋上皮様細胞の確認
a：HE 染色　　b：p63 免疫染色．p63 陽性細胞と陰性細胞が混在する．

別できる．

▶汗腺悪性腫瘍と良性腫瘍の鑑別

- 微小囊胞性付属器癌（表層のみ生検）と汗管腫：汗管腫は核分裂像がないといわれ，少しでも核分裂像がみられる場合は鑑別しきれないことに留意する．
- 微小囊胞性付属器癌（表層のみ生検）と線維硬化性毛包上皮腫や毛包腺腫：クチクラを有する管腔を確認する．
- 指趾乳頭状癌と指趾発症の結節性汗腺腫：汗腺腫は境界明瞭な病変で，壊死や深い浸潤を欠く．
- 指趾乳頭状癌と腺管腺腫：腺管腺腫は断頭分泌像を呈するが，充実部を欠く．

▶汗腺悪性腫瘍間における鑑別

- 細胞異型が強い乳房外 Paget 病と Bowen 病：CAM5.2 や GCDFP-15 は乳房外 Paget 病で陽性，Bowen 病で陰性となる．
- 腺様囊胞癌と篩状胞巣が目立つ基底細胞癌（basal cell carcinoma：BCC）：CEA，EMA，S-100 蛋白，CD117 は腺様囊胞癌陽性，BCC 陰性となる．
- 腺様囊胞癌と粘液細胞癌：粘液細胞癌で alcian blue 染色や mucicarmin で陽性となる sialomucin がみられる．CAM5.2 強陽性，ER，PgR 陽性では粘液癌を考える．

> **診断のポイント**
> ・皮膚汗管悪性腫瘍の診断における問題点は，①緩徐な増殖を示すことが多く，臨床的に良悪性の判断が難しい，②悪性腫瘍を示唆する組織学的所見が揃わない悪性腫瘍がある，③低分化な悪性腫瘍は分化傾向の判断が難しい，④皮膚原発癌と転移癌の鑑別が難しいことがある．
> ・汗腺悪性腫瘍は良性腫瘍の悪性化が多く，残った良性腫瘍像の診断が鑑別の鍵となる．
> ・低悪性汗腺腫瘍では「浸潤性増殖」と「基底膜の消失」を見落とさない．

- 悪性混合腫瘍と癌肉腫：間葉系成分に核の多形性や核分裂像の増加などがみられる場合は，癌肉腫の診断となる.
- 汗腺癌と"明るい胞体を有する悪性腫瘍〔扁平上皮癌（squamous cell carcinoma：SCC）の明細胞亜型，外毛根鞘癌（tricholemmal carcinoma），腎原発などの明細胞癌の転移，明細胞肉腫（clear cell sarcoma），脂腺癌（sebaceous carcinoma）〕"：クチクラを伴う管腔形成をみつけることが鍵となる.
- 汗腺癌と汗孔癌の明細胞亜型：汗孔癌は表皮との連続性があり，間質の介在が乏しい傾向がある.
- 汗孔癌と扁平上皮癌：CK7，nestin は汗孔癌で陽性，扁平上皮癌で陰性. CD117 は汗孔癌で陽性となることがあるが，扁平上皮癌では陰性となる.
- らせん腺癌と腺様嚢胞癌：篩状胞巣，神経周囲浸潤が目立ち，基底膜物質や基質の粘液がみられるのは腺様嚢胞癌. らせん腺癌の線維性間質と異なる.

▶原発性汗腺悪性腫瘍と転移性腺癌の鑑別

- p63 染色が原発と転移の鑑別に際して，粘液癌以外では有効である. p63 にて腺管構造の2層性が確認される場合，皮膚原発腫瘍を転移性腺癌から鑑別できる.
- アポクリン癌は，免疫組織化学染色を合わせても乳腺原発癌の転移との鑑別は困難で，乳腺に原発癌がないことを確認することが必須である.
- 乳房外 Paget 病では，CK20 など直腸肛門癌で陽性となるマーカーが陰性となる.
- 腺様嚢胞癌では，唾液腺や肺などに原発巣がないことを確認する. 皮膚原発の場合，CD117 がびまん性に陽性となる.
- 粘液癌において，皮膚原発粘液癌の粘液は，d-PAS，alcian blue（pH2.5），mucicarmine 陽性となる non-sulfated sialomucin で壊死が少ないが，消化管の粘液癌の粘液は sulfamucin（alcian blue は pH1.0/0.4 で陽性）で壊死が目立つ.
- 免疫組織化学染色で，CK20 など消化管粘液癌に陽性となるマーカーが皮膚原発粘液癌では陰性となる.
- 皮膚原発の場合，病変の辺縁に筋上皮マーカーが陽性となることがある.
- 統計的には，眼瞼の粘液癌は皮膚原発のことが多い.
- 汗管腫様癌では，いわゆる，*in situ* 病変を指摘することが難しく，臨床情報を併せた検討が必須である.
- 指趾乳頭状癌では，甲状腺乳頭癌，乳癌や直腸肛門癌がないことを確認することが必須である. TTF-1，thyrogrobulin，ER，PgR，MUC2 などに対する免疫組織化学染色が参考になる.

(阿部佳子，新井栄一)

benign lesions

メラノサイト系腫瘍
良性病変

疾患の概要

- メラノサイト系良性腫瘍には，大きく 2 つのグループがある 表1 .
- 1 つは色素細胞母斑（melanocytic nevus）または母斑細胞母斑（nevus cell nevus）いわゆる「ほくろ」で，臨床像は黒褐色の病変.
- 2 つ目は真皮メラノサイト系母斑（dermal melanocytosis）．臨床像は青色の病変：蒙古斑，異所性蒙古斑，青色母斑，太田母斑など．
- この違いを理解するには，メラノサイトの発生からの理解が必要である 図1 .
- 胎生 8～10 週に，神経堤（neural crest）からメラノサイトの元である大型円形のメラノブラストが表皮基底層を目指して遊走する．そして真皮網状層を通り抜けるときに，双極紡錘形の真皮メラノサイト（dermal melanocyte）に変化する．このときに，うまく通り抜けられずに真皮に残ってしまった一群の疾患を真皮メラノサイト系母斑という．
- 表皮基底層にたどり着いたものは樹状突起を伸ばしてメラノサイトに分化する．このときに，メラノサイトに分化できなかった細胞も生じ，これを「母斑細胞（nevus cell）」と呼ぶ．

表1 メラノサイト系良性腫瘍

1. 色素細胞母斑（melanocytic nevus） （母斑細胞母斑；nevus cell nevus）	2. 真皮メラノサイト系母斑 （dermal melanocytosis）
臨床像は黒褐色の病変	臨床像は青色の病変

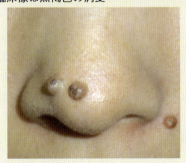
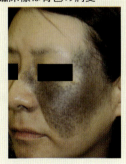

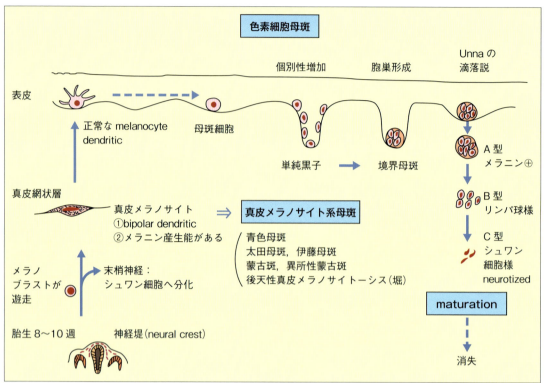

図1 メラノサイト系良性腫瘍の発生過程

色素細胞母斑

母斑細胞の存在部位による分類

- 母斑細胞はやがて表皮真皮境界部で孤立性に増殖し，単純黒子（lentigo simplex）になる．母斑細胞が2個以上集簇したものを「胞巣」と呼ぶが，表皮真皮境界部のみに胞巣があるものを境界母斑（junctional nevus）という．
- Unna の滴落説に従い，母斑細胞は真皮に滴落し，胞巣が表皮真皮境界部と真皮内の両方にあるものを複合母斑（compound nevus），そして胞巣が真皮内に全部落ちると真皮内母斑（intradermal nevus）という 図2a ．
- 真皮に滴落すると母斑細胞は真皮上層部ではA型母斑細胞 図2b ，真皮中層ではB型母斑細胞 図2c ，真皮下層ではC型母斑細胞 図2d と性質を変えながら，小型化していく 表2 ．この現象を maturation といい，色素細胞母斑の特徴である．
- 足底の色素細胞母斑 図3 は，ダーモスコピー像で皮溝に平行な parallel furrow pattern を示す．組織像は皮溝部の表皮突起（crista profunda limitans）部に母斑細胞の胞巣があり，その上にメラニン柱が形成される．

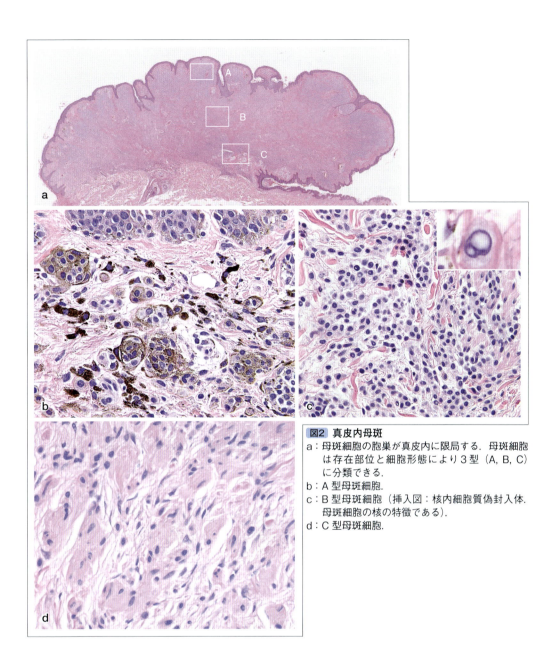

図2 真皮内母斑
a：母斑細胞の胞巣が真皮内に限局する．母斑細胞は存在部位と細胞形態により3型（A, B, C）に分類できる．
b：A型母斑細胞．
c：B型母斑細胞（挿入図：核内細胞質偽封入体．母斑細胞の核の特徴である）．
d：C型母斑細胞．

> **診断のポイント**
> ・maturation とは，母斑細胞が真皮の浅層から深層にいくにつれ，細胞の性質を変えながら（A型→B型→C型），小型化していく現象をいう．
> ・メラノーマでは，maturation がみられない．すなわち，下端部でもメラニン顆粒をもった大型の細胞が出現する．
> ・若年者ほど境界母斑が多く，年齢とともに複合母斑から真皮内母斑へと変化すると考えられている（Unna の滴落説）．そのため高齢者の顔面で境界部型の病変をみたときは，悪性黒子（melanoma in situ） 図4 を疑う．

良性病変

表2 母斑細胞の分類

A型母斑細胞	・表皮真皮境界部や真皮上層に存在する ・細胞質が豊富で，胞巣を形成する ・メラニン産生能があり，細胞質にメラニン顆粒をもつ
B型母斑細胞	・真皮中層に存在する ・胞巣を形成せず，リンパ球に類似する ・メラニン産生能はない
C型母斑細胞	・真皮下層に存在する ・紡錘形で，シュワン細胞に類似する ・メラニン産生能はない

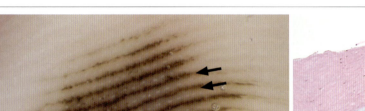
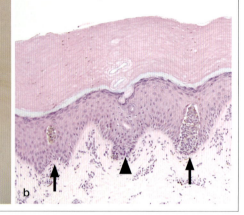

図3 足底の色素細胞母斑
a：ダーモスコピー像．皮溝に平行な parallel furrow pattern（➡）を示す．皮丘部に均等に並ぶ白点はエクリン汗管の開口部である．
b：足底の色素細胞母斑では，皮溝部の表皮突起部に母斑細胞の胞巣がある．皮丘部の表皮突起（crista profunda intermedia）（▶）．皮溝部の表皮突起（crista profunda limitans）（➡）

Spitz 母斑（Spitz nevus）

臨床所見

- 小児や若年成人に多い．赤褐色調の境界明瞭な小丘疹である 図5a．
- spindle and /or epithelioid cell nevus とも呼ばれる．

病理所見 図5b

- Spitz 母斑は，通常の色素細胞母斑とは臨床病理学的および分子生物学的に異なる特徴をもつ．
- 表皮は肥厚する．
- 紡錘形あるいは類上皮様の母斑細胞が増加する．
- 母斑細胞は表皮に対して垂直方向に配列する傾向がある（raining down）．
- 表皮内の胞巣は大型境界明瞭で，胞巣内上方から側方に裂隙形成がある．
- Kamino 小体（Kamino body）を伴うことがある．胞巣内にある好酸性の球状

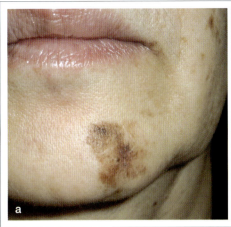
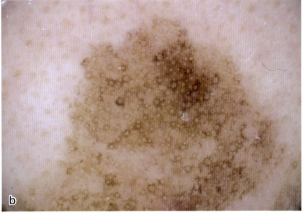
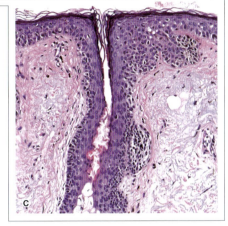

図4 悪性黒子
a：臨床像．高齢者の顔面の境界部型の病変は悪性黒子を疑う．
b：ダーモスコピー像．atypical pseudonetwork を認める．
c：表皮から連続して毛包上皮内にも浸潤する．

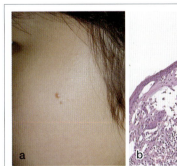
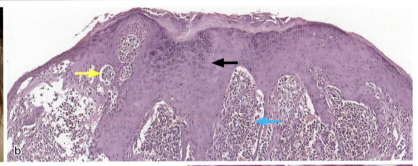
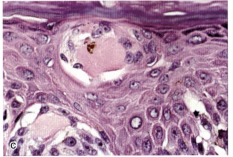

図5 Spitz 母斑
a：臨床像．小児の左頬部にある赤褐色調の丘疹
b：Spitz 母斑，複合型．表皮は肥厚する（➡）．紡錘形あるいは類上皮様の母斑細胞が表皮に対して垂直方向に配列する（raining down）（➡）．表皮内の胞巣は大型で境界明瞭，胞巣内に裂隙形成がある（➡）．
c：Kamino body

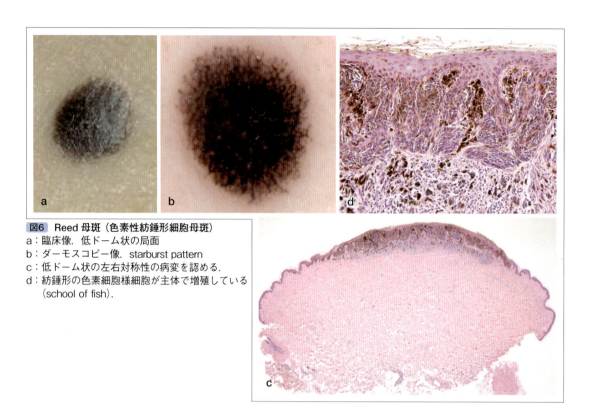

図6 Reed母斑（色素性紡錘形細胞母斑）
a：臨床像．低ドーム状の局面．
b：ダーモスコピー像．starburst pattern．
c：低ドーム状の左右対称性の病変を認める．
d：紡錘形の色素細胞様細胞が主体で増殖している（school of fish）．

構造物で，本態は基底膜様物質（laminin, type IV collagen, fibronectin）である．Spitz母斑の約60％に出現するとされる 図5c．

鑑別診断

- 中年〜高齢者の場合は，類上皮細胞様の腫瘍細胞で構成された悪性黒色腫（spitzoid melanoma）との鑑別が必要となる．

色素性紡錘形細胞母斑（pigmented spindle cell nevus），Reed母斑（Reed nevus）

- 低ドーム状の局面を形成する 図6a, b ．
- 主に紡錘形細胞が胞巣形成する（school of fish）．
- Spitz母斑の一型だが，紡錘形細胞が主体のものをいう 図6c, d ．

先天性色素細胞母斑（congenital melanocytic nevus）

臨床所見 図7

- 大型で不整形のことがある．有毛性のこともある．

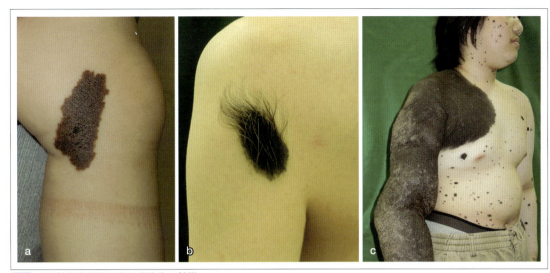

図7 先天性色素細胞母斑の臨床像の特徴
a：不整形で大型　　b：有毛性のものもある．　　c：巨大なものもある．

病理所見

- 母斑細胞が血管周囲性に増殖（angiocentricity）したり，付属器周囲性に増殖（adnexocentricity）する，いわゆる congenital pattern と呼ばれる組織像をとる 図8a, b．
- 母斑細胞が真皮で帯状に増加したり，膠原線維間に散らばる（spraying） 図8b．
- 脂腺内や立毛筋内，血管壁に母斑細胞が存在することがある 図8c～e．

鑑別診断

- 表皮内で，細胞質の明るいメラノーマの腫瘍細胞が散在性に増殖している組織所見を pagetoid spread（buckshot appearance とも）という 図9．悪性黒色腫の水平増殖期（radial growth phase）にみられる．
- 通常の母斑にはみられないが，色素細胞母斑なのに pagetoid spread がある場合があるので注意する〔Spitz 母斑，足底の母斑，新生児の先天性母斑（atypical junctional proliferation） 図10 〕．
- 大型の先天性色素細胞母斑の局面内に，結節状病変が出現することがあり，proliferative nodule 図11 と呼ぶ．組織学的には母斑細胞が類上皮様になり，メラノーマと過剰診断しないように注意が必要である．

Halo 母斑（Halo nevus）

- 色素細胞母斑周囲に白暈(はくうん)（halo）を伴う 図12．
- 中央の色素細胞母斑に対してリンパ球が浸潤し，母斑細胞が消失する．周囲の表皮内のメラノサイトも消失するため，色素細胞母斑の周囲に白暈が形成される．

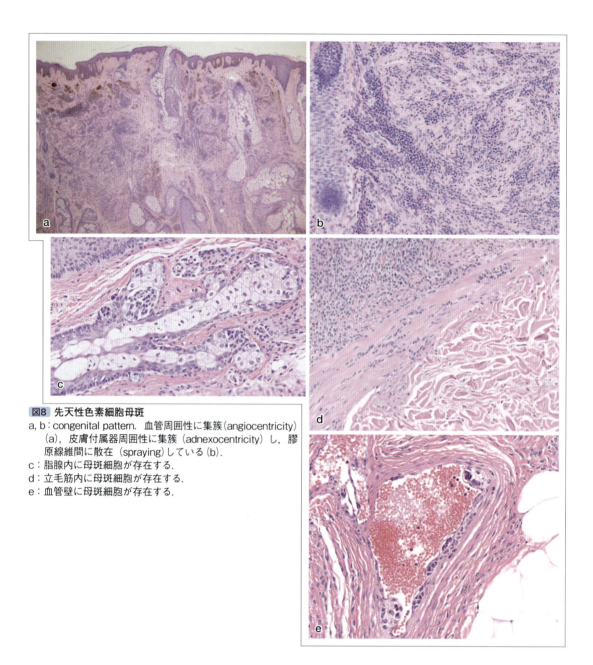

図8 先天性色素細胞母斑
a, b：congenital pattern. 血管周囲性に集簇（angiocentricity）(a), 皮膚付属器周囲性に集簇（adnexocentricity）し, 膠原線維間に散在（spraying）している (b).
c：脂腺内に母斑細胞が存在する.
d：立毛筋内に母斑細胞が存在する.
e：血管壁に母斑細胞が存在する.

- Halo母斑後に全身に尋常性白斑が続発することがある 図13 .
- Sutton母斑（Sutton nevus），Sutton遠心性後天性白斑（leukoderma acquisitum centrifugum Sutton）ともいう．

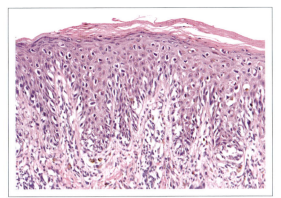

図9 悪性黒色腫の pagetoid spread
表皮内に腫瘍細胞が散在性に分布し，顆粒層まで上昇する．

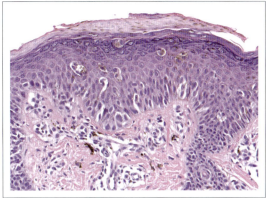

図10 悪性黒色腫の症例① ― 9 か月，男児
乳幼児の先天性色素細胞母斑では，表皮内に腫瘍細胞が散在性に分布する所見（pagetoid spread）があることがあるので，注意が必要である．

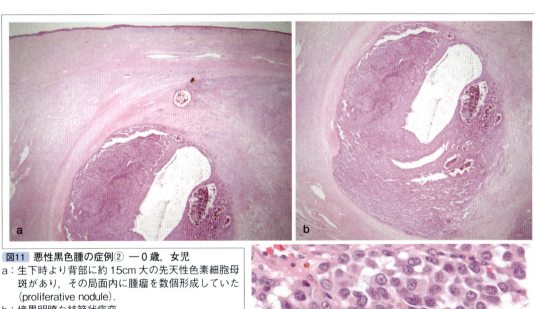

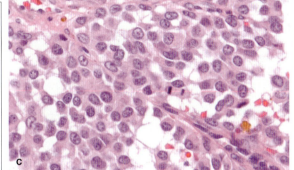

図11 悪性黒色腫の症例② ― 0 歳，女児
a：生下時より背部に約 15cm 大の先天性色素細胞母斑があり，その局面内に腫瘤を数個形成していた（proliferative nodule）．
b：境界明瞭な結節状病変
c：母斑細胞が類上皮様で，核分裂像もみられる．

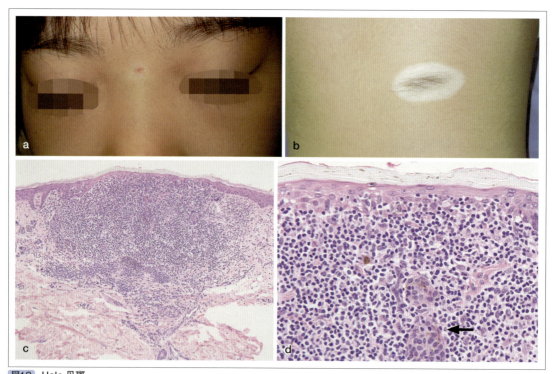

図12 Halo 母斑
a, b：臨床像　　c, d：真皮にリンパ球が浸潤（苔癬型組織反応）．母斑細胞はわずかに残存している（➡）．

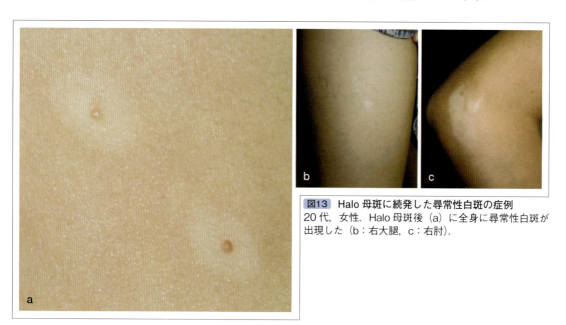

図13 Halo 母斑に続発した尋常性白斑の症例
20代，女性．Halo 母斑後（a）に全身に尋常性白斑が出現した（b：右大腿，c：右肘）．

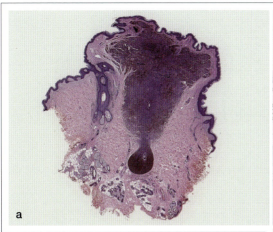
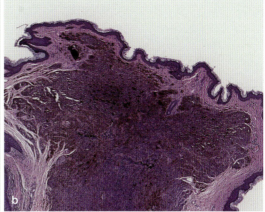
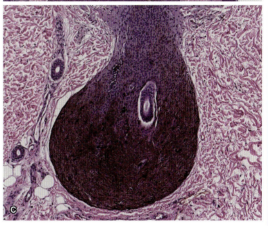

図14 貫通型母斑
a：楔状の構築で，皮下脂肪織まで深達する．
b：病変の上部は，真皮乳頭層で色素細胞様細胞が増加しており，色素細胞母斑の組織像である．
c：病変の下部は，メラニン顆粒をもつ卵円形の色素細胞様細胞が増加しており，細胞増殖型青色母斑の組織像である．

貫通型母斑（deep penetrating nevus）図14

- 楔状の構築で，皮下脂肪織まで深達し，メラニンを多量にもつ色素細胞母斑の一型で，悪性黒色腫との鑑別が必要になる点で重要である．
- 組織学的には，青色母斑やSpitz母斑とオーバーラップする．
- 腫瘍細胞が深部でもメラニン顆粒を多量にもつが異型はない．

再発性色素細胞母斑（recurrent melanocytic nevus）図15

- シェーブされた手術やレーザー治療後などに母斑細胞が再発すると，表皮内の再発部は，上皮内悪性黒色腫に病理組織像が類似することがあるので注意を要する．

部位特異性母斑（nevus of special anatomic sites）表3

- 特別な部位に生じた色素細胞母斑は，胞巣が不整形で癒合するなど，組織学的にメラノーマと間違いやすい所見を呈するので注意が必要である．

良性病変 | 165

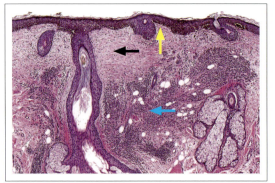

図15 再発性色素細胞母斑
Qスイッチルビーレーザー照射後．真皮上層のA型母斑細胞は消失しているが（➡），真皮中層から下層のB型母斑細胞とC型母斑細胞は残存している（➡）．表皮内には核異型性のある色素細胞様細胞が再発している（➡）．

表3	部位特異性母斑の発生箇所
1.	足底，趾間 図16
2.	若年女性の外陰部
3.	乳腺堤（milk-line）図17
4.	屈曲部（膝，腋窩，臍，外陰部）
5.	結膜

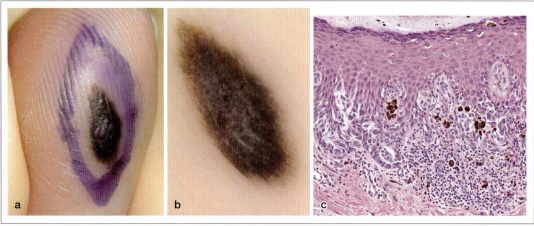

図16 部位特異性母斑（趾間）—30代，女性．右母趾間の黒褐色斑
a：臨床像
b：ダーモスコピー像は規則的である．
c：色素細胞母斑だが pagetoid spread がある．

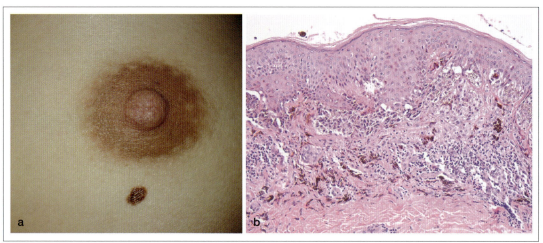

図17 部位特異性母斑（乳腺堤）—20代，女性．右胸部の外側上方に存在する5mm大の円形の黒褐色斑
a：臨床像　　b：胞巣に不整形で癒合している．

166 ｜ 3章　皮膚腫瘍の概要と鑑別診断

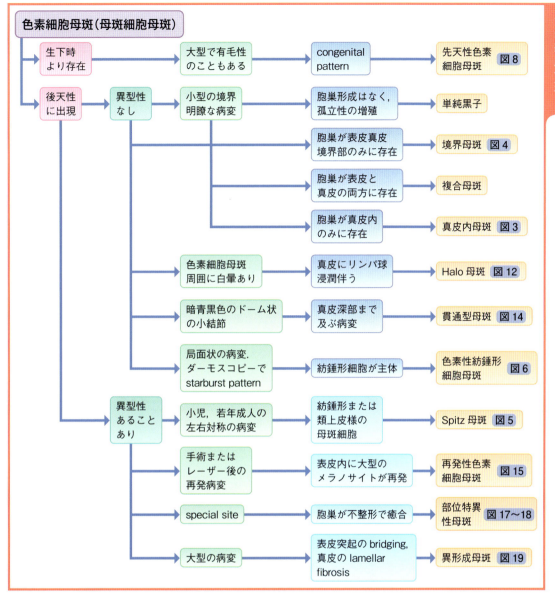

異形成母斑（dysplastic nevus）

- 白人の体幹に多い．大型で不整形のこともある 図18a, b．
- 中心部は表皮真皮境界部にnestが存在し，表皮突起同士がnestで癒合する（bridging）．
- 真皮乳頭層に，表皮突起を取り巻く線維化（lamellar fibrosis）がみられる 図18c．

真皮メラノサイト系母斑

- 真皮メラノサイト系母斑は，膠原線維の増加を伴って結節を形成するグループ

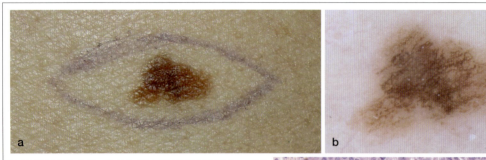
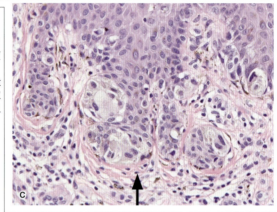

図18 異形成母斑 — 50代，男性．オーストラリア人
a：臨床像．左側腹部の 4mm 大の黒褐色斑
b：ダーモスコピー像．reticular pattern（網状パターン）を呈しているが，pigment network は太さや色調に軽度の不規則性がある．
c：表皮真皮境界部に nest が存在し，表皮突起同士が nest で癒合する（bridging，➡）．真皮乳頭層に表皮突起を取り巻く線維化（lamellar fibrosis）とリンパ球浸潤と血管増加およびメラノファージの浸潤がある．

（青色母斑）と，膠原線維の増加を伴わずに扁平な青色斑を形成するグループ（蒙古斑，異所性蒙古斑，太田母斑，後天性真皮メラノサイトーシス）に分類できる 表4 ．

通常型青色母斑（common blue nevus） 図19

- 若年女性の手背から前腕に好発する．大きさ10mm以下のドーム状の青黒色丘疹である．ダーモスコピーでは homogenous blue pigmentation として見える．
- メラニン顆粒をもつ双極紡錘形の真皮メラノサイトが真皮網状層で増加する．
- メラノファージも増加する．
- 膠原線維の増生を伴う．
- 原則として，表皮内病変はない．

細胞増殖型青色母斑（cellular blue nevus） 図20

- 大きさが10mmを超える大型の局面状の病変で，尾仙骨部に好発する．
- 皮下脂肪織まで浸潤し，ダンベル型の境界明瞭な結節を形成する．

> **診断のポイント**
> **青色母斑の免疫染色**
> ・真皮メラノサイトは，S-100蛋白とHMB45とMelan Aが，びまん性に陽性になる．
> ・色素細胞母斑と異なり，HMB45が青色母斑全体に強陽性になるのがポイントである．

真皮メラノサイト系母斑

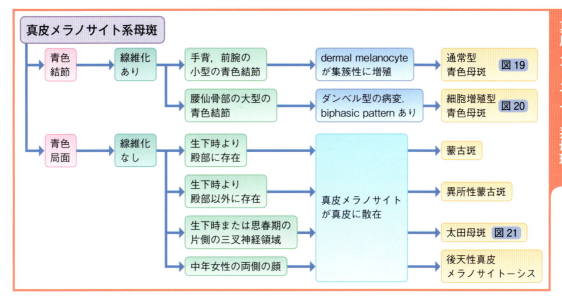

表4 真皮メラノサイト系母斑の分類

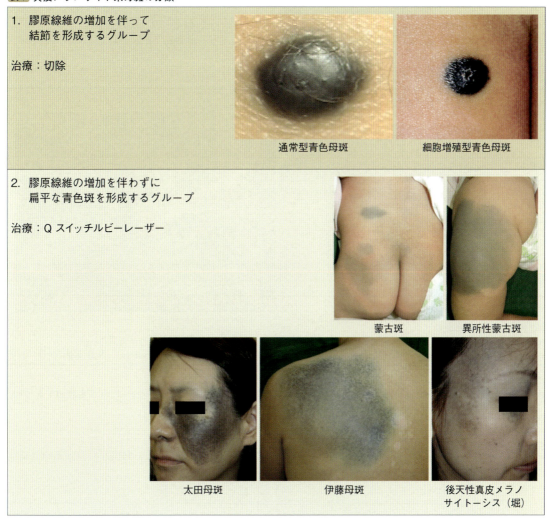

良性病変

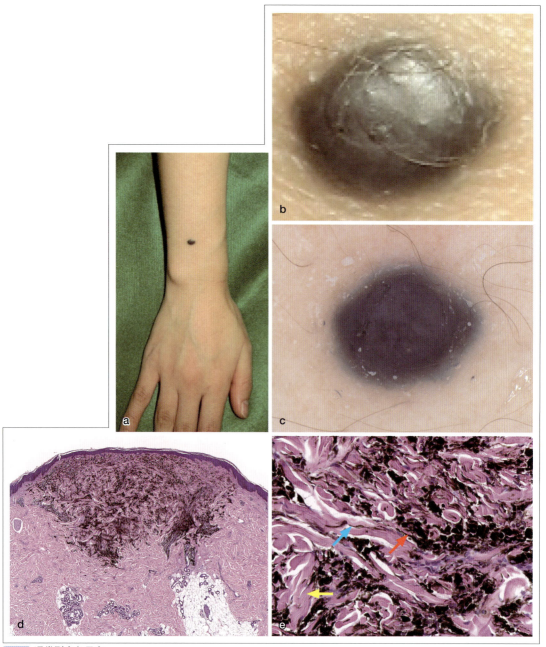

図19　通常型青色母斑
a, b：臨床像．前腕に存在する，単発性で比較的境界明瞭な，6mm大のドーム状の青色または青黒色丘疹
c：ダーモスコピー像．無構造で均一な青色色素沈着を示す（homogeneous blue pigmentation）．真皮浅層にメラニン色素が均一に分布している組織像に相当し，青色母斑に特徴的である．
d：真皮上層から中層に，メラニン顆粒をもつ紡錘形細胞が増加している．
e：メラニン顆粒をもつ双極紡錘形の真皮メラノサイトが真皮網状層で増加する（➡）．メラノファージも増加する（➡）．膠原線維の増生を伴う（➡）．

- 通常型青色母斑の組織像に加え，メラニン顆粒の少ない卵円形の色素細胞様細胞が，境界明瞭な胞巣を形成する．腫瘍細胞にbiphasic patternがあるのが特徴．

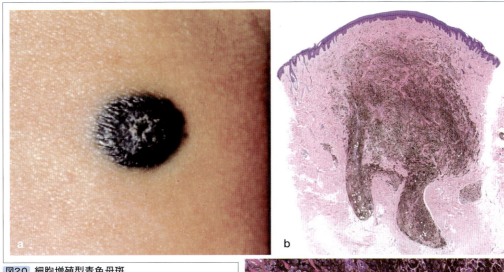
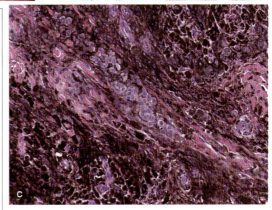

図20 細胞増殖型青色母斑
a：臨床像．通常型青色母斑に比べ大型の病変．腰仙骨部が好発部位
b：真皮全層から皮下脂肪織にかけて，メラニン顆粒のある真皮メラノサイトが増殖し，細胞成分が多い．皮下脂肪織まで浸潤し，ダンベル型の境界明瞭な結節を形成する．
c：通常型青色母斑の組織像に加え，メラニン顆粒の少ない卵円形の色素細胞様細胞が，境界明瞭な胞巣を形成する（biphasic pattern）．

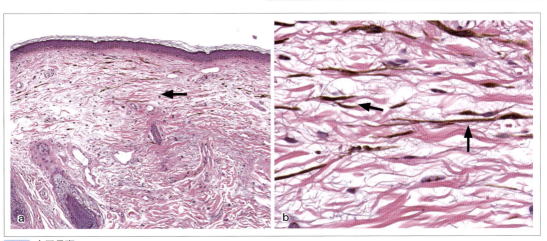

図21 太田母斑
a：真皮浅層から中層まで散在性に，真皮メラノサイトが表皮に平行に配列する（➡）．膠原線維の増加はみられない．
b：真皮メラノサイト．細胞質に多量のメラニン顆粒をもった双極紡錘形の真皮メラノサイトが増加している（➡）．

太田母斑（nevus of Ota）

● 蒙古斑（mongolian spot），異所性蒙古斑（ectopic Mongolian spot），後天性真皮メラノサイトーシス（acquired dermal melanocytosis）とは，特徴的な臨床

像の違いにより分類されている 表4 .

- 太田母斑は思春期女子に好発し，三叉神経第 1・2 枝領域に片側性の淡青褐色斑がある．
- 眼球メラノーシスを生じることもある．
- 真皮浅層〜中層に，メラニン顆粒をもった双極紡錘形の真皮メラノサイトが，表皮に平行に配列する 図21 ．
- 膠原線維の増加はない．

治療

色素細胞母斑（母斑細胞母斑）

- 単純黒子，境界母斑，複合母斑，真皮内母斑などは，取り切れていればよい．
- 先天性色素細胞母斑において，大型のものは serial excision を行うことがある．
- Halo 母斑は，全身に尋常性白斑を誘発することがあるので，予防的に中心の母斑を切除することがある．
- 異形成母斑，Spitz 母斑は，原則としては取り切れていればよい．良悪性の判断に迷う場合は，追加切除することもある．

真皮メラノサイト系母斑

- 青色母斑は，外科的切除を行う．
- 太田母斑のグループは，Q スイッチルビーレーザー（694nm）が効果的である．

（伊東慶悟）

malignant melanoma

メラノサイト系腫瘍
悪性黒色腫

疾患の概要

- メラノサイト由来の悪性腫瘍である．
- 白色人種＞黄色人種＞黒色人種の順に頻度が高い（例外：手掌および足底）．
- 発症率は紫外線被曝量と相関する（例外：手掌および足底）．
- 多くは表皮基底層に存在するメラノサイトから *de novo* に発生する．
- 早期では表皮基底層を中心に水平方向に（radial growth phase），進行期では真皮以下に浸潤する（vertical growth phase） 図1．
- まれに既存の良性母斑から発生することがある．
- 巨大先天性母斑を有する患者では，高頻度に悪性黒色腫が発生する．

染色体・遺伝子異常

- 95％以上の悪性黒色腫において染色体異常を認める（良性母斑ではほとんど認められない）．
- 比較的多い染色体異常として，1q，6p，7p，7q，8q，11q，17q，20q の増幅，6q，9p，9q，10p，10q の欠失が挙げられる．
- 6p25（RREB），6q23（MYB），centromere 6，11q13（CCND1）の4種類を用いたマルチカラーFISH が診断に有用との報告がある．
- まれだが，家族性発症例がある（B-K mole 症候群）．

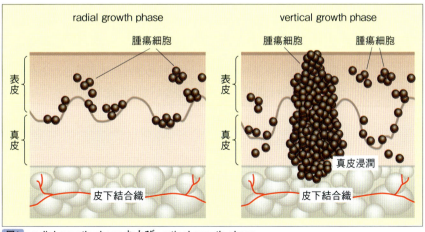

図1 radial growth phase および vertical growth phase
悪性黒色腫の初期では表皮基底層を中心に腫瘍細胞が増殖する（radial growth phase）．病期が進行すると真皮以下に腫瘍細胞が浸潤する（vertical growth phase）．

臨床所見

■ 好発年齢，性
- 高齢者（40代以降）.
- 男女比は，やや男性優位（1.1：1.0）.

■ 好発部位（頻度順）
- 日光露出部（特に顔面，上肢）（白色人種では顕著）.
- 足底，爪下（有色人種では比較的多い）.
- 体幹.

■ 臨床症状
- 肉眼的には ABCDE（肉眼的特徴の頭文字）の所見を呈する.
  - Asymmetry：左右非対称
  - Border irregularity：境界不明瞭（滲み出し）
  - Color variegation：多彩な色調で，病変内の色調が不均一
  - Diameter：長径が 6mm を超える病変（実際には 10mm が目安）
  - Elevation：病変が進行性に変化. 病変の大きさ，形態，色調，表面の状態などの症状が変化する.
- 早期では，左右非対称，境界不明瞭，多彩な色調を呈する平坦状の病変を形成する. 一般的に潰瘍形成は認めない.
- ダーモスコピーによる診断が有用である.
- 進行期では以下の4つの基本形が存在する 図2 表1 .
  - 悪性黒子型黒色腫（lentigo maligna melanoma：LMM）
  - 表在拡大型黒色腫（superficial spreading melanoma：SSM）
  - 結節型黒色腫（nodular melanoma：NM）
  - 末端黒子型黒色腫（acral lentiginous melanoma：ALM）
- LMM，SSM，NM は紫外線曝露との関係が強く，日光露出部に好発する. 逆にALM は紫外線曝露との関係は弱い.
- LMM，SSM，NM は，日本人と比較して，欧米人（白色人種）に好発する.
- ALM は日本人に多いとされるが，実際の頻度は白色人種・黒色人種とあまり差がない.
- 他の臨床型に比較して NM の予後は不良とされるが，近年の検討では病期を一致させると予後の差は少ないとする説が多い.

特殊型

爪甲下悪性黒色腫（subungual melanoma）

- 爪に発生する悪性黒色腫では特殊な臨床像，すなわち爪や爪床に縦走する線条（爪甲色素線条：melanonychia striata）を示す.
- 進行すると，近位および爪郭部に色素が沈着する，ハッチンソン徴候（Hutchin-

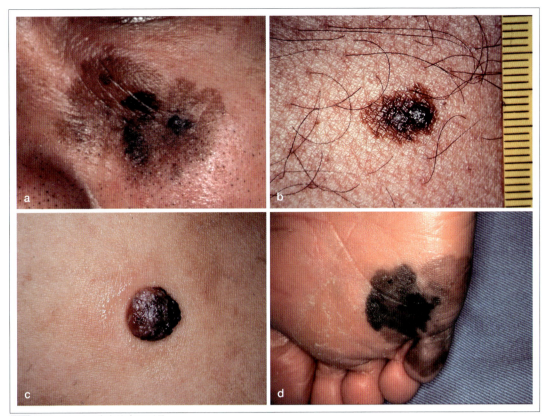

図2 悪性黒色腫の代表的肉眼所見
a：悪性黒子型黒色腫（LMM）　　b：表在拡大型黒色腫（SSM）
c：結節型黒色腫（NM）　　d：末端黒子型黒色腫（ALM）

表1 悪性黒色腫の進行期における基本形

悪性黒子型黒色腫（LMM）	・高齢者の日光露出部，特に顔面が好発部位である ・病変部の発育は緩徐である ・病変は比較的大型，茶褐色調の平坦状で，一部に軽度の隆起を見る．辺縁不整で，滲み出し所見が目立つ
表在拡大型黒色腫（SSM）	・中高年に発生する．男性では背部，女性では下肢が好発部位である ・病変は周囲皮膚から軽度隆起した局面を形成し，周囲に滲み出しを認める．多彩な色調を示す．大きさは10mmを超えるものが多いが，10mm未満の症例も存在する． ・時に良性母斑から発生する
結節型黒色腫（NM）	・中高年に発生する．男性では頭頸部および背部，女性では下肢が好発部位である ・病変は結節状の形態を示し，比較的左右対称性で，周囲への滲み出しが少ない．多彩な色調の存在を認めることが多い
末端黒子型黒色腫（ALM）	・中高年の手掌，足底，爪甲下に発生する．30歳未満の発症はまれである ・境界不明瞭な平坦病変を形成する．大きさはおおむね10mmを超える．初期はさまざまな色調を示す ・進行すると結節状の形態を示すことがあり，時に潰瘍形成を伴う

son's sign）と呼ばれる所見を認める．

線維形成性黒色腫（desmoplastic melanoma）

- 高齢者の日光露出部，特に顔面に生じる．
- 白色人種に好発し，有色人種ではまれとされる．
- 一般的に男性優位とされるが（特に白色人種），有色人種では定かではない．
- 色素沈着はなく，時に赤色調の所見を呈する．隆起性病変を形成する．
- 初診時から臨床的に色素性病変と診断されることは少なく，臨床診断が異なることが多い．

悪性青色母斑（malignant blue nevus）

- まれな悪性腫瘍で，既存の青色母斑から発生すると考えられる．
- 白色人種の報告例が多い．文献的にはやや女性優位とされる．
- 発症部位は頭蓋部，顔面，体幹部，四肢末梢の順である．
- 病変は青〜黒色の結節状で，しばしば多結節状となる．
- 主な臨床症状は病変部の急速な拡大，潰瘍形成，出血，色調の変化，衛星病変の出現である．

病理所見

- 悪性黒色腫では *in situ* 病変と浸潤病変の所見は重なることが多い．したがって，両者の所見をまとめて記載する．
- 単独で悪性黒色腫の確定診断が可能となる病理所見は存在しない．複数の所見の組み合わせにより，診断が可能となる．
- 腫瘍細胞はさまざまな形態を呈する．
- どのような良性色素性病変でも，少数の異常所見を認めることがある．単一もしくは少数の異常所見のみで悪性と診断はしない．
- 年齢により悪性黒色腫の診断基準は変わらないとされるが，Spitz 母斑と悪性黒色腫の鑑別は容易ではない．患者が若年の場合には，Spitz 母斑の可能性を常に念頭に置いて診断することが望まれる．
- 悪性を否定する所見の有無を必ず確認する．悪性を否定する所見が多い場合には，悪性の診断は控える．
- melanocytic tumors of uncertain malignant potential（MELTUMP）：組織学的に良悪の鑑別が困難な症例に対して用いられる用語．対象症例は皮膚病理専門医でも大きく異なる．診断に困った際に安易にこの用語を用いることは避けるべきで，外部コンサルテーションをすることが望まれる．

・悪性黒色腫の組織診断は，弱拡大もしくは中拡大で構造異型を，強拡大で細胞異型を評価する．

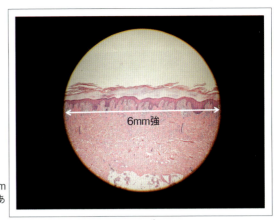

図3 対物4倍の視野
対物4倍での視野の長径は6mm程度である．病変が6mm以上であることが容易に判断可能である．

■ 病変の大きさ

- 最大径が6mmを超えたら要注意である．最大径が10mmを超えたら悪性黒色腫の可能性を強く疑う．最も客観性が高い評価項目である．
- 例外は先天性母斑で，しばしば最大径が10mmを超える．比較的大型の病変では，常に臨床情報および先天性母斑の組織所見の有無を確認する．
- 腫瘍径を測定するのは実際には煩雑である．対物4倍での視野の長径は6mm強，対物2倍の視野の長径は12mm強である（超高視野顕微鏡を用いた場合）図3．これを参考にすると腫瘍径が概算可能となる（視野の長径は顕微鏡により異なるので，各自で確認が必要）．

■ 病変の非対称性

- 病変の左右対称性の評価はさまざまな因子を考慮する必要がある．
- 評価項目として，
  - 外観の形状（シルエット）が非対称 図4a
  - 細胞構成が非対称 図4b
  - 色素分布が非対称（メラノファージも評価対象） 図4c
  - 炎症細胞浸潤が非対称 図4d
  - 腫瘍の辺縁が非対称

  などが挙げられる．1つでも明らかな非対称項目があれば，左右非対称病変と判定する．
- 対称性の評価方法として，病変の中心部に補助線を引く（イメージをする）と判断しやすい．
- 平坦病変（主に*in situ*病変）での対称性の評価は困難なことが多い．腫瘍細胞胞巣の分布の対称性が評価項目となるが，客観性は乏しい．平坦病変では無理に対称性の評価をすることは避けるほうが無難である．

■ 病変辺縁の不整（境界不明瞭） 図5

- 境界不明瞭とは，腫瘍細胞がどこまで存在するのかが判定困難な状態である．
- 正常のメラノサイトはほぼ均等に分布し，悪性黒色腫では不均等に分布する．
- 良性母斑では病変の境界は明瞭であるのに対し，悪性黒色腫の境界は不明瞭である（臨床所見の滲み出しと相関する）．

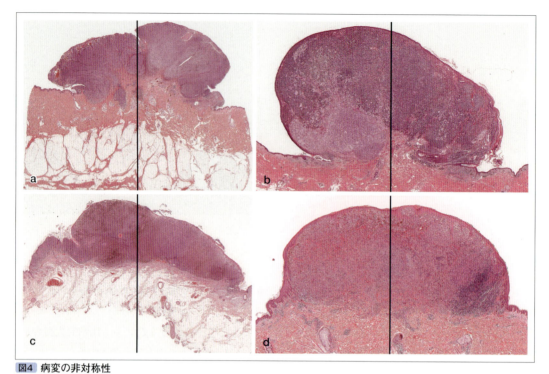

図4 病変の非対称性
a：シルエットが非対称　　b：細胞構成が非対称　　c：メラニンの沈着が非対称　　d：炎症細胞浸潤が非対称

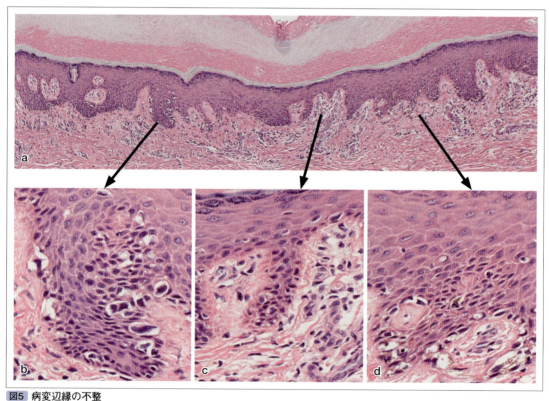

図5 病変辺縁の不整
腫瘍細胞密度が不規則に変化しており（a：弱拡大，b〜d：強拡大），病変の境界が認識困難である．

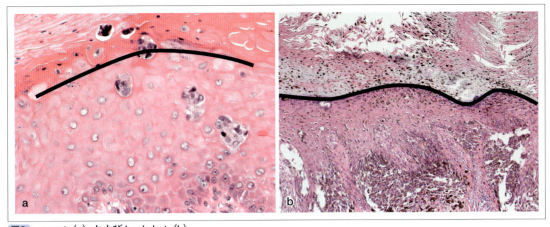

図6 ascent（a）および buckshot（b）
いずれも顆粒層および角質層の所見（黒線より上部）が悪性黒色腫に優位な所見である．

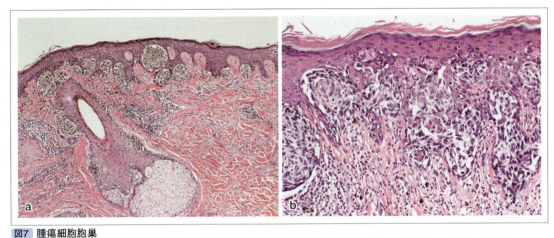

図7 腫瘍細胞胞巣
a：大小不同を伴った腫瘍細胞胞巣を認める．胞巣分布は均一ではない．　　b：腫瘍細胞胞巣に癒合傾向を認める．

- 境界不明瞭の評価方法として，メラノサイトの分布間隔の一定しないことが挙げられる（均等と不均等が入り混じる状態）．

■顆粒層および角質層内の異型メラノサイトの存在

- 正常のメラノサイトおよび良性母斑細胞は顆粒層に存在しない．
- 悪性黒色腫では顆粒層および角質層に異型メラノサイトの存在を認め，ascent と呼ばれる 図6a．同部位に広範囲に異型メラノサイトを認めると，buckshot と呼ばれる 図6b．
- 基底層に存在するメラノサイトが切れ方により，有棘層に存在しているように見えることがあるが，これらを ascent と誤認しない．必ず顆粒層もしくは角質層で評価する．
- メラニンを含有したケラチノサイトが顆粒層もしくは有棘層に存在することがあり，これらを ascent と誤認しない．隣接するケラチノサイトよりも大型の核を有する細胞のみを評価対象とする．

■腫瘍細胞胞巣の大きさ，形状，分布の不均一および腫瘍細胞胞巣の癒合 図7

- 表皮・真皮境界部および真皮内での腫瘍細胞胞巣がさまざまな大きさを示す．

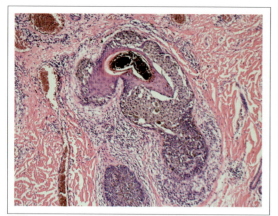
図8 皮膚付属器周囲への腫瘍細胞の進展

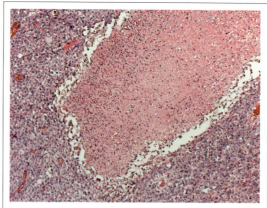
図9 腫瘍内壊死

- 良性母斑と比較して，大型の腫瘍細胞胞巣が存在する．
- 良性母斑と比較して，密に腫瘍細胞胞巣が存在する．
- 腫瘍細胞胞巣の分布が不均一である．
- 腫瘍細胞胞巣が癒合する（例外：Spitz 母斑）．

皮膚付属器への腫瘍細胞進展 図8
- 悪性黒色腫では皮膚付属器周囲に腫瘍細胞の進展を認める．
- 先天性母斑では母斑細胞が皮膚付属器に進展するので，注意が必要である．

腫瘍内壊死 図9
- 腫瘍内に，地図状の壊死が存在することである．
- 診断的価値および客観性が高い所見であるが，比較的大型病変にしか認められない．

異型核の存在 図10, 11
- 通常のメラノサイトや良性母斑細胞と比較して，大型で核形不整を示す異型細胞を認める（最も重要な所見である）．
- 核クロマチンの増量を認める．
- さまざまな細胞異型像が存在する．時に異型の乏しい腫瘍細胞も存在する．
- 悪性黒色腫細胞は多形，多核，紡錘形，小型，組織球様，類上皮様所見などさまざまな細胞形態を示す．したがって，複雑な細胞形態を示す病変を認めた場合には，悪性黒色腫の可能性は常に念頭に置く必要がある．

大型で明瞭な核小体の存在 図12
- 正常メラノサイトおよび良性母斑では小型もしくは存在しないことが多い（例外：Spitz 母斑）．
- 複数個存在することがある．

病変最深部での核分裂像およびアポトーシス像の存在 図13
- 良性では病変の表層部に核分裂像を認めることがあるが，最深部で核分裂像は認めない．したがって，悪性の可能性を疑う際には必ず病変最深部での核分裂像の有無の評価を行う．
- アポトーシスと核分裂像は時に区別困難であるので，無理に分ける必要はない．

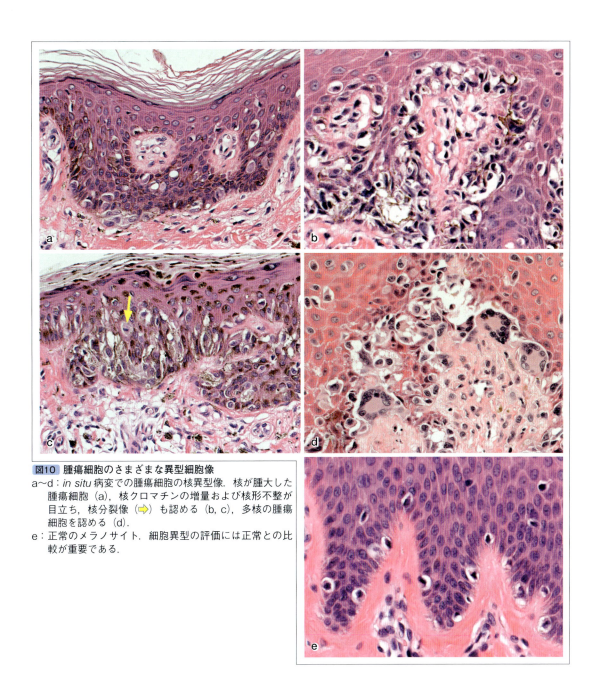

図10 腫瘍細胞のさまざまな異型細胞像
a〜d：in situ 病変での腫瘍細胞の核異型像．核が腫大した腫瘍細胞（a），核クロマチンの増量および核形不整が目立ち，核分裂像（⇨）も認める（b, c），多核の腫瘍細胞を認める（d）．
e：正常のメラノサイト．細胞異型の評価には正常との比較が重要である．

- 部位に関わらず，異型核分裂像の存在は悪性の可能性を強く示唆する．

■病変最深部での成熟傾向（maturation）の消失 図14

- 良性母斑では，表層に比較して，最深部では細胞および核は小型化し，核小体は不明瞭化する．時に表層部で核分裂像を認めるも，最深部では核分裂像は認めない〔成熟傾向（maturation）〕．
- 悪性黒色腫では成熟傾向は軽微もしくは認めない．
- 表層部と最深部の細胞を比較し，成熟傾向の有無を検討する．
- Ki-67/MIB-1 染色を用いて，表層部と最深部の index を比較する．最深部が明らかに減少している場合には良性，減少を認めない場合には悪性の可能性が示唆

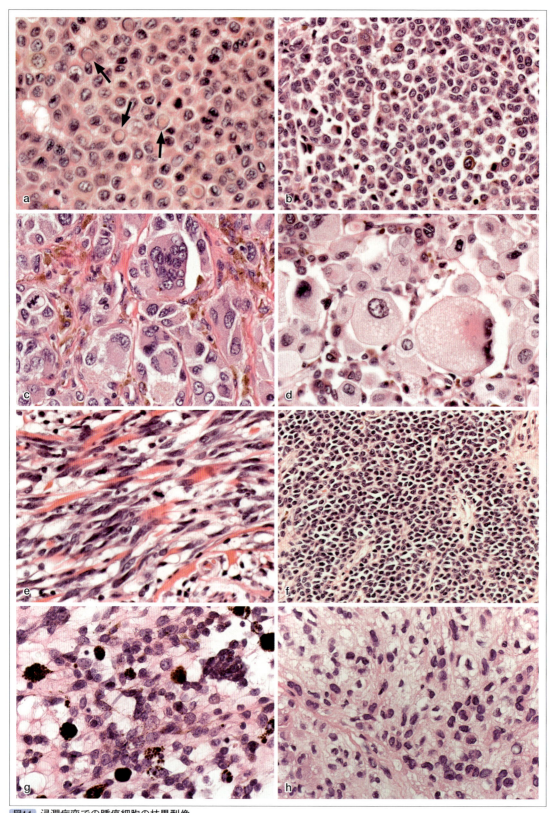

図11 浸潤病変での腫瘍細胞の核異型像
一般的な核異型像（a, b）で，核内封入体像が目立つ（a：➡）．多核腫瘍細胞（c），泡沫状胞体を有する腫瘍細胞（d），紡錘形様腫瘍細胞（e），小型腫瘍細胞（f），裸核状の腫瘍細胞（g），異型の乏しい腫瘍細胞（h）をそれぞれ認める．

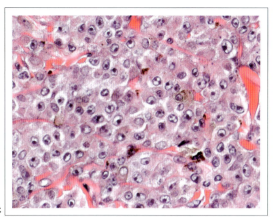

図12 明瞭な大型核小体

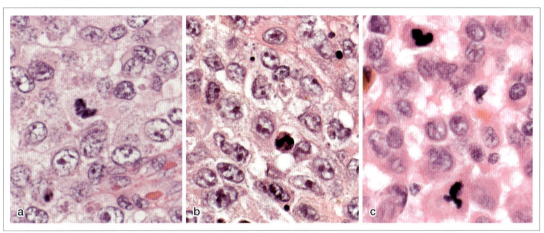

図13 腫瘍細胞の核分裂像およびアポトーシス像
核分裂像(a)とアポトーシス像(b)は，それぞれ多数認められる．異型核分裂像(c)の存在は悪性の可能性を強く示唆する．

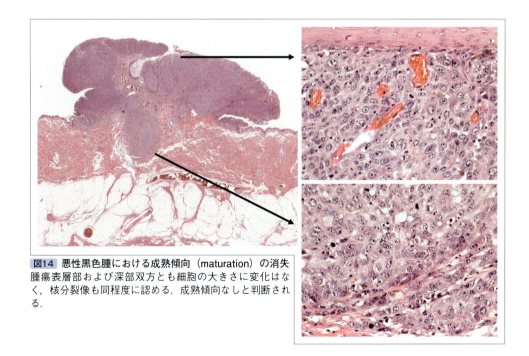

図14 悪性黒色腫における成熟傾向（maturation）の消失
腫瘍表層部および深部双方とも細胞の大きさに変化はなく，核分裂像も同程度に認める．成熟傾向なしと判断される．

悪性黒色腫

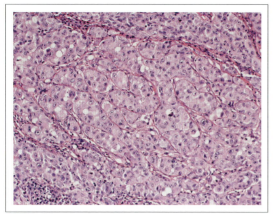
図15 腫瘍細胞の類上皮様所見
両染性を示す豊富な胞体を有する腫瘍細胞が類上皮様の形態を示す．

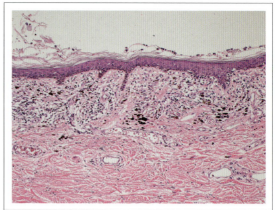
図16 苔癬型の所見を示す in situ 病変
表皮直下に帯状のリンパ球浸潤を見る．

される．

■ 類上皮様所見　図15
- 悪性黒色腫では腫瘍細胞の胞体が豊富になり，類上皮様の形態を示すことがある．
- 細胞異型が顕著になることが多く，悪性の可能性を示唆する所見である．
- Spitz 母斑は例外である．

■ 背景所見
- 表皮直下の帯状リンパ球浸潤の存在（苔癬型リンパ球浸潤：lichenoid change）図16 ：in situ 病変ではしばしば認められる．
- 病変内および周囲での瘢痕形成（リンパ球浸潤およびメラニン沈着を伴う）：悪性黒色腫の退縮所見である可能性がある．

■ メラノサイトと鑑別すべき細胞
- 胞体内にメラニンを含有することから，①メラニンを含有したケラチノサイト，②メラニンを貪食したマクロファージはメラノサイトと鑑別する必要がある．
- 上記2つの細胞とメラノサイトとの鑑別として，胞体内のメラニンの性状を比較する．ケラチノサイトおよびマクロファージは粗造なメラニンしか認めないのに対し，メラノサイトにはパウダー状（dusty）の微細メラニンも認める 図17 ．ただし，微細メラニンの存在自体は悪性を示唆する所見ではない．

特殊型

線維形成性黒色腫（desmoplastic melanoma）図18
- 紡錘形の異型メラノサイトが著明な間質反応（desmoplasia）を伴って増殖する病変である．
- 弱拡大では瘢痕様組織に類似した所見を示す．時にリンパ球浸潤が散見される．
- 腫瘍細胞の異型性が乏しく，核分裂像も少数もしくは認めない．

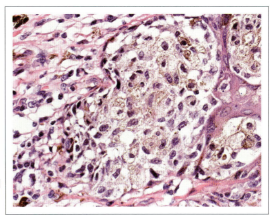

図17 パウダー状（dusty）の微細メラニン
メラノファージでは認められない．

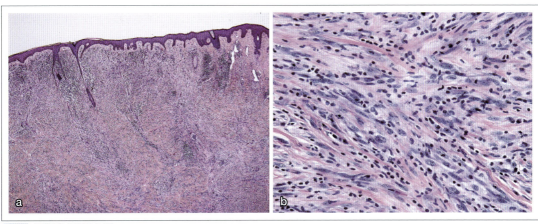

図18 線維形成性黒色腫
a：弱拡大．真皮に瘢痕様組織を認める．一部にリンパ球浸潤を認める．
b：強拡大．軽度の核異型を示す紡錘形腫瘍細胞を認める．胞体内にメラニンの存在を認めない．

- 胞体内のメラニンの存在が目立たない，もしくは認めないことが多い．
- *in situ* 病変がわかりにくい，もしくは認めないことが多い．
- 通常型の悪性黒色腫と合併することがある．
- 腫瘍細胞は S-100 蛋白，SOX10，nestin に陽性所見を示すが，他の代表的なマーカーである HMB45，Melan A（MART-1），MiTF1 は陰性を示すことが多い．
- 純粋型の再発は局所再発がほとんどで，遠隔転移は少ない．
- 通常の悪性黒色腫と比較して，予後はよい．

悪性青色母斑（malignant blue nevus）図19

- 良性の青色母斑が隣接して存在する．
- 真皮もしくは皮下結合織内を中心に腫瘍細胞が増殖する．
- 表皮および付属器に *in situ* 病変を認めない．
- 腫瘍細胞の核は多形性を示し，核クロマチンは粗造で，濃染傾向を示す．明瞭な核小体を伴うことも多い．時に多核細胞が存在する．
- 核分裂像が認められ，Ki-67/MIB1 index は高値を示すことが多い．

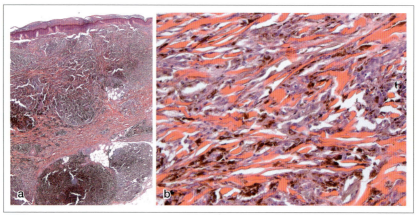

図19 悪性青色母斑
a：真皮から皮下結合織にかけて腫瘍が存在する．
b：表皮と腫瘍との連続性は認めない．腫瘍内では高度な異型を示す紡錘形腫瘍細胞の増殖を認める．

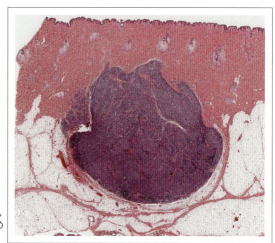

図20 転移性悪性黒色腫
腫瘍の中心は皮下結合織に存在し，表皮と腫瘍との間に連続性を認めない．

- 時に異型核分裂像を認める．

転移性悪性黒色腫（metastatic melanoma） 図20

- しばしば悪性黒色腫の皮膚転移をみる．
- 原発との鑑別点として，病変が表皮と連続しない，表皮内に *in situ* 病変が存在しない，病変の主座が真皮以下に存在する，などの所見が挙げられる．
- AJCC/UICC（第8版）では，サテライト（satellites metastasis）は原発巣から2cm以内に生じる転移，イントランジット（in-transit metastasis）は2cmを超えて所属リンパ節の皮内もしくは皮下に生じる転移と定義されている．
- TNM分類第8版では，サテライトとイントランジットはNの項目で規定される．詳細はTNM分類の項目を参照 表2．
- 表皮内に病変が存在する場合，原発か転移性かの判断は困難な場合が少なくない．鑑別には臨床経過が重要となる．

病期の判定

■ TNM 分類

- TNM システムによる分類は病期決定に重要である.
- AJCC（American Joint Committee on Cancer）および UICC（International Union Against Cancer）で採用されている Pathological T（pT）**表2** は Breslow 分類が元となっている. Breslow 分類の基本概念を以下に示す.
- 以前よく用いられた Clark 分類も併せて下記に示す.

■ Breslow 分類

- 表皮顆粒層から腫瘍最深部までの垂直距離を測定し, pT 分類を決定する分類方法である **図21a** .
- 隆起性病変では, 腫瘍が最も隆起した部位の顆粒層から腫瘍最深部までの垂直距離を測定する **図21b** .
- 潰瘍形成病変では腫瘍が陥凹し, かつ表皮成分が存在しない. この場合には, 潰瘍底～腫瘍最深部までの垂直距離を測定する **図21c** .
- 口腔など顆粒層が存在しない部位では, 表皮最表層～腫瘍最深部までの距離を測定する.
- オリジナルの Breslow 分類と現在の AJCC/UICC（第8版）による pT 分類では, 分類上の測定距離の閾値が異なっている（オリジナルの Breslow 分類では 0.75mm 以下, 1.5mm 以下, 3.0mm 以下, 3.01mm 以上の4段階である）.

■ Clark 分類 **図22**

- 腫瘍最深部の組織の解剖学的部位により Clark level を決定する. 現在ではあまり汎用されていない.

■ その他の代表的予後不良因子（病理報告書に記載が望まれる）

- 娘結節（主病変から 5cm 以上離れた部位に存在する病変）
- 脈管侵襲
- 神経周囲侵襲
- 高度な腫瘍内リンパ球浸潤や自然退縮は予後不良因子とする文献が少なくないが, 十分な証拠はない.

表2 2017 年版 AJCC および UICC による病理学的 TNM 分類

pT 分類

pTis		AJCC	UICC
		Melanoma *in situ*	Melanoma *in situ*
pT1：腫瘍深達度が 1.0mm 以下	pT1a	腫瘍の厚さが 0.8mm 以下で，潰瘍を伴わない	腫瘍の厚さが 0.8mm 以下で，潰瘍を伴わない
	pT1b	腫瘍の厚さが 0.8mm 以下で，潰瘍を伴うもしくは腫瘍の厚さが 1.0mm 以下で潰瘍を伴わない.	腫瘍の厚さが 0.8mm 以下で，潰瘍を伴うもしくは腫瘍の厚さが 1mm 以下で潰瘍を伴わない.
pT2：腫瘍の厚さが 1.0mm を超え，2.0mm 未満	pT2a	潰瘍を伴わない	潰瘍を伴わない
	pT2b	潰瘍を伴う	潰瘍を伴う
pT3：腫瘍の厚さが 2.0mm を超え，4.0mm 未満	pT3a	潰瘍を伴わない	潰瘍を伴わない
	pT3b	潰瘍を伴う	潰瘍を伴う
pT4：腫瘍の厚さが 4.0mm を超える	pT4a	潰瘍を伴わない	潰瘍を伴わない
	pT4b	潰瘍を伴う	潰瘍を伴う

註：AJCC 分類での腫瘍の深達度評価は小数点第 1 位までが評価対象であるが，UICC 分類では pT1a を除き，実数のみが評価対象である.

pN 分類

pNx	所属リンパ節の評価が困難
pN0	所属リンパ節に転移を認めない
pN1	1 個の所属リンパ節転移を認める pN1a 臨床的に潜在性の（顕微鏡的）転移 pN1b 臨床的に明確な（肉眼的）転移 pN1c リンパ節転移を伴わないサテライトもしくはイントランジット転移
pN2	2 個または 3 個の所属リンパ節転移を認めるか，リンパ節転移を伴わず所属部位のリンパ管内に限局した転移 pN2a 臨床的に潜在性の（顕微鏡的）転移 pN2b 臨床的に明確な（肉眼的）転移 pN2c 1 個のリンパ節転移を伴うサテライトもしくはイントランジット転移
pN3	4 個以上の所属リンパ節転移，または互いに癒着したリンパ節転移，または複数の所属リンパ節転移を伴うイントランジット転移もしくは衛星病巣，のいずれか pN3a 臨床的に潜在性の（顕微鏡的）転移 pN3b 臨床的に明確な（肉眼的）転移 pN3c 複数のリンパ節転移を伴うサテライトもしくはイントランジット転移

pM 分類

pM0	遠隔転移を認めない
pM1	遠隔転移あり pM1a 皮膚，皮下組織または遠隔リンパ節への転移 pM1b 肺転移 pM1c その他および中枢神経以外への転移 pM1d 中枢神経転移

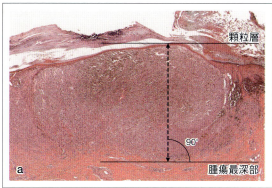
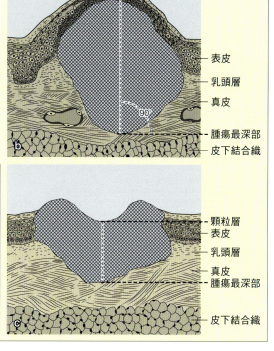

図21 Breslow 分類の概要
a：表皮顆粒層から腫瘍最深部までの垂直距離を測定する．
b：隆起性病変では，腫瘍が最も隆起した部位の顆粒層から腫瘍最深部までの垂直距離を測定する．
c：潰瘍形成病変では，腫瘍に隣接した正常皮膚の顆粒層から腫瘍最深部までの垂直距離を測定する．
(b, c：Wittekind C, et al., eds. TNM Atlas：Illustrated Guide to the TNM/pTNM Classification of Malignant Tumours 5th ed. Heidelberg,：UICC Springer；2002. p.202-6 を基に作成)

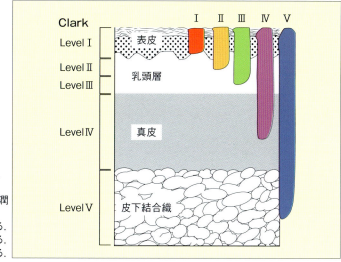

図22 Clark 分類の概要
腫瘍最深部の位置により level が決定される．
・level Ⅰ：腫瘍細胞が表皮内に限局する．
・level Ⅱ：腫瘍細胞がわずかに乳頭層に浸潤する．
・level Ⅲ：腫瘍細胞が乳頭層に多数浸潤する．
・level Ⅳ：腫瘍細胞が真皮網状層に浸潤する．
・level Ⅴ：腫瘍細胞が皮下結合織に存在する．

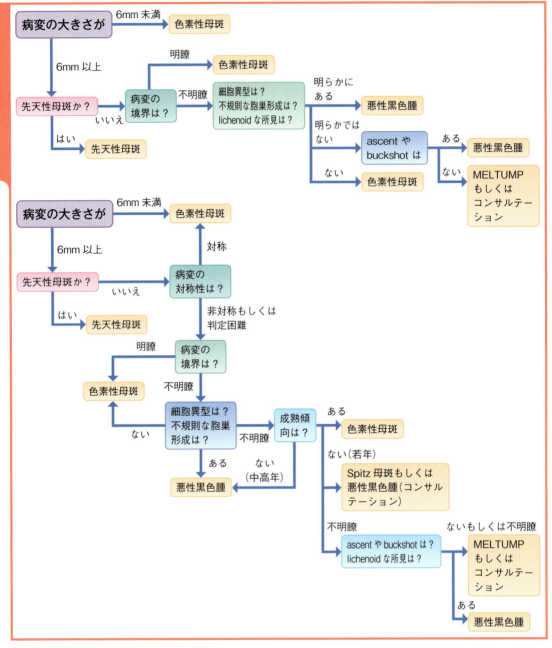
（都築豊徳）

fibrous/fibrous tissue tumor
間葉系腫瘍
線維性・線維組織球性腫瘍

疾患の概要

- 線維性・線維組織球性腫瘍のうち，皮膚領域で比較的遭遇する機会の多い，あるいは皮膚に好発する病変のなかで鑑別診断が問題となると考えられる17疾患を示す 表1．異型線維黄色腫と類上皮肉腫は軟部腫瘍のWHO分類2013ではtumors of uncertain differentiation に分類されているが本稿に記載した．良性，境界悪性，悪性の区分はICD-O codeに準じる．
- 線維性・線維組織球性腫瘍は線維芽細胞・筋線維芽細胞あるいは組織球由来と考えられている腫瘍で，その由来を反映して膠原線維や間質粘液の産生をしばしば伴う．
- 特異的な免疫組織学的マーカーに乏しく，組織形態が分類に重要視される．
- 病理組織像のオーバーラップや同義語（臨床像が異なる）が多く，疾患分類が複雑である．例えば巨細胞腫や筋線維腫は，組織像が同様でも発生部位や発生様式で良性と境界悪性の区分が変わる．
- 発生部位，患者年齢，表在性腫瘍については肉眼所見が診断に重要となる．
- 一般的に，表在性の腫瘍で大きさが＞5cmのものや，すべての深在性（筋膜以深）の腫瘍は悪性の可能性がある．

染色体・遺伝子異常

- 一部の疾患では特異的な染色体・遺伝子異常が知られていて，診断に応用されている 表2．

- 一般的に非上皮性腫瘍は，細胞形態から紡錘形細胞型，円形細胞型，多形細胞型，多核巨細胞型，類上皮型に分類されるが，皮膚の線維性・線維組織球性腫瘍の大部分は紡錘形細胞型を示し，続いて多形細胞型，多核巨細胞型，類上皮型を示すことが多く，円形細胞型を示すことは少ない．
- 皮膚の線維性・線維組織球性腫瘍を鑑別に挙げた場合，紡錘形細胞型，多形細胞型，多核巨細胞型，類上皮型のいずれの細胞形態を示すかを念頭に診断アプローチを行う．
- 確定診断を行うためには，臨床像，病理所見，免疫染色像，分子病理学的所見を参考に診断を進める．

表1 本項目に記載した疾患

ケロイド (keloid)/肥厚性瘢痕 (hypertrophic scar)	良性
線維性丘疹 (fibrous papule)	良性
乳児線維性過誤腫 (fibrous hamartoma of infancy)	良性
硬化性線維腫 (sclerotic fibroma)	良性
多形線維腫 (pleomorphic fibroma)	良性
後天性指尖被角線維腫 (acquired digital fibrokeratoma)	良性
腱鞘巨細胞腫 (giant cell tumor of tendon sheath)	良性
結節性筋膜炎 (nodular fasciitis)	良性
皮膚線維腫 (dermatofibroma)	良性
異型線維黄色腫 (atypical fibroxanthoma)	良性
乳児筋線維腫症 (infantile myofibromatosis)	境界悪性
巨細胞線維芽細胞腫 (giant cell fibroblastoma)	境界悪性
隆起性皮膚線維肉腫 (dermatofibrosarcoma protuberans)	境界悪性
乳児型線維肉腫 (infantile fibrosarcoma)/成人型線維肉腫 (adult fibrosarcoma)	悪性
類上皮肉腫 (epithelioid sarcoma)	悪性

表2 染色体・遺伝子異常

結節性筋膜炎	*MYH9-USP6* fusion
巨細胞線維芽細胞腫，隆起性皮膚線維肉腫	*COL1A1-PDGFB* fusion
乳児型線維肉腫	*ETV6-NTRK3* fusion
類上皮肉腫	*SMARCB1* mutation

ケロイド (keloid)/肥厚性瘢痕 (hypertrophic scar)

臨床所見

- 外傷による結合織の増生である．肥厚性瘢痕は限局し，消退傾向がある．
- ケロイドは外傷範囲を超えて増生する隆起性病変で，消退傾向を示さない．

病理所見

- ケロイドは無茎性のプラーク状（扁平隆起性）病変で，太い好酸性の膠原線維が密に増殖し，皮膚付属器は認めない．膠原線維の間には小型の線維芽細胞が増生する ．
- 肥厚性瘢痕では太い膠原線維（keloidal collagen）の増生はなく，表皮に垂直に走行する細血管が認められる．

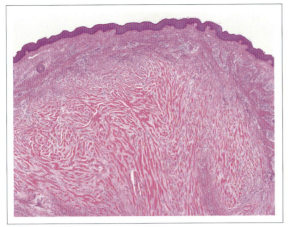

図1 ケロイド
硝子様肥厚を示し，keloidal fiber の増生が目立つ．

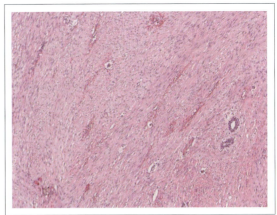

図2 デスモイド型線維腫症
線維芽細胞が直線的に束状に増殖する．

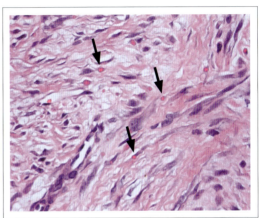

図3 乳児指趾線維腫症
好酸性の円形封入体（➡）が紡錘形の腫瘍細胞の細胞質内に散見される．
（京都大学病理診断科：竹井雄介先生提供）

鑑別診断

- デスモイド型線維腫症（desmoid-type fibromatosis）**図2**，表在性線維腫症（palmar/plantar fibromatosis）は細胞異型に乏しい紡錘形細胞が長い（対物10倍視野を超える）直線的な束をつくり増殖する．細長い血管を伴う．表在性では約半数でβ-カテニンのびまん性核陽性がみられる．
- 乳児指趾線維腫症（infantile digital fibromatosis）は手指あるいは足趾に好発する隆起性軟部腫瘍で，細胞質内に好酸性封入体を伴った紡錘形細胞の束状増殖を見る **図3**．

治療，予後

- 良性病変．完全切除できていないと，ケロイドはしばしば再発する．

線維性丘疹 (fibrous papule)

臨床所見

- 中年成人の鼻・顔面中央に好発する，単発，ドーム状の肌色結節である．
- 同義語として血管線維腫（angiofibroma），脂腺腫（adenoma sebaceum；結節性硬化症患者に発症する多発型），真珠状陰茎丘疹（pearly penile papule；亀頭の冠状溝に沿って線状に多発集簇）がある．

病理所見 図4

- 真皮内に星状や紡錘形の線維芽細胞が膠原線維の介在，細血管の拡張を伴って増生し，毛包周囲では同心円状に配列する．

鑑別診断

- 皮膚線維腫は線維芽細胞様細胞の不規則束状増生からなる，境界不整な真皮内結節状病変である．
- 瘢痕（scar）は外傷部位に一致して発生し，表皮に垂直に走行する血管を伴う．
- 線維上皮性ポリープ（fibroepithelial polyp）には，星状母斑や同心円状配列はみられない．

治療，予後

- 良性．単純切除で治癒する．

乳児線維性過誤腫 (fibrous hamartoma of infancy)

臨床所見

- 2歳未満の男児の腋窩，鼠径部，上肢，体幹，外陰部に好発する．
- 緩徐に増大する単発性の皮下結節である．

病理所見 図5

- 真皮深部，皮下脂肪織に発生する．
- 3腫の成分（①束状の成熟した筋線維芽細胞あるいは線維芽細胞，②円形あるいは紡錘形の未熟な間葉系細胞の胞巣，③成熟脂肪織）が混在して増殖するが，その割合は症例によってさまざまである．

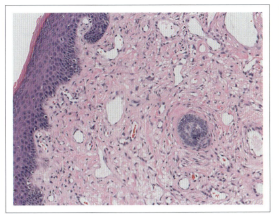

図4 線維性丘疹
細血管の拡張を伴って線維芽細胞が疎に増生，毛包周囲に同心円状の膠原線維の増生がみられる．

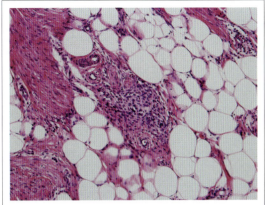

図5 乳児線維性過誤腫
線維芽細胞，未熟な間葉系細胞，成熟脂肪織の3成分が認められる．
（日本赤十字社和歌山医療センター：小野一雄先生提供）

鑑別診断

- 線維腫症（fibromatosis）は線維芽細胞の直線的な束状増殖，未熟間葉系細胞はみられない．
- 脂肪芽腫（lipoblastoma）は，3歳未満の四肢体幹の軟部組織に好発する．脂肪織と粘液状間質組織が混在して小葉状に増殖し，成熟段階の多彩な脂肪細胞が混在するが，時間の経過とともに成熟傾向を示す．
- 乳児型線維肉腫は異型のある紡錘形細胞が均一に密に増殖する．

治療，予後

- 良性．不完全切除で再発する可能性がある．

皮膚線維腫（dermatofibroma）

臨床所見

- 40～50代に多い傾向があるが，どの年齢にも発生する．性差はない．
- 四肢末端に好発するが，全身どこにでも発生する．

病理所見 図6

- 真皮を主座とする境界不整な淡染性の結節状病変，表皮の過形成性変化と基底層のメラニン色素沈着を伴う．
- 膠原線維の介在を伴って紡錘形の線維芽細胞様細胞が不規則束状あるいは花むしろ状に増生する．
- 免疫染色でFactor XIIIa，CD10陽性である．

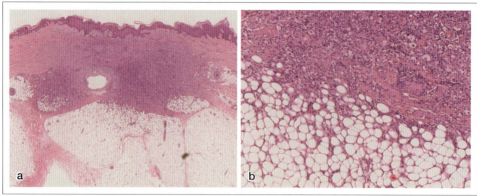

図6 皮膚線維腫
a：弱拡大．過形成変化を示す表皮下真皮に不整な結節状病変を認める．
b：強拡大．紡錘形の線維芽細胞様細胞が泡沫細胞を伴って不規則に増殖．皮下脂肪織に放射状に軽度に浸潤するが，隆起性皮膚線維肉腫ほど高度ではない．

- 多数の組織亜型があり，分類困難な真皮の良性線維性腫瘍が皮膚線維腫に分類される傾向がある．

鑑別診断

- 隆起性皮膚線維肉腫では，皮膚線維腫の軽度の脂肪織浸潤やCD34の部分陽性像などの所見が，しばしば鑑別を要することがある．最も重要な鑑別点は，皮下脂肪織への浸潤パターンである．表皮に過形成性変化はみられず，皮下脂肪織に蜂窩状あるいは表皮に平行に幅広く浸潤する．しばしば切除断端陽性となる．免疫染色でCD34陽性，Factor XIIIa陰性となり，*COL1A1-PDGFB* fusion陽性である 表3．
- 皮膚筋線維腫（dermatomyofibroma）は皮膚線維腫の類縁疾患で，肩・腋窩に好発する．筋線維芽細胞様の紡錘形細胞が表皮と水平に増殖し，免疫染色でα-SMA陽性，Factor XIIIa陰性となる．
- 孤在性線維性腫瘍（solitary fibrous tumor）はhemangiopericytomatous patternを示す良性紡錘形細胞腫瘍である．免疫染色でCD34にびまん性陽性，STAT6陽性となる．

治療，予後

- ほとんどが良性の転帰をたどる．
- 断端陽性例では再発することがあるので，再発の有無のみで良悪は決定できない．

表3 皮膚線維腫と隆起性皮膚線維肉腫の鑑別

鑑別点	皮膚線維腫	隆起性皮膚線維肉腫
大きさ	小さい	大きい
左右対称性	＋	－
表皮の過形成性変化	＋	－
皮下脂肪組織への進展	あっても短く放射状	蜂窩状あるいは表皮に平行に幅広く存在
細胞像	多彩，しばしば泡沫細胞，多核巨細胞が混在	単一で細い紡錘形細胞
storiform pattern	＋/－	＋
CD34の免疫染色	＋/－	＋
COL1A1-PDGFB fusion	－	＋

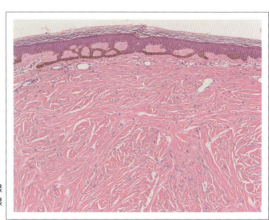

図7 硬化性線維腫
表皮下に硝子化して幅広い膠原線維が密にみられ，膠原線維間に線維芽細胞が疎に増生する．

硬化性線維腫（sclerotic fibroma）

臨床所見

- 緩徐に増大するプラーク状あるいは結節状病変．
- Cowden症候群で多発することがある．

病理所見 図7

- 表皮下に硝子化して幅広い膠原線維の束が錯綜し，花むしろ状，渦状に増生する．
- 膠原線維の間は離解し，細胞密度は低い．

鑑別診断

- 線維形成線維芽細胞腫（desmoplastic fibroblastoma）は通常，皮下脂肪織が主座で真皮には及ばない．膠原線維の増生は比較的軽度である．

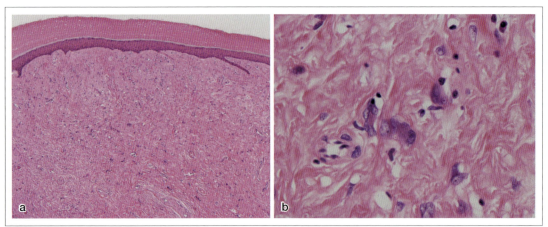

図8 多形線維腫
a：弱拡大．表皮下に線維性間質の増生を認める． b：強拡大．多核の細胞が混在する．
（京都府立医科大学：小西英一先生提供）

- 多形線維腫には多形線維腫様の多形紡錘形細胞が混在することがあり，"pleomorphic sclerotic fibroma"といった疾患名が使われることもある．

治療，予後

- 良性．単純切除のみで治癒する．

多形線維腫（pleomorphic fibroma）

臨床所見

- ドーム状あるいはポリープ上の軟線維腫様の肌色腫瘤である．

病理所見 図8

- ポリープ状病変，膠原線維の増生が目立つ．
- 細胞密度は低い，紡錘形細胞に核が濃染した多形細胞が混在する．
- CD34 陽性．

鑑別診断

- 皮膚線維腫の特殊型（dermatofibroma with monster cells）は辺縁不整で，表皮の過形成性変化を伴う．
- 線維性丘疹では膠原線維の増生は比較的疎で，毛包周囲に同心円状に配列する．

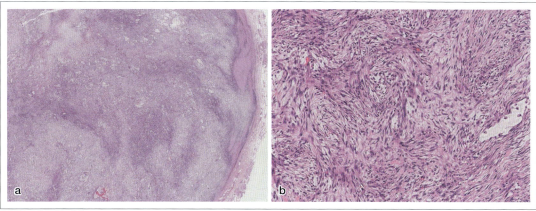

図9 結節性筋膜炎
a：弱拡大．境界明瞭だが辺縁不整な結節状病変で，腫瘍細胞の分布に疎密を認める．
b：強拡大．多形性に乏しい紡錘形の腫瘍細胞が束状あるいは花むしろ状構造をとり増殖する．背景間質の一部は粘液状である．

治療，予後

- 良性．単純切除のみで治癒する．

結節性筋膜炎（nodular fasciitis）

臨床所見

- 遭遇頻度が高く，小児を含む若年者に好発，性差なし．
- 上腕，特に前腕に好発，体幹部にも発生する．
- 急速に増大し，疼痛を伴うことがある．

病理所見 図9

- 皮下脂肪織内の紡錘形細胞からなる数cm大の結節状病変．
- 多形性に乏しい筋線維芽細胞様の紡錘形腫瘍細胞が疎密を伴って増殖する．背景には粘液状変化，出血，リンパ球浸潤を伴う．
- ganglion-like cell を認める場合は増殖性筋膜炎（proliferative fasciitis）に分類される．

鑑別診断

- 未分化肉腫（undifferentiated pleomorphic sarcoma）は40歳以上の中高年に多く，四肢の深部軟部組織に好発する（皮下はまれ）．特定の分化傾向のない高異型度肉腫で，基本的に除外診断である 図10 表4 ．
- 炎症性筋線維芽細胞腫瘍（inflammatory myofibroblastic tumor）は小児，若年成人に好発し，皮膚発生はまれである．約半数が ALK 転座陽性．

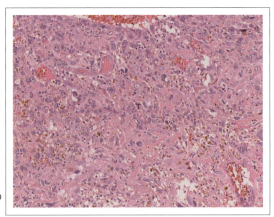

図10 未分化肉腫
高度の多形性を伴った大小不同の異型細胞が不規則に増殖する.

表4 結節性筋膜炎と未分化肉腫の鑑別

鑑別点	結節性筋膜炎	未分化肉腫
年齢	若年者	中高年者
大きさ	2cm くらいまで	しばしば 2cm を超える
発生部位	上腕皮下脂肪織に好発	・四肢深部軟部組織に好発 ・皮下発生は比較的まれ
細胞像	・腫瘍細胞は比較的均一な紡錘形で,核小体は目立ってもクロマチンの増量は軽度 ・核分裂像をみるが異常核分裂像は陰性 ・しばしば破骨型の多核巨細胞を伴う	・紡錘形,多稜形の腫瘍細胞で,核の多形性,濃染が目立つ ・しばしば異常核分裂像陽性
組織構造	・束状,不明瞭な花むしろ状増殖 ・浮腫状,粘液状の豊富な間質 (tissue culture appearance)	・束状,花むしろ状増殖 ・しばしば壊死を伴う

- 粘液炎症性線維芽細胞性肉腫 (myxoinflammatory fibroblastic sarcoma) は中年成人の手指軟部に好発し, Virocyte-like cell (異型リンパ球様細胞) が混在する.

▶ 治療, 予後

- 転移, 死亡の報告はごくまれで, 良性腫瘍に分類される.
- 不完全切除例は再発することがある.

■ 後天性指尖被角線維腫 (acquired digital fibrokeratoma)

▶ 臨床所見

- 手指あるいは足趾に発生する隆起性病変.
- 成人発生で男性優位である.
- 結節性硬化症患者では多発する (Koenen tumors).

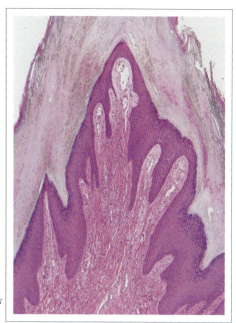

図11 後天性指尖被角線維腫
過角化を伴った隆起性病変で膠原線維束が表皮に垂直に配列する．

> ### 病理所見

- 角化した表皮に覆われたポリープ状病変．
- 膠原線維の束が表皮に垂直に配列し，線維芽細胞と血管が介在する．

> ### 鑑別診断

- acral fibromyxoma では粘液状間質を背景とした細く均一な紡錘形細胞の増殖がみられる．免疫染色で CD34 陽性．
- 乳児指趾線維腫症では紡錘形細胞の細胞質内に好酸性封入体がみられる．

> ### 治療，予後

- 良性．単純切除で完治する．

腱鞘巨細胞腫 (giant cell tumor of tendon sheath)

> ### 臨床所見

- 全年齢（30〜40代にピーク）でみられ，男女比1：2である．
- 手，特に指に好発する（ガングリオンに次いで2番目に頻度の高い手の腫瘍）．

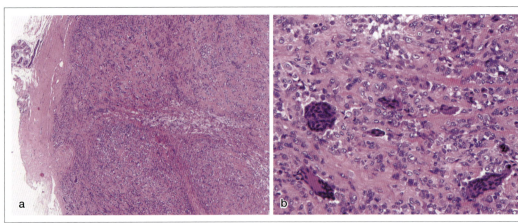

図12 腱鞘巨細胞腫
a：弱拡大．分葉状増殖を示す境界明瞭な腫瘍．
b：強拡大．単核の組織球様細胞が破骨型多核巨細胞を伴って増殖する．

病理所見 図12

- 腱鞘由来の深部結節状病変で，皮膚組織が標本中に含まれることはまずない．
- 多形性に乏しい単核の組織球様細胞の増殖からなり，破骨型の多核巨細胞，ヘモジデリンの沈着，泡沫細胞の集簇を伴う．
- 免疫染色で CD68 陽性．

鑑別診断

- diffuse-type tenosynovial giant cell tumor は若年成人に発生する．関節内病変は膝，股関節に好発し，絨毛結節状増殖を示す．関節外病変は膝，下腿，足の関節周囲に好発し，周囲間質に破壊性に増殖する．しばしば再発して，機能性障害をきたす境界悪性腫瘍で，転移はまれである．
- giant cell tumor of soft tissue は 50 代，四肢の表在軟部組織に好発する．多結節状増殖を示し，境界は明瞭．再発率は約 10％ だが，まれに転移をきたす境界悪性腫瘍である．

治療，予後

- 良性腫瘍．局所再発することはあるが，破壊性増殖はまれである．

異型線維黄色腫（atypical fibroxanthoma）

臨床所見

- 日光露光部，特に頭部に好発する．
- 単発，2cm 大のポリープ状病変で，潰瘍や出血をしばしば伴う．

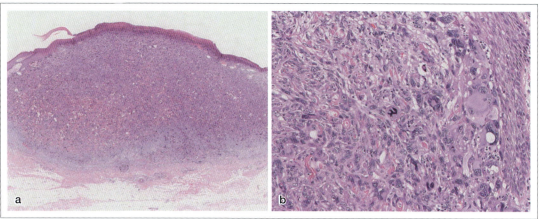

図13 異型線維黄色腫
a：弱拡大．真皮を主座とする境界明瞭な隆起性病変
b：強拡大．多形性の目立つ組織球様細胞が増殖し，異常核分裂像も認められる．

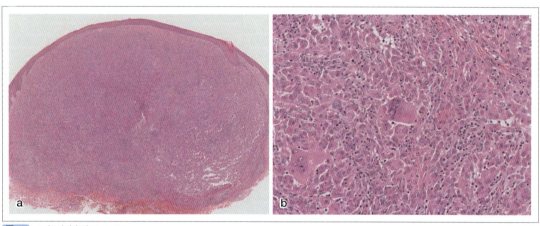

図14 reticulohistiocytoma
a：弱拡大．境界明瞭な隆起性真皮病変
b：強拡大．好酸性の豊富な細胞質を有した組織球様の腫瘍細胞が背景にリンパ球浸潤を伴って増殖．核の多形性は目立たない．

病理所見 図13

- 真皮を主座とした組織球様細胞の密な増殖からなり，病変は境界明瞭に隆起し，表皮襟を伴う．
- 腫瘍細胞の核には多形性がみられ，異型核分裂像をしばしば伴う．
- 特異的な免疫染色マーカーなし，除外診断的要素が強い．

鑑別診断

- 紡錘形細胞扁平上皮癌（spindle cell squamous cell carcinoma）は表皮との連続性があり（Grenz zoneなし），一部に通常の扁平上皮癌を伴うことがある．大半はサイトケラチン陰性で診断が難しいが，完全切除で予後は良好である．
- reticulohistiocytomaは，特徴的なすりガラス状の豊富な好酸性細胞質を有する

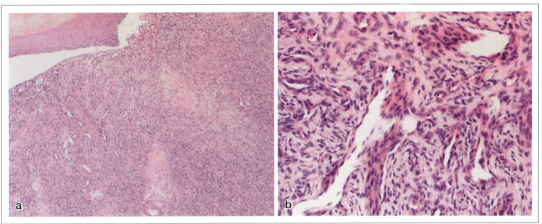

図15　乳児筋線維腫症
a：弱拡大．表皮下に紡錘形細胞が hemangiopericytomatous pattern をとって増殖する．硝子様間質が背景の一部に認められる．
b：強拡大．腫瘍細胞の一部では好酸性細胞質が目立ち，筋性分化がうかがわれる．
（京都大学病理診断科：竹井雄介先生提供）

- 組織球の増殖からなる腫瘍で，核異型は目立たない 図14 ．
- メラノサイト系病変（悪性黒色腫，Spitz 母斑，Wiesner 母斑）では，メラノサイト系マーカー陽性となる．
- 平滑筋肉腫（leiomyosarcoma）は筋系マーカー（desmin, actin）陽性となる．
- epithelioid fibrous histiocytoma は ALK 転座陽性で，皮膚線維腫から分離された良性腫瘍である．

治療，予後

- 切除のみで完治する良性腫瘍．再発はまれ．

乳児筋線維腫症（infantile myofibromatosis）

臨床所見

- 四肢，頭頸部に好発し，通常，生後 2 年以内に発症する．
- ほとんどは単発型（筋線維腫）で，多発型は非常にまれ（筋線維腫症）である．

病理所見　図15

- 真皮あるいは皮下脂肪織内の境界明瞭な結節性病変．
- 均一で異型に乏しい紡錘形細胞が hemangiopericytomatous pattern をとって増殖する．

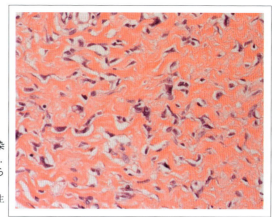

図16 巨細胞線維芽細胞腫
膠原線維間の偽血管空隙に核濃染した紡錘形の腫瘍細胞が配列する．腫瘍細胞の核には大小不同がみられ，多核のものが混在する．
（京都大学病理診断科：竹井雄介先生提供）

▶ 鑑別診断

- 筋周皮腫（myopericytoma）は成人の末梢四肢に好発し，血管周囲に紡錘形細胞が同心円状に配列している．
- 線維腫症は紡錘形細胞が直線的に束状増殖し，介在する細血管周囲に浮腫がみられる．
- 孤在性線維性腫瘍は幼児ではまれである．筋性分化はみられない．STAT6陽性．

▶ 治療，予後

- 発生した臓器の障害の程度による（重度の肺病変は予後不良因子）．
- 単発型（筋線維腫）は良性である．

巨細胞線維芽細胞腫（giant cell fibroblastoma）

▶ 臨床所見

- 乳児および小児に発生する隆起性皮膚線維肉腫の組織亜型．
- 真皮・皮下脂肪織内の無痛性の結節で，大腿，鼠径部，胸壁に発生する．

▶ 病理所見　図16

- 紡錘形細胞の疎な浸潤性増殖．一部に偽血管構造の内面を覆う多核の巨細胞を認める．
- 隆起性皮膚線維肉腫と混在あるいは再発時に隆起性皮膚線維肉腫の像を呈することがある．
- CD34陽性，*COL1A1-PDGFB* fusion陽性．

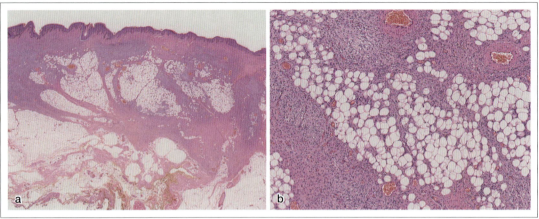

図17 隆起性皮膚線維肉腫
a：弱拡大．不整な非対称性病変　　b：強拡大．脂肪細胞を取り囲みつつ皮下脂肪織へも高度の浸潤を示す．

鑑別診断

- giant cell-rich solitary fibrous tumor/giant cell angiofibroma は組織像が類似するが，孤在性線維性腫瘍の組織亜型で，成人発生．眼窩に好発するが，他の部位でも発生する．

治療，予後

- 境界悪性腫瘍．広範囲局所切除術を行う．

隆起性皮膚線維肉腫(dermatofibrosarcoma protuberans：DFSP)

臨床所見

- 若年成人の体幹，下肢に好発する．
- プラーク状から多結節状，隆起性に緩徐に進行．

病理所見　図17

- 真皮から皮下脂肪織に広がる境界不整な病変で，表皮に過形成性変化は通常認めない．
- 均一な多形性に乏しい紡錘形細胞が真皮内で花むしろ状構造をとって増殖し，蜂巣状に皮下脂肪織に浸潤する．
- 細胞異型，核分裂像は目立たず，脂肪織への深く入り込んだ増殖パターンが診断の決め手になる．
- pigmented, myxoid, plaque-like, fibrosarcomatous といった組織亜型が存在する．
- CD34 陽性であるが，本症に特異的ではない．

- 約90%の症例でCOL1A1-PDGFB fusionが検出される.

 鑑別診断

- 浅在性の線維肉腫様病変を見たら，fibrosarcomatous DFSPを疑う．通常型のDFSPの成分やCOL1A1-PDGFB fusionの有無が鑑別点となる.
- 皮膚線維腫は比較的小型で，通常はHE1切片に収まる．皮下脂肪織への蜂巣状浸潤や表皮と並行方向の浸潤は通常みられない．COL1A1-PDGFB fusion陰性.
- plaque-like CD34-positive dermal fibroma, pleomorphic hyalinizing angiectatic tumor (PHAT), pleomorphic fibroma, fibroblastic connective tissue nevus, acral fibromyxomaなどのCD34陽性病変が鑑別に挙がる.

 治療，予後

- 切片上は非連続性に深部に進展しているようにみえることもあり，切除断端の評価に注意を要する.
- 再発時には特に瘢痕との鑑別が問題となる.
- fibrosarcomatous variant (ICD-O code/3) (10〜15%が遠隔転移) 以外は転移能を有さない境界悪性腫瘍 (ICD-O code/1).

乳児型線維肉腫 (infantile fibrosarcoma)/成人型線維肉腫 (adult fibrosarcoma)

 臨床所見

- 乳児型と成人型に分けられ，両者の組織像は類似するが，臨床像・原因遺伝子からは別の腫瘍と考えられている.
- 乳児型線維肉腫は1歳未満の四肢軟部に好発する.
- 成人型線維肉腫は中年以降の成人の四肢・体幹・頭頸部の深部軟部組織に好発.

 病理所見 図18

- 均一な紡錘形細胞が，核クロマチンの増量，多数の核分裂像を伴い，herring bone patternをとって密に増殖する.
- 乳児型線維肉腫にはround cell variantやmyxoid variantが存在する．ETV6-NTRK3 fusion陽性.
- 成人型線維肉腫は基本的に除外診断である.

 鑑別診断

- 若年者の四肢に比較的大型の壊死性肉芽腫病変を見たときは，強拡大で細胞異型

線維性・線維組織球性腫瘍 | 207

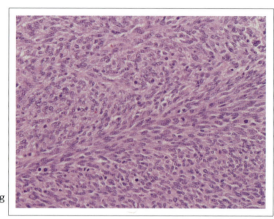

図18 乳児型線維肉腫
均一な紡錘形腫瘍細胞が herring bone pattern をとって増殖する．

の有無を観察し，適宜免疫染色にて乳児型/成人型線維肉腫の可能性を除外する．
- 隆起性皮膚線維肉腫の主座は真皮である．
- 乳児型線維肉腫の一部に，乳児筋線維腫様の組織像が混在することがあり，乳児筋線維腫（infantile myofibroma）との鑑別が問題となる．
- 乳児型線維肉腫の round cell variant や myxoid variant が横紋筋肉腫（rhabdomyosarcoma）との鑑別で問題となりうる．

治療，予後

- 切除（＋化学療法）．
- 5年生存率は，乳児型で90%以上，成人型で55%以下となる．

類上皮肉腫，遠位型（epithelioid sarcoma, distal type）

臨床所見

- 若年成人の四肢遠位に好発する（手指＞足）．
- 無痛性の皮下結節として緩徐に増大，潰瘍を伴うこともある．

病理所見　図19

- 壊死周囲に組織球様の腫瘍細胞が束状に配列し，壊死性肉芽腫様の像を呈する．
- 強拡大で強い細胞異型を認める．
- 免疫染色で高分子ケラチン陽性，INI1陰性．

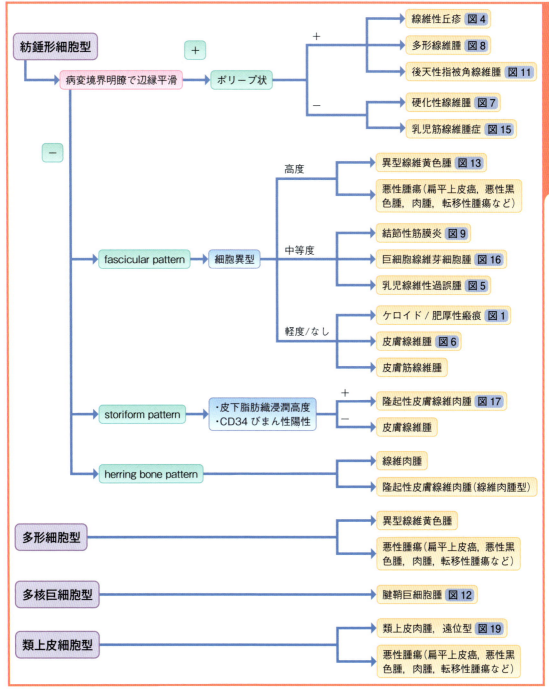

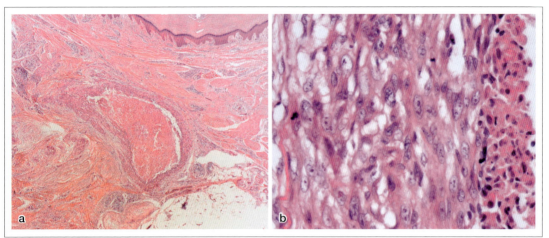

図19 類上皮肉腫，遠位型
a：弱拡大．真皮内に壊死性肉芽腫瘍の腫瘍胞巣を認める．
b：強拡大．大型核，好酸性の細胞質を有する紡錘形腫瘍細胞を認める．
（京都大学病理診断科：竹井雄介先生提供）

鑑別診断

- 近位型の腫瘍細胞は上皮様であり，線維性・線維組織球性腫瘍よりも未分化癌，横紋筋肉腫，筋上皮癌などが挙がるため，本稿では遠位型のみ記述した．
- 感染症，環状肉芽腫，リウマチ結節，異物反応などの炎症性疾患との鑑別が必要となる．
- pseudomyogenic hemangioendothelioma はもともと類上皮肉腫の "fibroma-like" variant として報告された腫瘍である．免疫染色でサイトケラチン，血管系マーカー陽性，INI1 陽性となる．

治療，予後

- 長い経過をたどって再発・所属リンパ節転移をきたす悪性度の高い腫瘍．
- 広範切除，切断術．

（藤本正数，村田晋一）

lipoma/muscle tumor

間葉系腫瘍
脂肪性・筋性腫瘍

脂肪性腫瘍

表在性皮膚脂肪腫性母斑
(nevus lipomatosus cutaneus superficialis)

- 生下時あるいは乳児期からみられる殿部のポリープ状病変である.
- 大腿，腰部，背部などにみられることもある.
- 膠原線維を伴って境界不明瞭に増殖する成熟脂肪織からなり，軟性線維腫との区別は必ずしも明確ではないが，通常単発のものは軟性線維腫に入れる.

脂肪芽細胞腫（lipoblastoma）

■ **臨床所見**
- 主に乳幼児に発生するまれな腫瘍で，胎児性脂肪織からなる.
- 被包化された限局型と，被膜のないびまん型とがあり，後者を脂肪芽腫症（lipoblastomatosis）と称する.
- 不完全に切除されるとしばしば再発するが，遠隔転移や悪性化をきたすことはない.

■ **病理所見**
- 脂肪腫に比して厚い線維性結合織で区画され，分葉状を呈するのが特徴である 図1a .
- 未熟な，あるいは種々の程度に成熟した脂肪芽細胞，脂肪織が増殖し，紡錘形細胞を含んだ粘液腫状の基質や豊富な小血管を伴う 図1b .
- 大部分の例において紡錘形細胞に desmin が発現し 図1c ，筋線維芽細胞分化が示唆される.
- 脂肪分化を示す細胞は S-100 蛋白陽性で，やや未熟な紡錘形細胞の多くはしばしば CD34 陽性である.

■ **染色体・遺伝子異常**
- ほとんどの脂肪芽細胞腫は *HAS2-PLAG1* あるいは *COL1A2-PLAG1* 融合遺伝子を有し，まれな融合遺伝子の亜型として *COL3A1-PLAG1* や *RAB2A-PLAG1* も同定されている.
- *PLAG1* 遺伝子の再構成により腫瘍細胞の核内に PLAG1 が発現し，補助診断に有用である 図1d .

脂肪性・筋性腫瘍 | 211

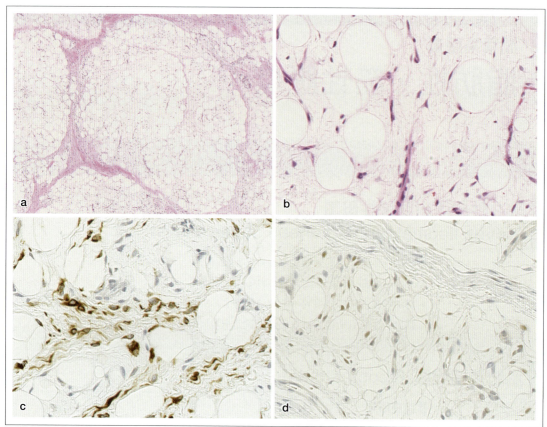

図1 脂肪芽細胞腫
a：分葉状に区画された成熟脂肪織からなる腫瘍である．
b：成熟脂肪細胞とともに，粘液腫状間質を伴った間質細胞が増殖している．
c：紡錘形細胞の一部は desmin 陽性である．
d：紡錘形細胞を主体に PLAG1 の発現を認める．

脂肪腫（lipoma）

■臨床所見
- 成人体幹の皮下に発生することが最も多いが，あらゆる年齢の身体各部に発生する．
- 大きさはさまざまで，表在性のものは多くが5cm未満とされるが，10cm以上の大型の腫瘍もまれではない．
- 局所切除により治癒し，悪性化をきたすこともない．
- 可動性被包性脂肪腫（mobile encapsulated lipoma）は無核の脂肪織が線維性被膜により囲まれた可動性結節で，被包性脂肪壊死とも称される．発生に外傷による虚血が関与すると考えられており，脂肪腫とは異なる疾患概念である．

■病理所見
- 薄い線維性被膜で覆われた成熟脂肪織からなる 図2 ．脂肪滴の大きさに大小不同は乏しく，脂肪芽細胞や異型紡錘形細胞などはみられない．
- 一部に粘液腫状変化や梗塞，石灰化などを示す場合がある．

■染色体・遺伝子異常
- *HMGA2* 遺伝子が関与する融合遺伝子を有することが知られており，t(3；12)

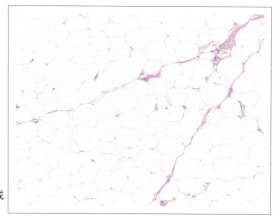

図2 脂肪腫
薄い線維性組織で分葉化された成熟脂肪の増生がみられる.

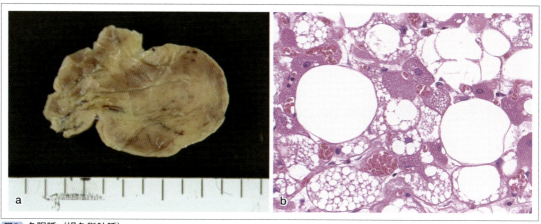

図3 冬眠腫（褐色脂肪腫）
a：不均一に褐色〜黄色を示す境界明瞭な腫瘍である.
b：多空胞状の褐色脂肪細胞類似の細胞，好酸性細胞，白色脂肪類似の細胞が密に増殖している.

に由来する *HMGA2-LPP* が最も多く，そのほかに *HMGA2-NFIB*，*HMGA2-RDC1*，*HMGIC-LHFP*，*HMGA2-SETBP1* が知られている.

冬眠腫（褐色脂肪腫）(hibernoma)

■臨床所見

- 褐色脂肪細胞は副腎周囲や頸部などにしばしばみられるが，冬眠腫は褐色脂肪細胞の増生からなるまれな腫瘍である.
- 若年成人の背部や腋窩，大腿，頸部などに好発する.
- 良性腫瘍であり，局所切除のみで再発はみられない．転移や悪性転化の報告もない.

■病理所見

- 被膜で包まれた境界明瞭な腫瘍で，割面は黄褐色を示す 図3a .
- 好酸性の強い，あるいは淡明な多空胞状の褐色脂肪細胞が密に増生する 図3b .
- 褐色脂肪細胞に特異的に発現する uncoupling protein（UCP)-1 が腫瘍細胞に陽性である.

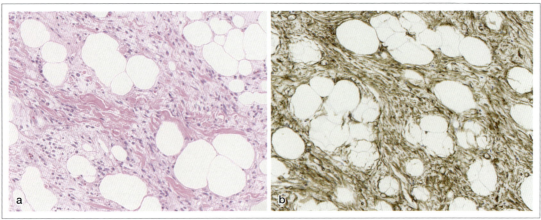

図4 紡錘細胞脂肪腫
a：成熟脂肪組織とともに，短紡錘形細胞が硝子化した膠原線維を介在しながら増殖する．
b：CD34 免疫染色．びまん性に陽性である．

- S-100 蛋白も多くの例で陽性である．

紡錘細胞脂肪腫（spindle cell lipoma）

■ 臨床所見
- 多くは 40〜60 代の男性に生じ，後頸部，背部，肩部の皮下に好発する．
- 境界明瞭な腫瘍で，脂肪織の割合により黄色〜灰白色を呈する．脂肪腫に比べ，やや硬い．
- 良性腫瘍であり，局所切除のみで再発はほとんどない．

■ 病理所見
- 組織学的には，種々の割合で成熟脂肪細胞と線維性の基質を伴った紡錘形細胞の混在よりなり，硝子化した厚い膠原線維（ropey collagen）が介在する．基質はしばしば粘液腫状である 図4a ．
- 花冠状に配列する過染性の奇怪な核が特徴的な巨細胞が出現したものは多形性脂肪腫（pleomorphic lipoma）と称され，同族の腫瘍とみなされている．
- 紡錘形細胞ならびに線維性基質はびまん性に CD34 陽性である 図4b ．

■ 染色体・遺伝子異常
- 13q14 領域を含む 13 番染色体長腕の部分欠失ないしモノソミーがみられ，この領域に遺伝子が位置する Rb1 の核内発現が消失する．このような遺伝子異常は，組織像の類似する富細胞性血管線維腫（cellular angiofibroma）や乳腺型筋線維芽細胞腫（mammary-type myofibroblastoma）と共通しており，これらの腫瘍との関連性が疑われている．
- 脂肪成分を伴う孤在性線維性腫瘍（fat-forming solitary fibrous tumor：SFT）との鑑別が問題となる場合もあるが，SFT に特異的な *NAB2-STAT6* 融合遺伝子は本腫瘍には見出されず，その遺伝子産物を検出する STAT6 は陰性である．

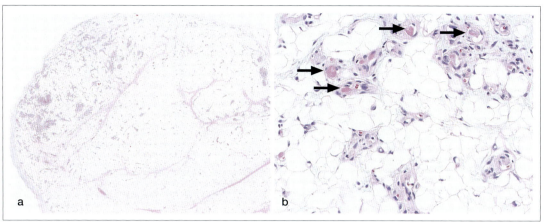

図5 血管脂肪腫
a:境界明瞭な脂肪性病変で,血管が増加することにより細胞密度の高い部分がみられる.
b:成熟脂肪とともに小型血管の増生巣がみられ,しばしばフィブリン血栓(➡)を容れている.

血管脂肪腫 (angiolipoma)

■ 臨床所見

- 10〜20代の四肢や胸腹壁の皮下に好発する1〜2cm大の境界明瞭な腫瘍で,しばしば多発する.
- 多くは圧痛や自発痛を伴う.
- 特徴的な遺伝子異常は知られていない.
- 局所切除のみで再発はなく,悪性化もみられない.

■ 病理所見

- 成熟脂肪織と小血管が混在する.血管成分の密度はさまざまであるが,病変の辺縁部で目立つ傾向にある 図5a .
- 血管内にはフィブリン血栓が見出され,診断の決め手となる 図5b .

異型脂肪腫様腫瘍 (atypical lipomatous tumor)

■ 臨床所見

- 以前,高分化脂肪肉腫 (well differentiated liposarcoma) と称されていたものに相当する.3種の組織学的亜型〔脂肪腫類似型 (lipoma-like type),硬化型 (sclerosing type),炎症型 (inflammatory type)〕が認識されているが,皮膚科領域で扱うことのある皮下に生ずるものの多くは脂肪腫類似型である.
- あらゆる部位に発生しうるが,大腿,殿部,背部,上腕など,体幹や四肢近位部に多い.
- 後腹膜などの深部発生例に比べると一般に小さいが,10cmを超えるような大型のものも多い.
- 肉眼的には単結節状のものが多いが,多結節状のものや筋肉などの近接組織に境界不明瞭に浸潤するものもある 図6a .割面は脂肪腫に比して光沢がなくやや白みがかっていることが多く 図6b ,線維成分の増生や硬化性変化により白色

脂肪性・筋性腫瘍 | 215

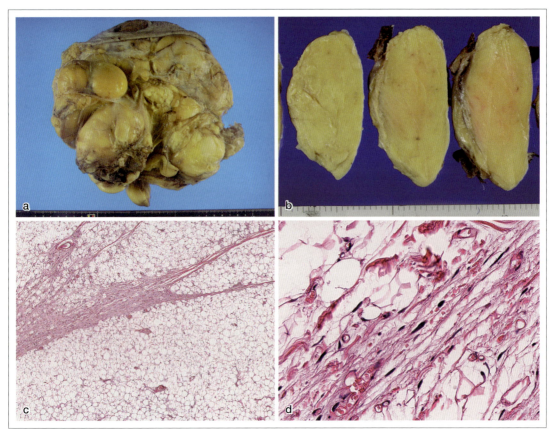

図6 異型脂肪腫様腫瘍
a：大きな結節からやや小型の結節が突出するような多結節状の腫瘍である.
b：割面はやや淡い黄色調で，光沢が少ない.
c：不規則に肥厚した線維性隔壁で分葉化された成熟脂肪細胞からなる.
d：線維性隔壁内に異型性を示す紡錘形細胞が散見される.

領域や隔壁構造がみられることもある.
- 本腫瘍は大型で完全切除が困難な場合があることや，周囲の脂肪織との境界がわかりにくいことにより，多くの例で局所再発をきたすが，脱分化を起こさない限り遠隔転移はない.

病理所見

- 大部分が成熟した脂肪細胞からなるが，既存の脂肪織や脂肪腫に比べ脂肪滴の大小不同が目立つとともに，厚く幅が一定でない線維性隔壁で分葉化される 図6c ．隔壁の線維性組織はしばしば脂肪滴の間に不規則に入り込む.
- 隔壁内に異型性を示す紡錘形細胞が出現するのが特徴的 図6d で，診断に最も重視すべき所見である.
- 多空胞状の脂肪芽細胞は見出されないことも多い.
- FISH で腫瘍細胞に MDM2 の増幅が証明できるほか，免疫組織化学により MDM2 ならびに CDK4 の核内への共発現がみられる．加えて，腫瘍細胞は p16 も陽性を示すことから，3種のマーカーの組み合わせは診断的価値が高い.

染色体・遺伝子異常

- 12番染色体の12q13-15 領域に由来する余剰環状染色体や巨大マーカー染色体が

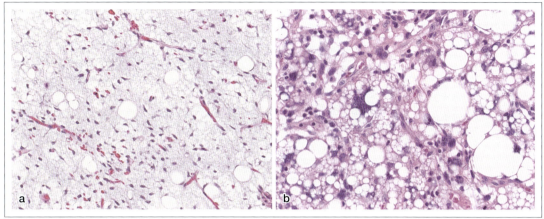

図7 脂肪肉腫
a：粘液型脂肪肉腫．粘液腫状背景に短紡錘形細胞と脂肪分化を示す細胞とが増殖し，豊富な薄壁性血管を伴っている．
b：多形型脂肪肉腫．異型性ならびに多形性の強い多空胞状の脂肪芽細胞（lipoblast）を含む腫瘍である．

みられることから，この領域に遺伝子座を有する MDM2, CDK4 遺伝子が増幅する．

脂肪肉腫（liposarcoma）

■臨床所見
- 異型脂肪腫様腫瘍を発生母地として非脂肪性の肉腫が発生することがあり，脱分化型脂肪肉腫（dedifferentiated liposarcoma）と称される．
- 粘液型脂肪肉腫（myxoid liposarcoma）の数％が皮下に，多形型脂肪肉腫（pleomorphic liposarcoma）の約1/4は表在性に生じる．
- 皮下発生のものは深在性のものに比べ，予後のよいものが多いようである．

■病理所見
- 粘液型脂肪肉腫は繊細な毛細血管網を有する粘液腫状間質内に，星芒状でしばしば脂肪空胞を有する腫瘍細胞がみられる 図7a．小型円形細胞が密に増殖する高異型度領域〔以前は円形細胞脂肪肉腫（round cell liposarcoma）と称されて

診断のポイント
- 異型脂肪腫様腫瘍と脂肪腫の鑑別がしばしば問題となる．MDM2とCDK4の免疫組織化学が両者の鑑別に用いられるが，染色性の判定に苦慮する場合もある（恐らく市販の抗体のクオリティの問題と思われる）．両者の鑑別は免疫組織化学のみに頼るのではなく，形態学的な評価が重要である．
- 異型脂肪腫様腫瘍はしばしばCD34を発現し，まれに紡錘細胞脂肪腫に類似する像を示すこともある．
- 中間的な像を示す例もあることから，異型脂肪腫様腫瘍と良性脂肪性腫瘍との鑑別に苦慮する場合もあるが，異型脂肪腫様腫瘍は中間悪性群に属する腫瘍であり，局所再発は起こしうるものの脱分化しない限り遠隔転移しないことを考慮に入れた臨床的対応が必要である．

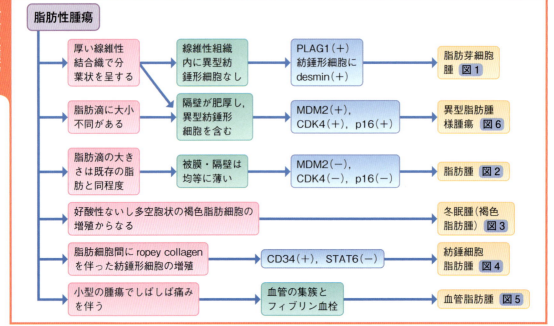

いた〕が混在することがあり，予後不良因子とされている．
- 多形型脂肪肉腫では，多形性に富む紡錘形あるいは上皮様腫瘍細胞が増殖するとともに，奇怪な核を有する大型多空胞状脂肪芽細胞が混在する 図7b．
- 脱分化型脂肪肉腫では異型脂肪腫様腫瘍同様に，MDM2，CDK4，p16の発現がみられる．脱分化成分の組織像は多彩で筋線維芽細胞や平滑筋などさまざまに分化しうることから，それらの分化に応じた表現型を示す．

■ 染色体・遺伝子異常
- 脱分化型脂肪肉腫では異型脂肪腫様腫瘍同様に，12q13-15領域の遺伝子増幅がみられる．
- 粘液型脂肪肉腫の約95%では *FUS-DDIT3* 融合遺伝子，約5%では *EWSR1-DDIT3* 融合遺伝子が見出される．
- 多形型脂肪肉腫は他の多形型軟部肉腫と同様に，染色体異数性を含む複雑な染色体・遺伝子異常を示し，特異的な遺伝子変異はない．

平滑筋性腫瘍

立毛筋性平滑筋腫（pilar leiomyoma, piloleiomyoma）

■ 臨床所見
- 若年成人に多い．
- 単発性あるいは多発性で，家族性に発生する場合もある．
- しばしば痛みを伴う．

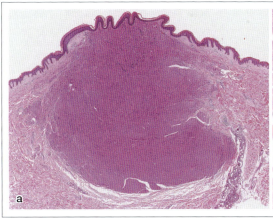
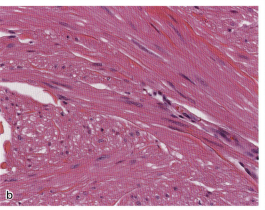

図8 立毛筋性平滑筋腫
a：付属器に隣接して真皮内に局在する境界不明瞭な平滑筋性腫瘍である．
b：異型に乏しい平滑筋細胞よりなる．

- 立毛筋に由来するため，有毛部の皮膚に発生し，四肢の伸側や体幹，顔面に好発する．多発性のものは顔面に多い．
- 1cm 未満の小型のものが多く，単発性のものが多発性のものよりも大きい傾向がある．
- 良性腫瘍であり，局所切除で再発はほとんどなく，悪性化の報告もない．

■ 病理所見
- よく分化した平滑筋が真皮内で束状に増殖し，境界の不明瞭な結節をつくる 図8 ．通常，毛包などの付属器が近接してみられる．
- 細胞異型や核分裂像はほとんどみられない．
- α-smooth muscle actin（α-SMA），muscle-specific actin（MSA），desmin，h-caldesmon といった平滑筋マーカーが陽性である．

血管平滑筋腫（angioleiomyoma, vascular leiomyoma）

■ 臨床所見
- 通常は 2cm 未満の境界明瞭な結節性病変である．
- 約半数の症例で痛みを伴う．
- 良性腫瘍であり，局所切除のみで治癒し，悪性化をきたすことはない．

■ 病理所見
- 組織像は多彩であり，増生する平滑筋の間に介在する血管の構造から，組織学的に充実型，静脈型，海綿型の3型に分けられる．しばしばそれらの組織像は混在する．
- 充実型が最も多く症例の約6割を占め，女性の下肢に多い．
- 静脈型は約3割，海綿型は約1割で，ともに男性に好発し，前者は頭頸部，後者は上肢での発生例が比較的多い．
- 充実型における介在血管は薄壁性の毛細血管であり，血管成分があまり目立たない 図9a ．

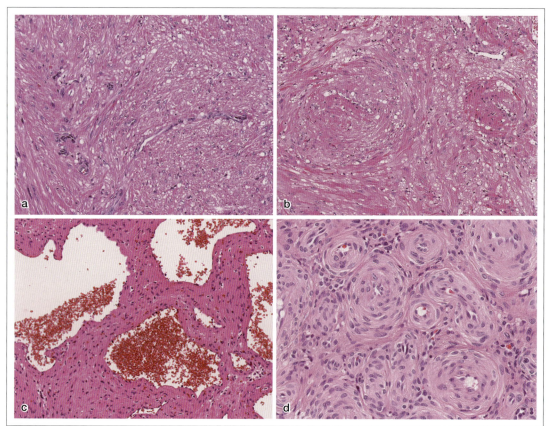

図9 血管平滑筋腫
a：充実型は薄壁性の血管を介在する．
b：静脈型は筋性血管からほつれるように平滑筋が増生する．
c：海綿型は壁構造の不明瞭な拡張血管を有する．
d：同心円状渦巻き構造を示す筋周皮腫に相当する組織像．血管平滑筋腫に比べ胞体の好酸性が弱く，細胞密度はより高い．いずれのタイプの血管平滑筋腫にも混在しうる．

- 静脈型は筋性血管が介在し，血管壁からほつれるように周囲の平滑筋増生に移行するもの 図9b である．血管が拡張して海綿型に類似する場合もある．
- 海綿型では赤血球の充満した，薄壁性の拡張血管がみられる 図9c ．
- 筋周皮腫（myopericytoma）の像が混在する例もあり 図9d ，静脈型や海綿型で頻度が高い．
- α-SMA，MSA，h-caldesmon はびまん性に陽性であるが，desmin は一部の例において陰性ないしごく限局性に発現するのみである．

平滑筋過誤腫（smooth muscle hamartoma）

臨床所見

- まれな先天性の病変で，体幹や四肢近位の皮膚に好発する．多発することもある．
- Becker母斑や青色母斑などの色素性母斑と関連して発生する場合もある．

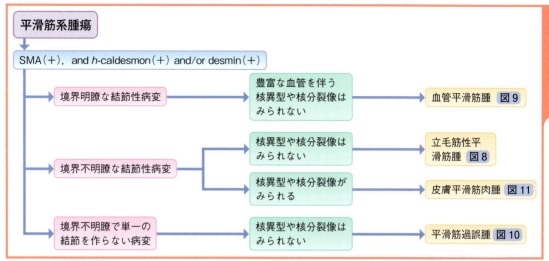

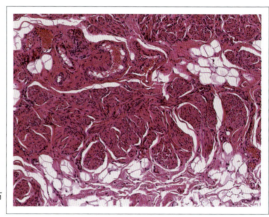

図10 平滑筋過誤腫
皮下に平滑筋束が不規則に分布している．

■ 病理所見

- 真皮ないし皮下に，平滑筋束が単一の結節をつくらず不規則に分布する 図10．筋束の間には膠原線維が介在する．
- $α$-SMA，MSA，desmin，h-caldesmon などの平滑筋マーカーが陽性である．

皮膚平滑筋肉腫（cutaneous leiomyosarcoma）

■ 臨床所見

- 真皮に発生する平滑筋肉腫は立毛筋に由来すると考えられており，表在性のため比較的小さいうちにみつかることが多い．
- 一般に境界不明瞭に浸潤し 図11a，辺縁で膠原線維の間に入り込むように浸潤する．
- 皮下に発生する平滑筋肉腫は，真皮発生例に比べ大きく，境界は比較的明瞭である．
- 局所再発はあるが，表在性で比較的小型のものが多いため，転移はまれである．

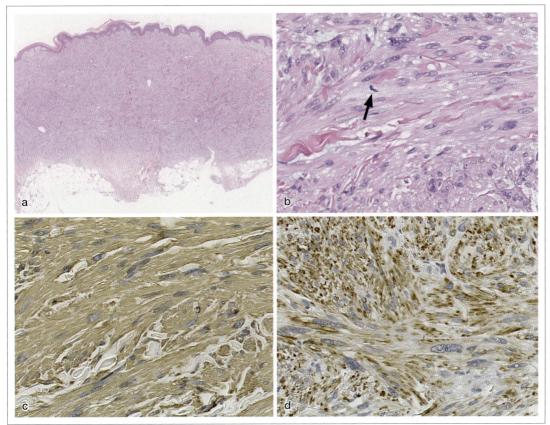

図11 皮膚平滑筋肉腫
a：真皮に主座を置く境界不明瞭な腫瘍である．
b：平滑筋に類似する異型紡錘形細胞の増殖からなり，核分裂像も認められる（➡）．
c：α-SMA 免疫染色．腫瘍細胞が陽性である．
d：desmin 免疫染色．腫瘍細胞が陽性である．

■ 病理所見

- 両切りタバコ状の核と好酸性の強い紡錘形細胞質を有する腫瘍細胞が束状に配列し錯綜する．
- 核異型，核分裂像，壊死などがみられる 図11b ．
- α-SMA 図11c や MSA のみならず，desmin や h-caldesmon が少なくとも部分的に陽性である 図11d ．

診断のポイント

・皮膚平滑筋肉腫と良性平滑筋性腫瘍（立毛筋性平滑筋腫，平滑筋過誤腫，血管平滑筋腫など）との鑑別は比較的容易で，むしろ異型性を伴う皮膚線維腫や紡錘形細胞癌，異型線維黄色腫，紡錘形細胞を主体とする悪性黒色腫などとの鑑別が問題となる．複数のマーカーをパネルで用いて平滑筋分化を確認する必要がある．

・血管平滑筋腫の各亜型，ならびに筋周皮腫の組織像は混在することがあるため，各成分の優勢度により分類すべきと思われる．

■ 染色体・遺伝子異常
- 診断に役立つような特異的遺伝子異常は知られていない.

横紋筋性腫瘍

横紋筋腫様間葉系過誤腫
(rhabdomyomatous mesenchymal hamartoma)

■ 臨床所見
- きわめてまれな病変で, 報告例は少ない.
- 口唇裂, 脊椎癒合不全, 甲状舌管囊胞, 羊膜索症候群などの胎児奇形の合併も報告されている.
- 新生児の顔や頸部の皮膚に好発し, ポリープ状を呈する.
- 切除後の再発はみられない. 自然退縮例も報告されている.

■ 病理所見
- 膠原線維, 脂肪織, 末梢神経, 血管, 皮膚付属器などに混在して, 成熟した横紋筋線維が少数分布する過誤腫性病変である. これらの横紋筋には横紋が確認できる.
- 横紋筋成分は desmin や myoglobin が陽性である.

横紋筋腫 (rhabdomyoma)

■ 臨床所見
- 横紋筋分化を示す良性腫瘍で, 成人型, 胎児型, 性器型に分けられる.
- 胎児型は頭頸部の皮下に好発し, 3歳以下に多いが, 成人にも発生しうる.
- 性器型は最もまれで, 中年成人の外陰ないし腟に好発するが, 乳幼児や男性にも発生しうる. ポリープ状病変を形成する.
- 良性腫瘍であり, 局所切除後の再発はまれである. 遠隔転移や悪性化はみられない.

■ 病理所見
- 成人型は好酸性, あるいはグリコーゲンを有する豊富な多角形の細胞からなり, 時に横紋がみられる 図12 .
- 胎児型は未熟な骨格筋細胞と未分化な紡錘形細胞からなる.
- 性器型は横紋を有する成熟した横紋筋細胞が比較的疎に増殖する.
- いずれの型においても, desmin, myogenin, MSA が種々の程度に陽性となる.

■ 染色体・遺伝子異常
- 胎児型は, *PTCH1* 遺伝子変異が発生に関与する基底細胞母斑症候群での発生が報告されている.

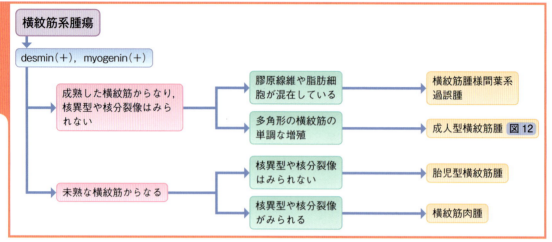

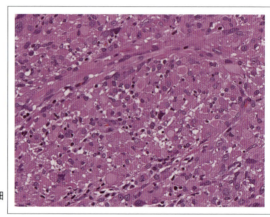

図12 成人型横紋筋腫
多角形で好酸性の強い横紋筋細胞からなる．

横紋筋肉腫（rhabdomyosarcoma）

- 横紋筋肉腫が皮膚に発生することはまれで，1%未満にすぎない．
- 胎児型，胞巣型，紡錘細胞/硬化型，多形型のいずれにおいても皮膚発生例が報告されている．
- 各亜型の詳細に関しては，軟部肉腫に関する成書を参照されたい．

（松山篤二）

vascular tumor

間葉系腫瘍
血管性腫瘍

良性病変

疾患の概要

- 良性病変では，反応性病変と，新生物との区別はしばしば困難であり，意見の一致をみていない病変も多い．なお，血管周皮細胞性の腫瘍も本稿で述べる．
- 血管腫・脈管奇形診療の国際学会（The International Society for the Study of Vascular Anomalies）が提唱している ISSVA 分類も最近用いられている．
- 病変の性状を 表1 に示す．
- 先天性の脈管奇形では広範囲の病変をつくることがしばしばあり，そのような病変では画像診断も有用である．

脈管奇形（形成異常）（malformation）

- 胎生期の脈管の形成異常で，血管奇形とリンパ管奇形に分けられる．
- 先天性の病変で，細胞増殖のほとんどない病変であるが，身体の成長に伴って脈管の拡張や，血流圧の変化によって病変が増大することがある．
- 血管奇形は，増加する血管の大きさによって，毛細血管奇形，静脈奇形，動静脈奇形に分けられるが，混在することも多い．

既存の血管の拡張による病変（dilation of preexisting vessels）

- 既存の血管の拡張・蛇行によると思われる病変で，星芒状（クモ状）血管腫，静脈湖，毛細血管拡張，被角血管腫，蛇行状血管腫，後天性リンパ管拡張症などが含まれる．

反応性の血管増殖（reactive vascular proliferation）

- 化膿性肉芽腫（毛細血管拡張性肉芽腫），糸球体様血管腫，桿菌性血管腫症，re-

表1 良性腫瘍の病変

紅色の斑状	単純性血管腫，初期の乳児血管腫　など
毛細血管拡張	毛細血管拡張症，星芒状（クモ状）血管腫
紅色・紫赤色の結節状	静脈湖，単発型被角血管腫，化膿性肉芽腫，好酸球性血管リンパ増殖症，糸球体様血管腫，鋲釘血管腫，微小細静脈血管腫，乳児血管腫など
青色調や皮膚色	病変が深部にある．血管内乳頭様内皮細胞過形成，海綿状血管腫（静脈奇形），グロムス腫瘍，筋周皮腫，紡錘形細胞型血管腫　など
多発病変	化膿性肉芽腫，好酸球性血管リンパ球増殖症，桿菌性血管腫症，房状血管腫　など

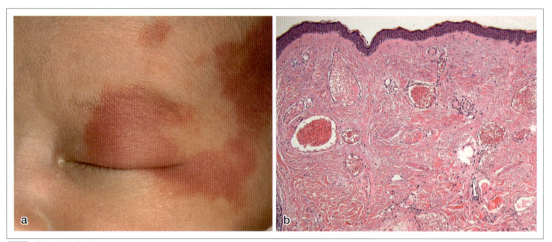

図1 毛細血管奇形
単純性血管腫の肉眼所見（a）と病理所見（b）．

active angioendotheliomatosis，血管内乳頭様内皮細胞過形成，偽Kaposi肉腫などが含まれる．

■ 良性腫瘍（新生物）（benign neoplasm）
- 真の意味での新生物であるかどうかは不明のものも多い．
- 乳児血管腫，房状血管腫，先天性血管腫，疣状血管腫，好酸球性血管リンパ球増殖症，サクランボ血管腫，皮膚動静脈血管腫，鋲釘血管腫，微小細静脈血管腫，糸球体様血管腫，紡錘形細胞型血管腫，良性リンパ管内皮細胞腫，放射線照射後の異型脈管増殖，グロムス腫瘍，筋周皮腫などがある．

> 染色体，遺伝子異常

- 紡錘形細胞型血管腫の約7割の症例で，IDH1（まれにIDH2）の変異が確認されているが，良性病変の遺伝子異常については不明なものが多い．

血管奇形（vascular malformation）

■ 毛細血管奇形（capillary malformation）図1
- 単純性血管腫（hemangioma simplex），ポートワイン母斑（portwine stain），火焔状母斑（nevus flammeus）などが含まれる．サーモンパッチ（salmon patch）は，新生児の前額部にみられるもので，自然消退傾向があるが，そのほかのものは通常自然消退しない．
- Sturge-Weber症候群やKlippel-Trenaunay症候群などの部分症状としても出現する．中年以降では，結合織の肥大や血管の肥厚を伴って隆起性病変をつくることがある（hypertrophic port wine stain）．
- 真皮に，壁の薄い拡張した毛細血管や静脈が散在して増加する．増加する血管は，真皮浅層に留まることもあるが，皮下脂肪織に至る場合もある．

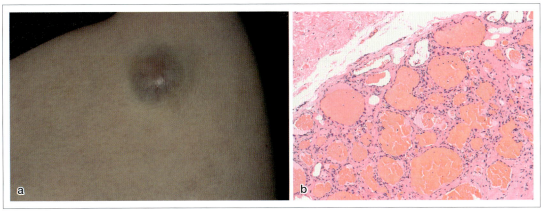

図2 静脈奇形
海綿状血管腫の肉眼所見（a）と病理所見（b）．

■ 静脈奇形（venous malformation） 図2
- 従来の海綿状血管腫（cavernous hemangioma）や，静脈性蔓状血管腫（venous racemous hemangioma）が含まれる．
- 海綿状血管腫は，真皮や皮下に，壁の薄い拡張した静脈がスポンジ様の構築をとって結節状に増加する．時に血栓や静脈石（phlebolith）をみる．
- 青色ゴム乳首様母斑症候群（blue rubber-bleb nevus syndrom）やMaffucci症候群では，小型の病変が多発する．

■ 動静脈奇形（arterio-venous malformation）
- 先天的な形成異常として存在し，後に，急激に増大する．
- 思春期や若年成人の頭頸部や四肢に発生し，拍動や血管性雑音を認め，軟部組織の肥大を伴う．
- 組織学的には真皮全層から皮下組織にかけて大小さまざまな動静脈の集塊を認めるが，壁の薄い血管の増殖もみられる．標本上にA-Vシャントをみることもある．

リンパ管奇形（lymphatic malformations） 図3

- 腋窩，胸部，顔面頸部などに好発する．
- 表在性で小型のリンパ管の増加からなり，カエルの卵状を示す限局性リンパ管腫（lymphangioma circumscriptum）と，主に皮下脂肪織に存在し，より大型で壁のやや厚いリンパ管の増加や囊腫状構築を示す海綿状/囊胞状リンパ管腫（cavernous/cystic lymphangioma）に分けられる．
- リンパ管腫症（lymphangiomatosis）は，軟部組織や内臓にびまん性にリンパ管が増加するまれな先天性の疾患で，内臓を侵すものは予後不良であるが，四肢に限局する症例では予後はよい．
- 表在性の病変では，真皮上層に拡張したリンパ管が増加する．外傷などによりリンパ管内に赤血球が混入すると被角血管腫との鑑別が困難となることがある．
- 深在型では，皮下組織に不規則に拡張したリンパ管が多数分布する．囊腫状の構造をとることもある．ISSVA分類では限局性か，全身性かで分類し，さらに

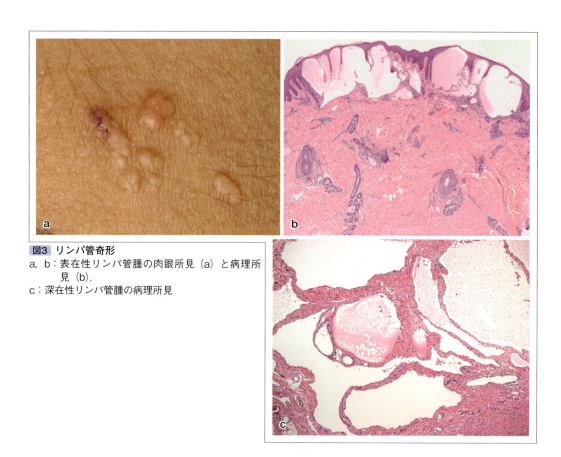

図3 リンパ管奇形
a, b：表在性リンパ管腫の肉眼所見（a）と病理所見（b）．
c：深在性リンパ管腫の病理所見

1cmより大型の大囊胞型，それより小型の囊胞からなる小囊胞型，混在する混合型に分類している．

毛細血管拡張（telangiectasia）

- 真皮上層から乳頭層の血管が持続的に拡張した状態で，膠原病，肝疾患，妊娠，telangiectasia eruptiva macularis perstans，慢性移植片対宿主病（GVHD），長年の日光曝露，酒さ，瘢痕，放射線皮膚炎，ステロイドの局所投与など種々の疾患や病態で出現する．
- 毛細血管拡張を主徴の1つとする疾患としては，片側性母斑性毛細血管拡張症（unilateral nevoid telangiectasia），generalized essential telangiectasia, Osler-Weber-Rendu病などが知られている．
- 真皮上層に，壁の薄い拡張した血管が散在する．

静脈湖（venous lake） 図4

- 高齢者の日光露出部，特に口唇や耳介に好発する，赤黒色〜濃青色の結節で，突然出現することが多い．
- 弾性線維の日光変性などによる真皮結合織の脆弱性を背景に，外傷などを契機に生じる毛細血管や細静脈の血栓形成と，それに引き続く器質化や血管拡張と考え

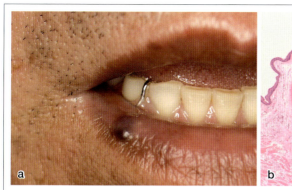
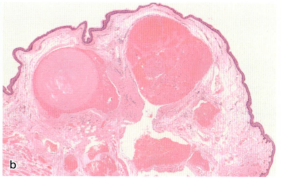

図4 静脈湖
a：肉眼所見　　b：病理所見

表2 被角血管腫の亜型

単発性被角血管腫（solitary angiokeratoma）図5a, b	後天性の小型の黒色調疣状の丘疹で，外傷や細静脈への慢性刺激で起こると考えられている
陰囊被角血管腫（angiokeratoma scroti）図5c	高齢者の陰囊に多発するが，大陰唇にも出現する
Mibelli被角血管腫（angiokeratoma Mibelli）	手指や足趾の背側に両側性に発症する．凍瘡が契機になって出現することが多い
母斑様限局性体幹被角血管腫（angiokeratoma corporis circumscriptum naeviforme）	列序性や局面状の紫紅色斑や丘疹が出生時から出現し，次第に膨張して，表面が疣状となる．疣状血管腫の異同が問題となる
びまん性体幹被角血管腫（angiokeratoma corporis diffusum）	Fabry病や神崎病などの遺伝性のリソソーム蓄積症を合併し，小児期から多数の被角血管腫が体幹に出現する

られる．
- 拡張し，うっ血した毛細血管や細静脈が真皮浅層に存在し，しばしば血栓を伴う．標本作製時に血栓や赤血球が脱落するとリンパ管様に見えることもある．また血栓の器質化を伴い，血管内乳頭状内皮細胞過形成の所見を伴うものもしばしばみられる．

被角血管腫（angiokeratoma）

- 真の血管腫ではなく，表在性の血管拡張と考えられている．原則として深部には血管腫は伴わない．表2のような亜型がある．
- いずれの病型でも組織像は基本的には同一で，真皮乳頭層に壁の薄い拡張して赤血球を充満した血管が増加し，それを取り囲むような表皮突起の延長による表皮襟（epidermal collarette）を伴う．
- 拡張した血管は1層の血管内皮細胞で覆われる．過角化や表皮肥厚を伴うことが多いが，陰囊被角血管腫や，びまん性体幹被角血管腫では，これらの所見は伴わない．

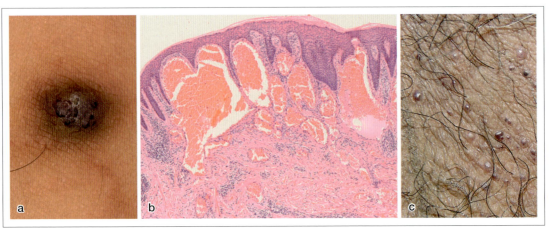

図5 被角血管腫
a, b：単発性被角血管腫の肉眼所見（a）と病理所見（b）　　c：陰嚢被角血管腫の肉眼所見

後天性リンパ管拡張症（acquired lymphangiectasis）

- リンパ流の閉塞や破壊に続発して生じる病変で，乳癌や子宮癌などのリンパ節郭清後のほか，放射線照射，皮膚腺病，Crohn 病に続発したものなど種々の報告がある．
- 肉眼的には透光性のある数 mm ほどの小水疱様の丘疹が集簇し，外陰部や足底では疣状の病変をつくることがある．リンパ漏を伴うこともある．
- 組織学的には，拡張したリンパ管が真皮上層に増加する．脈管内にはリンパ液があるか，空虚である．表皮は軽度に肥厚する 図6 ．深部病変は通常は目立たない．

好酸球性血管リンパ球増殖症（angiolymphoid hyperplasia with eosinophilia）

- 中年の頭頸部，特に耳介周囲の単発あるいは多発する紅色結節で，体幹や四肢にも出現する．
- 組織学的には，好酸性の上皮様の内皮細胞をもつ血管の増加で特徴づけられ，類上皮血管腫（epithelioid hemangioma）とも呼ばれる．内皮細胞の細胞質に空胞を見ることが多く，種々の程度に好酸球浸潤を伴う 図7 ．
- 切除後約 1/3 の症例に再発があるが転移することはなく，血管腫瘍なのか，反応性増殖なのかは議論がある．
- 木村病（Kimura's disease）が鑑別に挙がるが，木村病ではリンパ節腫脹と好酸球，IgE 増多があり，組織学的には病変はより深部にあること，多数のリンパ濾胞構築を伴うこと，時に好酸球性微小膿瘍がみられること，そして上皮様の内皮細胞を伴う小血管が目立たないことから鑑別する．

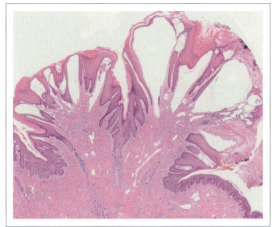
図6 後天性リンパ管拡張症

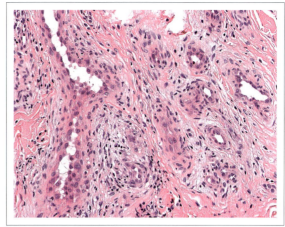
図7 好酸球性血管リンパ球増殖症

化膿性肉芽腫（毛細血管拡張性肉芽腫）
pyogenic granuloma（granuloma telangiectaticum） 図8a, b

- 新生物というよりも，毛細血管の一種の反応性過形成病変と考えられるが，その理由としては，外傷や虫刺，妊娠などを契機に発生すること，初期には肉芽組織に類似すること，ある程度以上増大せず，自然消退することがあることなどが挙げられる．
- 口唇や手指などに好発し，1cm 前後まで急速に増大する．臨床的には無色素性黒色腫（amelanotic melanoma）など種々の疾患が鑑別対象となる．
- 組織学的には，有茎性や隆起性の病変のことが多く，しばしば，びらんや潰瘍を伴う．また，表皮襟を伴うことがある．
- 病変内では，未熟な毛細血管が結節を形成し，分葉状に増殖する．潰瘍化すると著明な炎症細胞浸潤を伴うが，皮下の病変などでは炎症細胞浸潤は乏しい．
- 増殖する血管内皮細胞の核は腫大するが，異型性は乏しい．核分裂像も散見される．
- 皮下に出現する例（subcutaneous pyogenic granuloma）や，血管内にみられる例（intravascular pyogenic granuloma）もある．
- 鑑別疾患として，*Bartonella hensalae* などの Gram 陰性菌による感染性の血管増殖性病変である細菌性血管腫症（bacillary angiomatosis）がある．
- まれに，化膿性肉芽腫に類似する Kaposi 肉腫があり，鑑別が問題となることがある 図8c ．

血管内乳頭様内皮細胞過形成
（intravascular papillary endothelial hyperplasia）

- 本態は，乳頭状の血管内皮細胞増殖を伴う器質化した血栓である．血腫に続発する場合は，血管外乳頭様内皮細胞過形成と呼ばれる．
- 若年成人の手足や頭頸部に好発し，多くは 2cm 以下の皮下腫瘤．切除後の再発はまれである．

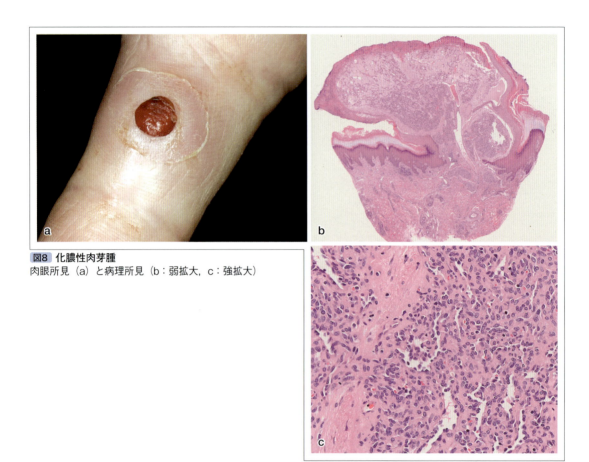

図8 化膿性肉芽腫
肉眼所見（a）と病理所見（b：弱拡大，c：強拡大）

- 組織学的には，既存の拡張した静脈内に多数の乳頭状構造がみられ，1層の血管内皮細胞が縁取る 図9．
- 乳頭状構造の芯は，初期は変性した赤血球であるが，後には硝子化物質となる．
- 内皮細胞の核には異型性は目立たず，分裂像もほとんどない．また血管肉腫と異なり，血管内皮細胞が重層化することはない．
- 周囲には，出血や種々の程度に器質化した血栓を伴う．
- 静脈血栓以外にも，海綿状血管腫や静脈湖など種々の血管腫における血栓に続発して出現することもある．

糸球体様血管腫（glomeruloid hemangioma）

- POEMS症候群（Crow-Fukase症候群，高月病）の患者に多数の表在性の皮膚血管腫が出現することがあり，多くはサクランボ血管腫であるが，糸球体様血管腫のことがある．
- 形質細胞が産生する血管内皮細胞増殖因子（VEGF）が増加することが関連していると考えられている．
- 隆起性の病変で，真皮に多数の拡張した壁の薄い血管があり，その内部に腎臓の糸球体に似た毛細血管の集簇像がみられる．毛細血管には周皮細胞とともに，淡

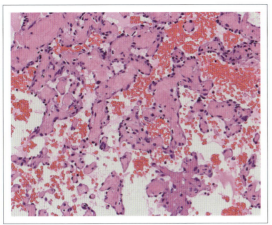
図9 血管内乳頭様内皮細胞過形成

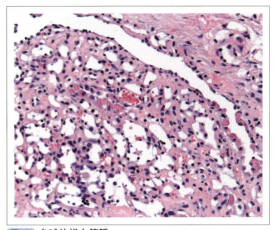
図10 糸球体様血管腫

明な細胞質をもつ内皮細胞があり，時に免疫グロブリンの変性物と思われるPAS陽性の好酸性顆粒を含む組織球や内皮細胞をみる 図10 .

乳児血管腫（infantile hemangioma）〔イチゴ状血管腫（strawberry mark）〕 図11

- 乳児期において最も頻度の高い血管腫で，生後数週のうちに紅斑として始まり，すぐに鮮紅色から紫紅色の丘疹や結節となる．頭頸部に多く単発のことが多い．皮下型の存在も知られている．
- 生後1年以内に増殖は止まり，多くは6歳頃までに自然消退する．
- 組織像は，増殖期では真皮から皮下脂肪織に，分葉状構造を示す結節性病変を形成し，血管内皮細胞と周皮細胞による内腔の不明瞭な毛細血管が密に増殖する．肥満細胞も混在する．この時期では核分裂像もみられる．しだいに血管腔は明瞭となるが，後期には毛細血管は減少し，拡張した血管が目立つようになる．退縮期には血管周囲に線維化が目立ち，血管の数は減少する．
- 鑑別診断としては，房状血管腫と先天性血管腫が挙げられるが，乳児血管腫では，全ステージにおいて免疫染色でGLUT-1が陽性であり，鑑別に有用である．

先天性血管腫（congenital hemangioma）

- まれな血管腫で，出生時から存在し，急速に消退するもの（rapidly involuting congenital hemangioma） 図12 ，変化しないもの（noninvoluting congenital hemangioma）がある．
- 組織像では，増殖期の乳児血管腫と類似し，分葉状の構築をもち，毛細血管が増加するが，これらは免疫組織学的にGLUT-1陰性で，乳児血管腫とは異なる．
- 出生時ないし生後まもなく全身に血管腫が多発するものを血管腫症（hemangiomatosis）と呼び，粘膜や内臓にも血管腫の合併をみることがある．

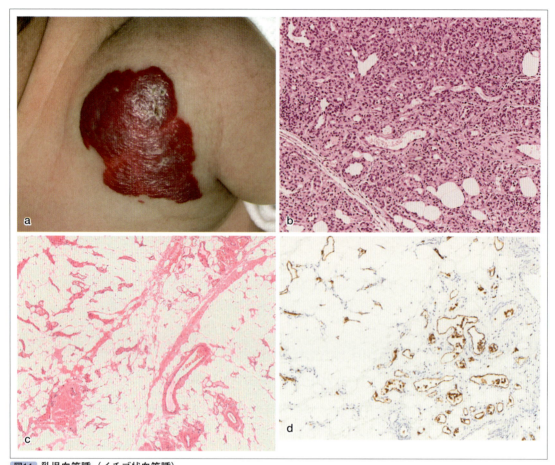

図11 乳児血管腫（イチゴ状血管腫）
a：肉眼所見　　b：増殖期の乳児血管腫　　c, d：退縮期の乳児血管腫．GLUT-1 染色陽性（d）を示す．

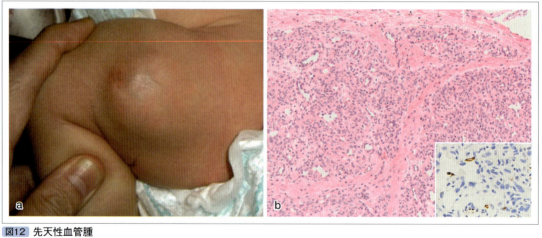

図12 先天性血管腫
a：肉眼所見　　b：rapidly involuting congenital hemangioma（挿入図：GLUT-1 染色陰性を示す）

房状血管腫（tufted angioma）
（血管芽細胞腫〈中川〉：angioblastoma of Nakagawa）　図13

- 多くは後天性の病変で，乳幼児の頸部や体幹に好発し，ごくまれにKasabach-Merritt症候群を生じる．
- 成人発症例も知られており，乳幼児の症例では，しばしば自然消退があるが，成人例は消退せず緩徐に増大することも多い．
- 病変は境界不明瞭な紅斑，丘疹，そして結節で，圧痛や多汗を伴うことが多い．
- 組織像では，真皮内に円形～多角形の胞巣が散在し（cannon-ball appearance），1つひとつの胞巣は，赤血球をあまり入れない未熟な毛細血管の増殖と周皮細胞からなる．胞巣の辺縁には，拡張したリンパ管様の脈管が三日月形に存在することがある．
- 血管内皮細胞には異型性や核分裂像は乏しい．

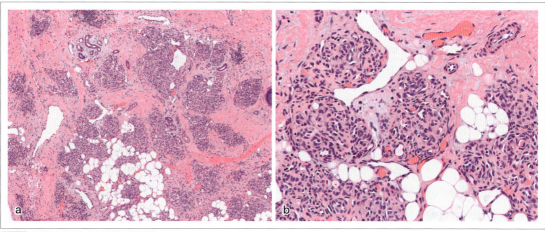

図13 房状血管腫（血管芽細胞腫）
a：弱拡大　　b：強拡大

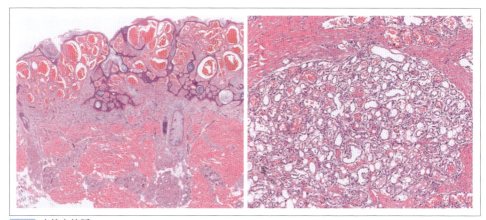

図14 疣状血管腫
皮下でも小血管が増殖している．

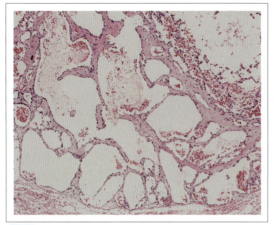
図15 洞様毛細血管腫

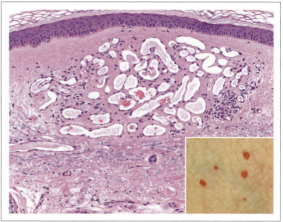
図16 サクランボ血管腫（老人性血管腫）
病理所見（挿入図：肉眼所見）

疣状血管腫（verrucous hemangioma） 図14

- 出生時ないし乳幼児期に出現する赤褐色局面で，下肢に多い．
- 組織像では，表層部は被角血管腫と同様，真皮乳頭層に拡張した壁の薄い血管が増加するが，小血管が真皮網状層から皮下脂肪織まで増加する．
- しばしばGLUT-1が陽性となることが知られている．

洞様毛細血管腫（sinusoidal hemangioma） 図15

- 成人女性の体幹，上肢，特に乳房に好発する血管腫で，皮下に結節状の病変を形成する．
- 組織学的には，壁の薄い不整形の血管が線維性間質を介在せずに相互に吻合して増加，類洞（sinusoidal）の構築を示す．
- 海綿状血管腫（静脈奇形）に類似するが，後天性の病変であり，血管奇形ではなく，血管腫に分類されているが，その独立性については議論がある．

サクランボ血管腫（cherry angioma）〔老人性血管腫（senile hemangioma）〕 図16

- 数mmから大きくても1cmまでの表面が平滑な鮮紅色の丘疹で，真皮上層で毛細血管が増加する．体幹に多くみられるが，どこにでも出現する．
- 加齢に伴って増加するが，その機序は不明である．老人性と呼称されていたが，20代から出現する．
- 組織像では，真皮乳頭層ないし上層に限局するドーム状に隆起した病変で，線維性の隔壁で分葉状に区画されていることが多い．その内部では壁の薄い拡張した毛細血管が集簇し，赤血球を入れる．

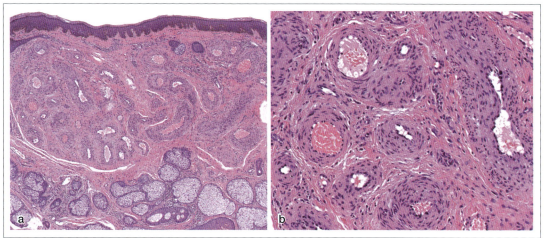

図17 皮膚動静脈血管腫

皮膚動静脈血管腫 (cutaneous arteriovenous hemangioma) 図17

- acral arteriovenous tumor の名称もある．
- 中高年の顔面に好発する1cm程度までの紅色から青色の丘疹である．指趾に出るものも知られている．
- 出血などの自覚症状はまれで，血管腫の臨床診断で切除されることが多い．
- 組織像では，真皮に結節状に壁の厚い血管が集簇する．病変内の血管の種類はさまざまで，壁の薄い血管も混在する．平滑筋をもつ壁の厚い血管は小動脈に類似するが，多くはEVG染色で内弾性板を欠く静脈である．
- 約1/4の症例で，動静脈シャントやらせん状に上行する小動脈が確認できる．深部軟部組織にみられる動静脈奇形とは異なり，治療は単純切除で十分である．

鋲釘血管腫/標的状血鉄素性血管腫 (hobnail hemangioma / tagetoid hemosiderotic hemangioma) 図18

- 若年〜中年の体幹や四肢に好発するまれな良性の血管腫である．
- 中心の紫紅色調の丘疹を淡い紫斑が取り囲むという標的状の特徴により，標的状血鉄素性血管腫と呼ばれていたが，かならずしもそのような特徴のない紫紅色丘疹も多い．
- 病理学的特徴からは鋲釘血管腫と呼ばれる．真皮浅層では，不規則に拡張した壁の薄い血管があり，異型性の乏しい血管腔側に逆三角形になった鋲釘状の血管内皮細胞が裏打ちし，時に腔内へ乳頭状に突出する．
- 真皮の中層〜深層では，内皮細胞はより平坦化し，血管腔は狭くなって，膠原線維間に分布する．脈管周囲にはしばしば赤血球の血管外漏出とヘモジデリン沈着を伴う．

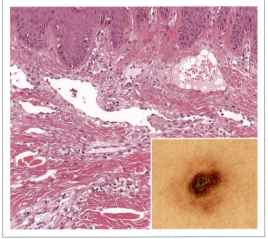
図18 鋲釘血管腫（標的状血鉄素性血管腫）
病理所見（挿入図：肉眼所見）

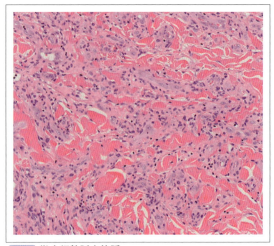
図19 微小細静脈血管腫

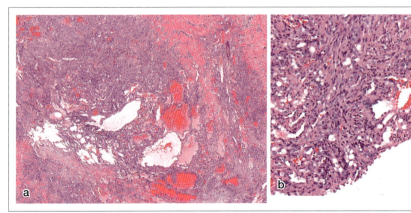
図20 紡錘形細胞型血管腫
a：弱拡大　　b：強拡大

微小細静脈血管腫（microvenular hemangioma）図19

- 若年者の四肢に好発するまれな後天性の良性血管腫である．
- 数か月程度の経過で出現する1cm前後の紫紅色調の丘疹あるいは小結節で，通常の血管腫と臨床診断されることが多い．
- 組織像では，真皮全層にびまん性に多数の小血管が分布する．血管は分枝状や細隙状で，血管腔内の血球成分は目立たない．増殖血管は異型性の乏しい1層の血管内皮細胞とその周りの周皮細胞で構成される．

紡錘形細胞型血管腫（spindle cell hemangioma）図20

- 若年成人の四肢の遠位に好発し，単発または多発性の皮内〜皮下の結節で，時に痛みを伴って緩徐に増大する．
- 良性病変であるが，切除後しばしば再発する．

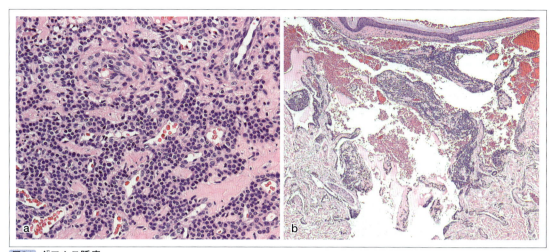

図21 グロムス腫瘍
a：グロムス腫瘍　　b：グロムス血管腫

- 組織学的には，境界不明瞭で，壁の薄い大小の血管が海綿状に分布し，紡錘形細胞が増殖した充実性部分と混在する．
- 約半数の症例では辺縁に静脈壁の残存が確認され，静脈内発生を思わせる．
- 海綿状血管腫様の部位では平坦な血管内皮細胞が縁取り，器質化血栓や静脈石をしばしば伴う．充実性の部分は好酸性の細胞質と楕円形の核をもった異形性の乏しい紡錘形細胞の増殖からなり，しばしば細胞質内に大型空胞を伴う．

グロムス腫瘍（glomus tumor）図21

- グロムス装置にあるグロムス細胞に類似する細胞が，血管を取り巻くように増加する．
- 爪下に発生することが多いが，全身のどの部位にも出現し，圧痛を伴うことが多い．約10%が多発例である．
- グロムス細胞は，円形あるいは立方形の明るい好酸性あるいは両染性の胞体をもち，円形の核が中央に位置する．細胞境界は比較的明瞭で平滑筋細胞類似の細胞と考えられている．
- 組織像では，グロムス細胞がシート状に増殖し，しばしば粘液の沈着を伴う solid-type，拡張した血管が散在性に増加し，その周囲にグロムス細胞が分布するグロムス血管腫（glomangioma），平滑筋細胞が混在して増殖するグロムス血管筋腫（glomangiomyoma）に分けられる．
- 免疫染色ではα-SMA 陽性，desmin 陰性である．

筋周皮腫（myopericytoma）図22

- 主に中高年の四肢末梢側に好発する，境界明瞭な（通常は）単発性の，2cm以下の皮下結節で，しばしば圧痛を伴う．
- 組織像では，好酸性の細胞質をもつ卵円形～紡錘形の細胞が，血管周囲に同心円

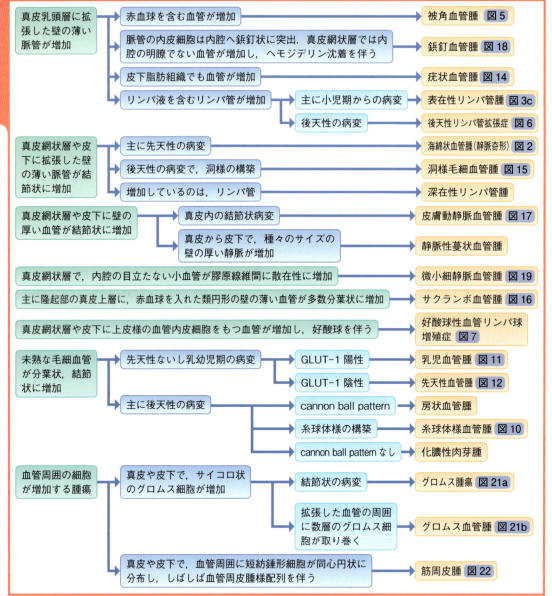

> **診断のポイント**
> ・皮膚の脈管系腫瘍，腫瘍類似病変は多数の種類があるが，臨床病理学的に特徴のある（年齢，部位，臨床経過，臨床像，増加している血管や細胞の種類，大きさ，分布様式など）疾患は覚えておく必要がある．
> ・乳児の血管腫の鑑別には GLUT-1 免疫染色が有用である．乳児血管腫は，免疫染色で常に GLUT-1 が陽性であるが，先天性血管腫や房状血管腫，Kaposi 肉腫様血管内皮腫は GLUT-1 陰性である．
> ・初期の Kaposi 肉腫や血管肉腫などの悪性病変を見逃さないようにする．

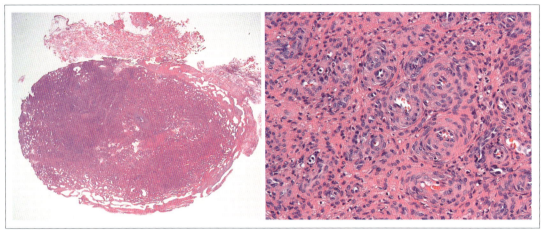

図22 筋周皮腫

　　状に増殖することが特徴で，辺縁にしばしば血管周皮腫様配列を伴う．
- 免疫染色ではα-SMA 陽性，desmin 陰性である．
- 形態学的に，筋線維腫(症)，グロムス腫瘍，血管平滑筋腫と類似性があり，これらの疾患と連続的なスペクトラムを形成している．
- WHO 軟部腫瘍分類では，グロムス腫瘍，筋周皮腫，血管平滑筋腫の3つが，周皮細胞への分化を示す腫瘍と考えられている．血管周皮腫（血管外皮腫）(hemangiopericytoma) と考えられていた病変の多くは，現在は孤在性線維性腫瘍（solitary fibrous tumor）とされ，WHO 軟部腫瘍分類からは，血管周皮腫という疾患はなくなっている．

治療，予後

- 毛細血管奇形や毛細血管拡張，星芒状(クモ状)血管腫については，パルス可変式の色素レーザーが用いられ，ある程度の効果が見込める．
- 静脈奇形やリンパ管奇形については，圧迫療法，硬化療法，切除術などが行われている．
- 動静脈奇形については，限局性の病変は切除や血管内治療などが行われるが，びまん性の病変は，画像診断のうえ，集学的な治療が検討される．
- 乳児血管腫に対しては，自然消退が見込めるが，眼周囲など早急な治療が必要な部位については，ステロイド内服/局注，プロプラノロール内服（2016年より保険適用）などが行われる．レーザー治療もある程度有効とされる．
- 結節状の良性病変については主に切除が有効である．
- 詳細は，『血管腫・血管奇形・リンパ管奇形診療ガイドライン 2017』を参照されたい．

悪性腫瘍

疾患の概要

- 良性悪性中間的腫瘍（転移しないが局所破壊性に増殖する，あるいは低頻度ながら転移能を有する腫瘍）に含まれるものに，Kaposi 肉腫，Kaposi 肉腫様血管内皮細胞腫，網状血管内皮腫，乳頭状リンパ管内血管内皮腫，複合血管内皮腫，偽筋原性（類上皮肉腫様）血管内皮腫がある．本稿では，Kaposi 肉腫と Kaposi 肉腫様血管内皮腫以外の，これらのまれな腫瘍については触れない．
- 悪性腫瘍には，類上皮血管内皮腫と，血管肉腫がある．
- 類上皮血管内皮腫は，通常は四肢深部や，肺，肝に発生する．まれに皮膚に発生することがあるが，その場合，転移病変の可能性も検討する．半数は既存の血管（多くは静脈）から発生する．
- 皮膚血管肉腫は，高悪性度腫瘍で，高齢者の頭部や前額部に好発する通常型，リンパ浮腫に続発する Stewart-Treves 症候群，そして放射線照射後血管肉腫の3つのタイプがある．紫斑の乏しい病変をリンパ管肉腫として分ける考えもあるが，血管内皮細胞かリンパ管内皮細胞かを確定することができないため，まとめて血管肉腫として扱われることが多い．

染色体・遺伝子異常

- 類上皮血管内皮腫の約9割に *WWTR1-CAMTA1* 融合遺伝子が，1割に *YAP1-TFE3* 融合遺伝子が検出され，診断に有用である．
- 放射線照射後血管肉腫やリンパ浮腫に続発する血管肉腫の多くで，*MYC* の増幅がみられることから，FISH 法や免疫染色が診断に有用である．

Kaposi 肉腫様血管内皮細胞腫
（Kaposiform hemangioendothelioma）

▶ 臨床所見

- 2歳以下の乳幼児に好発するが，成人発症例も報告されている．
- 四肢や胸壁，頭頸部の真皮から皮下あるいは深部軟部組織に発生し，しばしば，Kasabach-Merritt 症候群（消耗性血小板減少と血栓形成）を合併する．
- リンパ節転移の報告はあるが，遠隔転移の報告はない．

▶ 病理所見

- 真皮や皮下組織に，周囲に不規則に浸潤する種々の大きさの小葉構造で構成さ

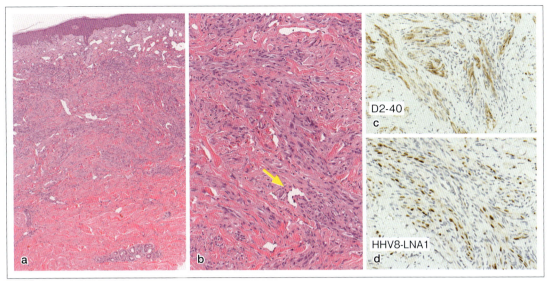

図23 Kaposi 肉腫 局面期
a：真皮網状層に紡錘形細胞が増加している．
b：紡錘形細胞は束状に分布し，異型性は目立たない．岬徴候（）もある．低分化な部位で充実性増殖を示す．細胞質内空胞に赤血球がある．
c, d：免疫染色では，D2-40（c），HHV8（d）が陽性となる．

　　　れ，線維性の隔壁で分葉されている．
- 結節期の Kaposi 肉腫に類似し，異型性の少ない紡錘形細胞が束状に増殖し，細隙状の血管とうっ血した毛細血管が混在する．フィブリン血栓を伴うこともある．
- 房状血管腫と一連の疾患とする意見がある．

Kaposi 肉腫（Kaposi's sarcoma：KS）

臨床所見

- 地中海沿岸のコーカソイドや東部ヨーロッパ系ユダヤ人の高齢男性の四肢遠位部に発生する悪性度の低い classic KS，AIDS 関連 KS，免疫不全関連 KS，サハラ砂漠以南の中央アフリカに流行する African KS が知られている．
- AIDS 関連 KS は，主に同性愛者の若年男性に好発する．
- 免疫不全関連 KS は，腎移植などで免疫抑制療法を受けている患者にまれに発生する．
- 皮膚では下肢に好発するが，全身どこにでも出現する．斑状期や局面期では，個疹は青みを帯びた茶色の斑が多発し，口腔内にもしばしば同様の病変をみる．結節期では結節を形成する．
- HHV8 ウイルス感染に関連した反応性の多発性内皮細胞増殖性疾患と考えられる一方，ウイルス発癌による腫瘍性増殖とも考えられる．

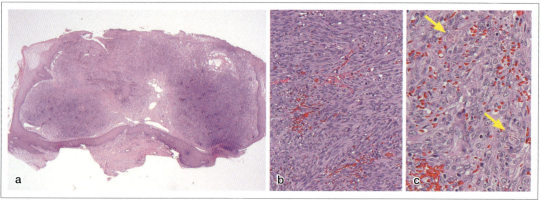

図24 Kaposi 肉腫 結節期
a：構築は，化膿性肉芽腫に類似している．
b：紡錘形細胞が束状に密に増加している．
c：紡錘形細胞の核には軽度の異型性があり，hyaline globules（⇨）もみられる．
（札幌皮膚病理診断科：阿南　隆先生提供）

病理所見

- 斑状期や局面期では，真皮に不規則な血管と紡錘形細胞が増生する 図23a, b．膠原線維間に細隙状の脈管があり，既存の小静脈や付属器を取り囲むように血管が増加する（promontory sign）．真皮網状層に主病変があり乳頭層は侵されないことが多い．赤血球の血管外漏出，ヘモジデリン沈着や形質細胞浸潤を伴う．脈管構造が少ないなど変化が軽いとしばしば，炎症性皮膚疾患と診断されることがある．
- 進行すると結節期となる．この時期では，斑状期や局面期の所見がさらに強調され，病変は真皮全層から皮下脂肪織に及び，血管の増加とともに異型性の乏しい単調な紡錘形細胞の束状の増加が目立つようになる 図24．脈管に赤血球が充満したように見え，腫瘍細胞にはジアスターゼ消化 PAS 陽性のいわゆる hyaline globules が目立つことがある 図24c．
- 免疫染色では，紡錘形細胞は，CD31，CD34，D2-40 に陽性で，HHV-8-LNA1 も陽性となり，確定診断に有用である 図23c, d．

鑑別診断

- 早期病変では炎症との鑑別が難しく，臨床との対比も重要である．
- 鋲釘血管腫や紡錘形細胞血管腫などの良性の血管腫との鑑別が問題となることがある．
- 腫瘍細胞に異型性が目立てば，血管肉腫の可能性を考える．

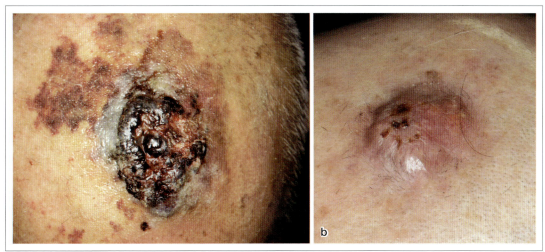

図25 皮膚血管肉腫の肉眼所見
a：潰瘍化を伴い，局面を形成している． b：紫斑を伴わず，常色の結節としてみられる．

類上皮型血管内皮腫（epithelioid hemangioendothelioma）

▶ 臨床所見

- 性差はなく，いずれの年齢にも生じるが小児にはまれである．単発の結節であることが多いが，多発病変も知られている．
- 再発することが多く，転移も 20〜30% で起こる．

▶ 病理所見

- 結節状病変で，線維粘液性間質を背景に，上皮様の内皮細胞が索状や小胞巣状に増殖する．細胞質内にはしばしば空胞があるが明瞭な血管の形成はまれである．腫瘍細胞の異型性は軽度なことが多く，核分裂像も少数である．
- 免疫染色では，CD31，CD34，FLI1，そして F-Ⅷ RAG などが陽性で，cytokeratin や α-SMA もしばしば陽性となる．
- 癌腫や軟部腫瘍との鑑別が問題となることがある．

皮膚血管肉腫（cutaneous angiosarcoma）

▶ 臨床所見

- 頭部血管肉腫は，高齢者の頭部や前額部に好発し，境界不明瞭な出血斑のようにみえる．進行するとやや隆起する紫紅色の丘疹や結節となり，しばしば潰瘍化を伴い，局面を形成する ．時に紫斑を伴わず，常色の結節としてみられることもある ．
- リンパ浮腫に続発する血管肉腫は，乳癌や子宮癌によるリンパ節郭清後など，

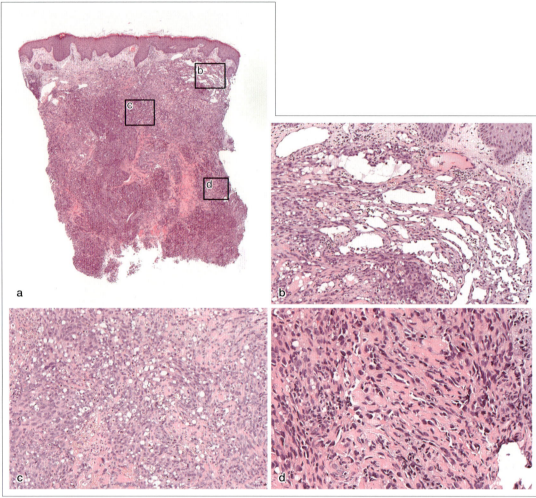

図26 皮膚血管肉腫①
a：生検標本の弱拡大．同一症例でも部位によってさまざまな所見を示すことが多い．
b：高分化な部位で，脈管の形成が明瞭．内皮細胞には異型性がある．
c：低分化な部位で充実性増殖を示す．細胞質内空胞に赤血球がある．
d：膠原線維間のスリット状の裂隙に沿って異型な腫瘍細胞がある．

診断のポイント

- 高齢者の頭部の紫斑を伴う病変や，未分化な腫瘍では，血管肉腫を鑑別診断に入れておく．
- 類上皮血管肉腫で，充実性増殖を示す部位が生検されると診断が困難なことがある．この病型を知っておくことが重要である．
- 血管肉腫の可能性があれば，浸潤性増殖，分枝吻合する不規則な壁の薄い血管，スリット状の血管，内皮細胞の重層化，内皮細胞の異型性に注意する．
- 膠原線維間のスリット状の空隙を紡錘形細胞が縁取る所見があれば，Kaposi肉腫や血管肉腫の可能性を考える．
- 早期のKaposi肉腫は，診断の困難なことがある．岬徴候，形質細胞浸潤，ヘモジデリン沈着などに注意する．腫瘍細胞のHHV8発現の確認が診断に有用である．
- 腫瘍細胞の空胞内に赤血球があれば，血管系腫瘍の可能性がある．
- 血管肉腫は高悪性度腫瘍であり，診断に疑問があれば，必ず免疫染色で内皮細胞マーカーの陽性所見（できれば2種類）を確認する．

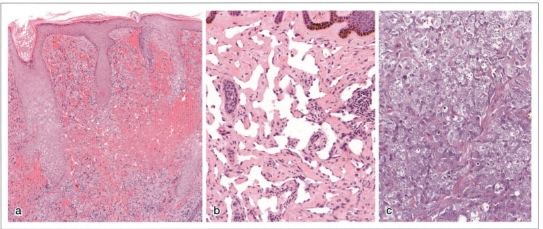

図27 皮膚血管肉腫②
a：高度な出血の中に皮膚付属器が取り残されたり，浮いているように見えることがある．
b：高分化な血管肉腫．この例のように異型性が比較的軽度なこともしばしばある．
c：類上皮血管肉腫．大型の核と豊富な胞体をもつ腫瘍細胞が充実性に増殖．細胞質内空胞に赤血球がある．このような例では，CD31，CD34，D2-40 などの免疫染色による確認が必要である．

種々の原因によるリンパ浮腫に続発して，数年〜数十年後に紫紅色調の斑や結節が出現し，急速に拡大する．
- 放射線照射後血管肉腫は，放射線治療後，数年〜数十年して出現するまれな病変で，胸壁や下腹部に多くみられる．
- これらのなかでは，高齢者の頭部に発生するものが最も多い．

病理所見

- 肉眼的な病変の範囲を越えて広がっていることが多い．
- 頭皮では帽状腱膜下に広がることがある．高分化な部位では，膠原線維間に不規則に拡張，吻合する脈管がみられ，内皮細胞で裏打ちされる 図26b, 27b ．腫瘍細胞は不完全な血管をつくるため，赤血球が血管外に漏出する．時に，出血の中に皮膚付属器が浮遊しているように見えることがある 図27a ．
- より未分化になると，内皮細胞は異型性を示し，重層化するようになり，核分裂像も目立つ 図26c ．周皮細胞は目立たない．ほぼ全体が上皮様に見える細胞からなる血管肉腫は癌腫と間違われることがあり，類上皮血管肉腫（epithelioid angiosarcoma）と呼ばれる 図27c ．
- 免疫染色では，CD31，CD34，D2-40，Fli-1，ERG などの内皮細胞マーカーが陽性になる．

鑑別診断

- 高分化な病変は，内皮細胞の重層化や異型性が乏しいため，診断に苦慮することがある．内皮細胞マーカーや Ki-67 の免疫染色も参考にするが，臨床像との対比が重要である．
- 類上皮血管肉腫は，脈管への分化が明瞭でなく，しばしば未分化な癌や肉腫との

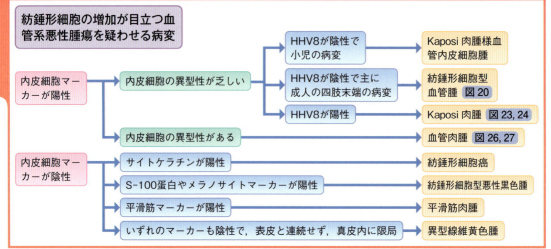

鑑別が問題となる．病変のどこかに通常の血管肉腫の所見があることと，免疫染色で内皮細胞マーカーが陽性になることから鑑別する．この病型では，しばしばサイトケラチンが陽性となることに注意する．

- 放射線照射後の異型血管増殖症（atypical vascular lesion after radiotherapy）が，初期の放射線照射後血管肉腫との鑑別が問題となることがある．この病変は放射線照射後に出現する，紅褐色の丘疹や局面で，組織学的には，真皮から皮下脂肪織にかけて，拡張したリンパ管様の空隙が不規則に増加する．放射線照射後血管肉腫では，FISH 法で c-myc の増幅がみられることや，免疫染色で c-myc が陽性となることから鑑別できる．治療は通常は，単純切除と経過観察が行われる．

治療，予後

- Kaposi 肉腫様血管内皮細胞腫では，リンパ節転移の報告はあるが，遠隔転移の報告はない．
- AIDS 関連 KS は予後不良であったが，抗 HIV 療法の発達で発生率，予後ともに著明に改善している．免疫不全関連 KS は，免疫抑制剤を減量すると消退することがある．
- 類上皮型血管内皮腫は，再発することが多く，転移も 20 〜 30% でおこる．
- 皮膚血管肉腫は，再発，転移しやすく，5 年生存率は 10% 程度と予後は悪い．

（福本隆也）

nerve tumor/tumors of soft tissue and bone

間葉系腫瘍

神経系，軟骨・骨形成性腫瘍

神経系腫瘍

外傷性神経腫（traumatic neuroma）

▶ 疾患の概要

- 末梢神経の損傷に対する反応性過形成で，真の腫瘍性病変ではない.
- 切断神経腫（amputation neuroma）とも呼ばれている.

▶ 臨床所見

- 末梢神経に傷害があれば，どのような年齢，部位でも発生する.
- 有痛性の小型で硬い腫瘤として認められることが多いが，知覚を失っていることもある.

▶ 病理所見

- 傷害された神経の近位側断端に，5cm径までの結節状腫瘤が形成される.
- 再生した神経線維束が線維粘液状基質の中で，不規則に絡まりあいながら増生する. 分化した神経線維束の周りは神経周膜により囲まれ，その間には線維化を認める 図1a .
- 免疫染色で正常の神経と同様に，神経線維（軸索）は neurofilament，シュワン細胞は S-100 蛋白，神経周膜細胞は EMA に陽性となる 図1b .

▶ 鑑別診断

- 柵状被包性神経腫（孤立限局性神経腫）は頭頸部の皮膚に好発し，境界が明瞭で，神経周膜で囲まれた神経線維束は認められない.
- シュワン細胞腫は核の柵状配列や Antoni A および B 領域の存在を特徴とする.
- 神経線維腫は腫瘍細胞の分布はまばらで，神経線維束の形成はみられない.

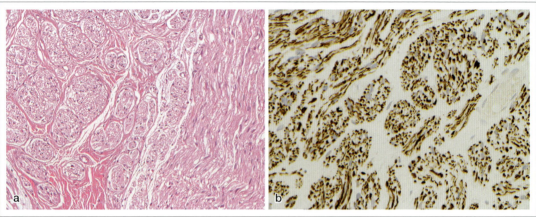

図1 外傷性神経腫
a：細かな神経束が不規則に増殖している（左）．神経束の間に線維化が認められる．
b：神経束の中にはneurofilament陽性の神経線維を豊富に認める．

柵状被包性神経腫（palisaded encapsulated neuroma）

疾患の概要

- 真皮に好発する境界明瞭な良性腫瘍（神経腫）で，シュワン細胞，軸索などが末梢神経の構造を保ちながら不規則に増殖する．
- 被膜や柵状配列が目立たないこともあり，WHO軟部腫瘍分類ではsolitary circumscribed neuroma（孤立限局性神経腫）の名称が用いられる．

臨床所見

- 成人の頭頸部皮膚（特に顔面正中部）や口腔粘膜に発生することが多い．性差はない．
- 1cm未満の隆起性病変として認められることが多く，痛みはない．
- 良性病変であり，切除により完治し，再発しない．

病理所見

- 真皮に境界明瞭な結節状病変を形成する 図2a ．蔓状，多結節状を呈することもある．
- 部分的に神経周膜細胞からなる被膜で囲まれる．
- 病巣内では，紡錘形のシュワン細胞が交錯する束状配列を示し，細胞束の間にはしばしば裂隙が形成される 図2b ．核の柵状配列を認めることがある．
- 紡錘形細胞間に，神経線維を多数認める．
- 被膜の神経周膜細胞はEMAに陽性で，紡錘形細胞の多くはS-100蛋白に陽性を示す．またneurofilament陽性の神経線維が混在する．

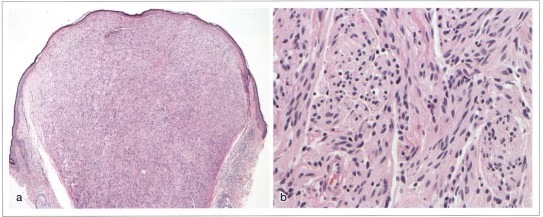

図2 柵状被包性神経腫
a：真皮内に比較的境界明瞭な結節状腫瘍を認める.
b：紡錘形細胞が細かな細胞束を形成し，その間に裂隙を認める.

鑑別診断

- シュワン細胞腫は Antoni A および B 領域からなり，硝子化血管を認めるが，軸索は含まない.
- 神経線維腫は被膜形成を欠き，束状配列は目立たない.
- 平滑筋性腫瘍（smooth muscle tumor）は desmin や a-SMA が陽性となる.

神経線維腫（neurofibroma）

疾患の概要

- 末梢神経を構成する種々の細胞成分（シュワン細胞，神経周膜細胞，線維芽細胞など）の増殖からなる良性腫瘍である.
- 散発例が多いが，神経線維腫症 1 型（neurofibromatosis type 1：NF1）を特徴づける腫瘍でもある.
- 皮膚限局型，皮膚びまん型，神経内型，蔓状型，塊状びまん型などに分けられる.

臨床所見

- 散発例は単発の腫瘍を形成するが，NF1 では多数の腫瘍を認めることが多い.
- 皮膚に発生することが多い. そのほか，深部の神経，神経叢，神経幹から発生することもある.
- NF1 では，多発性の皮膚限局型とともに，皮膚の色素斑（café-au-lait spot）や腋窩部や鼠径部の雀卵斑様色素斑（freckling）を認めることが多い.
- 皮膚限局型は良性病変であるが，蔓状型や神経内型は悪性末梢神経鞘腫瘍へ悪性転化をきたすことがある. 皮膚びまん型の悪性転化はまれである.

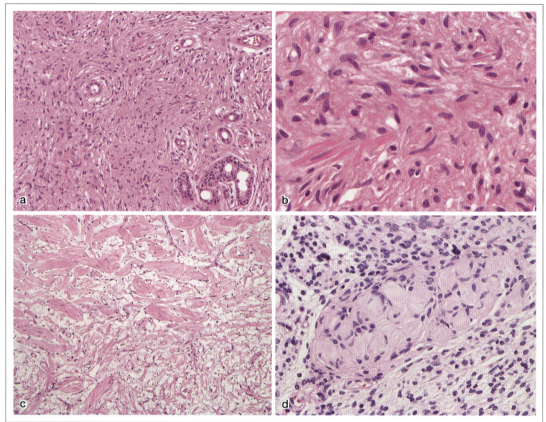

図3 神経線維腫
a：皮膚限局型．真皮内で紡錘形細胞がびまん性に増殖し，辺縁部で汗腺導管を巻き込む．
b：皮膚限局型．腫瘍細胞の核はコンマ状に屈曲する．肥満細胞も混在する．
c：神経内型．紡錘形の腫瘍細胞が不規則に増殖し，豊富な膠原線維の沈着も認める．
d：皮膚びまん型．びまん性の細胞増殖とともに，マイスナー小体様構造が観察される．

病理所見

- 皮膚限局型は2cm大までの隆起性あるいはポリープ様病巣として認められる．皮膚びまん型では真皮から皮下組織に及ぶ斑状腫瘤を形成する．神経内型では侵された末梢神経が紡錘状に腫大する．蔓状型は，腫大した神経が複雑に絡まりあうような所見を示す．塊状びまん型では，著明に腫大した腫瘍塊が袋状やケープ（肩マント）状を呈することがある．

- 組織学的には，線維粘液状基質を背景に，紡錘形の腫瘍細胞が散在性に分布し，浸潤性に広がる 図3a ．肥満細胞も多数浸潤する 図3b ．

- 腫瘍細胞は卵円形からコンマ状の小型核と少量の細胞質を有する．多形性や核分裂像は目立たない 図3b ．

- 神経内型では，粘液状基質が豊富で，太い膠原線維の沈着をしばしば認める 図3c ．

- びまん型では，腫瘍細胞が脂肪織や骨格筋内に浸潤し，色素細胞やマイスナー小体様構造を認めることもある 図3d ．

- 蔓状型では，連続性を示す大小の結節状構造が認められ，その内部で線維粘液状

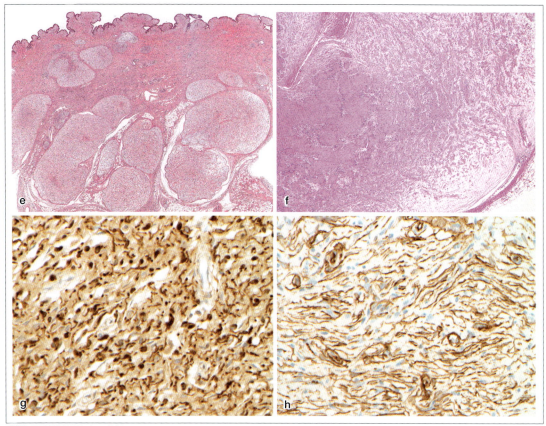

図3 神経線維腫(つづき)
e：蔓状型．大小の結節状構造を特徴とする．腫大した神経内で紡錘形細胞が増殖する．
f：混成神経線維腫・シュワン細胞腫．蔓状型神経線維腫の中に，シュワン細胞の充実性増殖領域を認める．
g：免疫染色．腫瘍細胞の多くが S-100 蛋白に陽性である．
h：免疫染色．CD34 陽性細胞が多数観察される．

基質を背景に，紡錘形細胞が束状に増殖する 図3e ．まれに神経線維腫成分を背景に，シュワン細胞腫に似た結節状病巣を認めることがあり，混成神経線維腫・シュワン細胞腫と呼ばれる 図3f ．
- 過半数の腫瘍細胞が S-100 蛋白に陽性である 図3g ．また CD34 陽性細胞も多数見出される 図3h ．
- neurofilament 陽性の軸索が腫瘍内に散見されるが，EMA で神経周膜細胞の存在を確認することは難しい．

診断のポイント　低異型度悪性末梢神経鞘腫瘍と異型性を示す神経線維腫との鑑別

以下の項目が揃ってみられるときは MPNST の可能性を考える 図4 ．
・細胞密度の増加．
・核腫大（神経線維腫にみられる腫瘍細胞核の3倍以上）．
・核クロマチン増量．
・核分裂像．

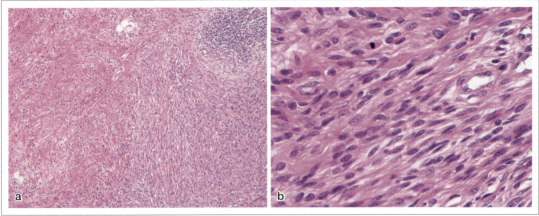

図4 神経線維腫から悪性末梢神経鞘腫瘍への悪性転化
a：細胞密度の低い神経線維腫（左）から徐々に細胞密度の高い悪性末梢神経鞘腫瘍（右）に移行している．
b：悪性末梢神経鞘腫瘍の領域では，腫瘍細胞核は腫大し，クロマチン増量や核分裂像が観察される．

鑑別診断

- 細胞密度が高い領域や多形性がみられると，悪性末梢神経鞘腫瘍との鑑別が問題となる．それに加えて，核分裂像の増加や核腫大が認められる場合には，悪性化の可能性が考えられる 図4 ．しかし，いずれも主観的な評価基準であり，鑑別に迷う場合もまれではない．

樹状細胞神経線維腫（dendritic cell neurofibroma）

- 比較的新しい末梢神経の腫瘍概念である．通常型神経線維腫との関係は明らかでない．
- 成人の皮膚真皮に小型の多結節状病変を形成する良性病変である．
- 組織学的に，樹状の細胞質突起をもつ大型細胞が散在性に分布し，その周囲を小型細胞がロゼット状に取り囲む所見が特徴的である 図5a ．
- 大型樹状細胞，小型細胞ともにS-100蛋白が陽性である 図5b ．

シュワン細胞腫（schwannoma）

疾患の概要

- よく分化したシュワン細胞を構成要素とする良性神経性腫瘍である．
- 神経鞘腫〔neurilem(m)oma, neurinoma〕とも呼ばれる．

臨床所見

- 9割以上は単発性の腫瘤として発生する．
- 神経線維腫症2型（neurofibromatosis type 2），シュワン細胞腫症（schwanno-

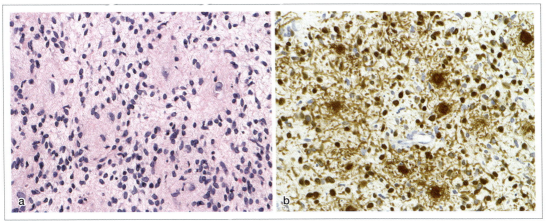

図5 樹状細胞神経線維腫
a：不明瞭な小球状構造が散見される．中央部に大型核があり，その周囲を小型細胞がロゼット状に取り囲む．
b：S-100蛋白陽性の大型細胞は樹状の細胞質突起を有する．また周囲の小型細胞もS-100蛋白陽性である．
（福本皮フ病理診断科：福本隆也先生提供）

matosis）などでは多発性に腫瘍を認める．
- どの年齢でも発生するが，成人が多い．性差はない．
- 皮膚領域では，頭頸部，四肢の屈曲面などが好発部位である．
- 緩徐に増大する無症状の腫瘤として見出されることが多い．
- 完全切除すれば，再発することはほとんどない．頻度はきわめて低いが，シュワン細胞腫の悪性化が報告されている．

病理所見

- 境界明瞭で被膜で囲まれた球状の腫瘤を形成し，直径10cmを超えることは少ない．
- 約半数で，腫瘍と末梢神経との連続性が確認される．
- 組織所見は多彩であるが，多くの例で紡錘形細胞が充実性に配列する領域（Antoni A）と細胞密度の低い疎な領域（Antoni B）が混在する 図6a ．
- 腫瘍細胞の核は先細り状で，核内偽封入体，多形性，核分裂像を認めることがあり，細胞質は好酸性で細胞境界は不明瞭である．
- Antoni A領域では腫瘍細胞核が平行に並び，柵状配列（palisading）を示す 図6b ．周期性が明瞭な場合にはVerocay bodyと呼ばれる．
- Antoni B領域では，泡沫状組織球，硝子化血管，ヘモジデリン沈着，囊胞形成などを認める 図6c ．
- 富細胞性シュワン細胞腫（cellular schwannoma）は，細胞密度の高いAntoni A領域を主体とする亜型である 図7a ．核の柵状配列は目立たず，核クロマチン増量や核分裂像を認めることがある．
- 蔓状型シュワン細胞腫（plexiform schwannoma）は，多結節状の病巣を形成する亜型で，皮膚に発生することもまれではない 図7b ．
- 微小囊胞・網状シュワン細胞腫（microcystic/reticular schwannoma）は，線

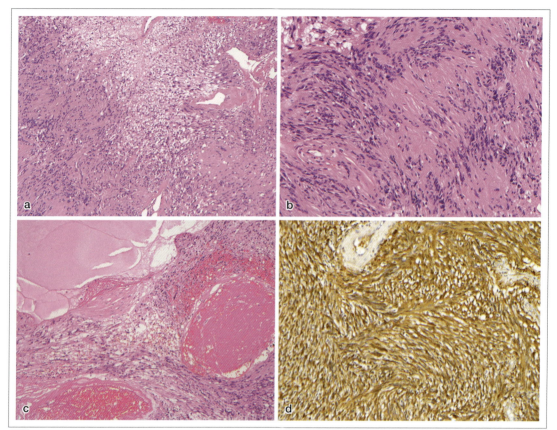

図6 シュワン細胞腫
a：腫瘍細胞の充実性増殖領域（Antoni A）と細胞がまばらな領域（Antoni B）が区別される．
b：Antoni A領域では，核が平行にならぶ柵状配列が特徴的である．
c：シュワン細胞腫では，囊胞形成，血管壁の硝子化や血栓形成，出血などがしばしば観察される．
d：シュワン細胞腫ではS-100蛋白がびまん性に陽性となる（富細胞性シュワン細胞腫）．

維粘液状基質の中で，腫瘍細胞の突起が小囊胞や網目状構造を示す亜型である図7c．まれな亜型で，皮下組織や消化管に発生することが報告されている．
- 類上皮シュワン細胞腫（epithelioid schwannoma）は四肢の皮膚に好発する亜型で，よく揃った上皮様細胞がシート状，胞巣状，索状に増殖する図7d．間質は線維性あるいは粘液状である．
- 大部分の腫瘍細胞がS-100蛋白，Sox10に陽性である図6d．S-100蛋白は核と細胞質に，Sox10は核に陽性となる．GFAPも陽性を示すことが多い．

鑑別診断

- 古典的なシュワン細胞腫では鑑別すべき腫瘍は少ない．神経線維腫，神経周膜腫では核の柵状配列やAntoni AおよびB領域は認められない．
- 富細胞性シュワン細胞腫では悪性末梢神経鞘腫瘍や単相型滑膜肉腫などの紡錘形細胞性肉腫との鑑別が必要である．シュワン細胞腫はS-100蛋白がびまん性に陽性であるが図6d，紡錘形細胞肉腫の多くは陰性あるいは散在性に陽性細胞を認めるにすぎない．

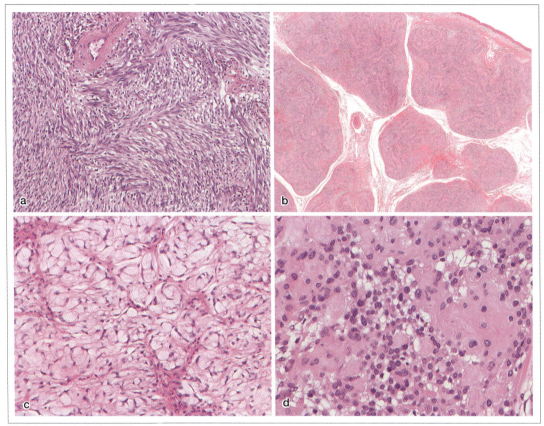

図7 シュワン細胞腫の亜型
a：富細胞性シュワン細胞腫．紡錘形細胞が密に増殖し，不規則な束状配列を示す．硝子化血管も認められる．
b：叢状型シュワン細胞腫．真皮内に多結節状病巣が形成される．結節内で核の柵状配列が観察される．
c：微小嚢胞・網状シュワン細胞腫．豊富な粘液状基質の中で，小嚢胞状，網目状構造を示す腫瘍細胞が増殖する．
d：類上皮シュワン細胞腫．豊かな細胞質を有する上皮様細胞が合胞体状，シート状に増殖する．

皮膚神経鞘粘液腫（dermal nerve sheath myxoma）

疾患の概要

- 真皮に発生する良性末梢神経鞘（シュワン細胞性）腫瘍で，多結節状構造と豊富な粘液性基質を特徴とする．
- 神経莢腫（neurothekeoma）の亜型〔古典型（classic type），あるいは粘液型（myxoid type）〕とされていたこともある．

臨床所見

- 発症年齢は幅広いが，成人例が多く，性差はない．
- 大部分が四肢（特に手指）に発生する．
- 浅在性の小腫瘤で，圧痛を訴えることがあるが，多くは無症状である．
- 不完全切除では再発率が高い．

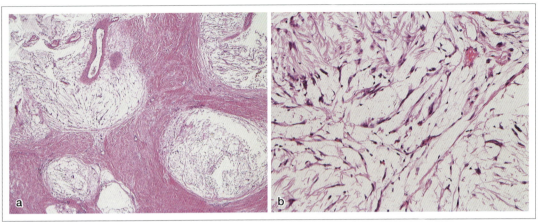

図8 皮膚神経鞘粘液腫
a：真皮内に，粘液に富む大小の結節状病変を多数認める．
b：結節内では，豊富な粘液を背景に，紡錘形細胞が散在性，索状に配列する．

▶ 病理所見

- 真皮から皮下に位置する境界明瞭な粘液状結節で，2～3cm 径のことが多い．
- 粘液に富む多結節状病巣で，結節は線維性組織で囲まれている 図8a ．
- 結節内には，上皮様，リング状，星形，紡錘形を呈する腫瘍細胞が散在性，索状，合胞体状に配列し，間質には豊富な粘液が沈着している 図8b ．
- 核異型は乏しく，核分裂像は目立たない．
- 腫瘍細胞はびまん性に S-100 蛋白陽性を示す．結節の辺縁で，EMA 陽性の神経周膜細胞を認める．

▶ 鑑別診断

- 神経莢腫の結節はより小型で，S-100 蛋白は陰性である．
- 筋上皮腫（myoepithelioma）は粘液に富む分葉状構造を示すことがあるが，結節の境界は不明瞭で，EMA や cytokeratin が陽性になることが多い．

神経莢腫（neurothekeoma）

▶ 疾患の概要

- 上皮様細胞からなる多数の胞巣状構造を特徴とする皮膚腫瘍である．
- 皮膚神経鞘粘液腫との類似性から，末梢神経鞘との関連が推測されていたが，現在，両者は別の腫瘍と考えられている．
- 組織起源は明らかでないが，（筋）線維芽細胞性あるいは線維組織球性腫瘍と推測されている．

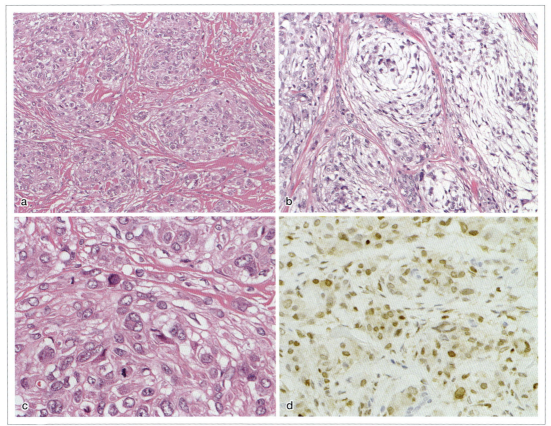

図9 神経莢腫
a：上皮様細胞が充実性に配列し，大小の結節を形成する．
b：症例によっては，結節内に粘液状基質が豊富なことがあり，神経鞘粘液腫との鑑別を要する．
c：上皮様腫瘍細胞は不整形の核と好酸性細胞質を有し，核の大小不同や分裂像を認めることがある．
d：腫瘍細胞の核は MITF に陽性である．

臨床所見

- 小児や若年成人に好発し，女性に多い．
- 頭頸部（特に顔面），肩，上肢に好発する．
- 1〜2cm 大の無痛性皮膚腫瘤として認められる．
- 良性腫瘍であるが，不完全切除では再発することがある．異型性を示す例も再発率に違いはない．

病理所見

- 真皮内，時に皮下組織に広がる腫瘍で，腫大した上皮様の腫瘍細胞が胞巣状，束状配列を示しながら浸潤性に増殖する 図9a．
- 胞巣間に硝子化結合織が沈着している．また約3割の例で胞巣内に粘液状基質を認め，皮膚神経鞘粘液腫との鑑別が問題になる 図9b．
- 腫瘍細胞は類円形の核と弱好酸性で豊かな細胞質をもち，細胞境界は不明瞭である 図9c．

- 時に多形性や核腫大が認められ，また核分裂像も目立つことがあり，異型神経莢腫（atypical neurothekeoma）と呼ばれる．
- NK1/C3, NSE, CD10, MITF が陽性になるが，S-100 蛋白，HMB-45 は陰性である 図9d ．

鑑別診断

- Spitz 母斑との鑑別を要するが，これらは S-100 蛋白，Melan A に陽性となる．
- 粘液成分に富む神経莢腫は神経鞘粘液腫に類似するが 図8b ，後者は S-100 蛋白にびまん性に陽性である．
- 蔓状線維組織球性腫瘍（plexiform fibrohistiocytic tumor）は，より深部に位置し，組織球様細胞，破骨型巨細胞，線維芽細胞が多結節状構造を示す．

神経周膜腫（perineurioma）

疾患の概要

- 神経周膜細胞を構成要素とするまれな良性末梢神経鞘腫瘍で，皮下組織に位置することが多い．
- 硬化型は手指の真皮内に発生する．

臨床所見

- 中年成人に好発し，やや女性に多い．
- 下肢，上肢，体幹部に発生することが多い．硬化型は手指や手掌が好発部位である．
- 数 cm 大の無痛性腫瘤として認めることが多い．
- 良性病変で，再発することはほとんどない．

病理所見

- 境界明瞭であるが，被膜を欠く結節性病変である．
- 浅在性のものは数 cm 大，弾性硬の腫瘍で，割面は均質で灰白色調を呈する．
- 花むしろ状構造，渦巻き状構造，細胞質突起の平行配列などを特徴とする 図10a ．
- 腫瘍細胞は単調な紡錘形細胞で，屈曲した核と双極性に細長く伸びた繊細な細胞質突起を有する 図10b ．
- 間質には線維性および粘液状基質が沈着している．
- 核の多形性や巨細胞を認めることがあるが，悪性を示唆するものではない．
- 硬化型では，豊富な線維性基質の中に，上皮様あるいは紡錘形細胞が索状配列を示し，渦巻き状に配列することもある 図10c ．

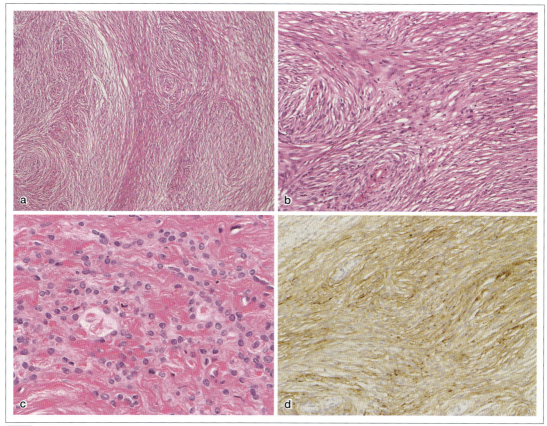

図10 神経周膜腫
a：細長い細胞質突起を有する腫瘍細胞が束状，渦巻き状，花むしろ状に配列する．
b：平行に走行する繊細な細胞質突起が特徴的である．
c：硬化型神経周膜腫．硝子化結合織の中で，上皮様の腫瘍細胞が索状配列を示す．
d：紡錘形の腫瘍細胞は EMA に陽性である．

- 腫瘍細胞は EMA, claudin-1, GLUT1 にさまざまな程度に陽性となる 図10d．一方，S-100 蛋白，GFAP は陰性である．また過半数が CD34 にも陽性である．

鑑別診断

- 神経線維腫は花むしろ状構造は目立たず，S-100 蛋白陽性のシュワン細胞が主体をなしている．
- 隆起性皮膚線維肉腫（dermatofibrosarcoma protuberans：DFSP）は，花むしろ状構造と CD34 陽性所見が類似するが，周囲との境界は不明瞭で，EMA は陰性である．

混成神経鞘腫瘍（hybrid nerve sheath tumors）

疾患の概要

- 神経線維腫，シュワン細胞腫，神経周膜腫が種々の組み合わせで混在する良性腫

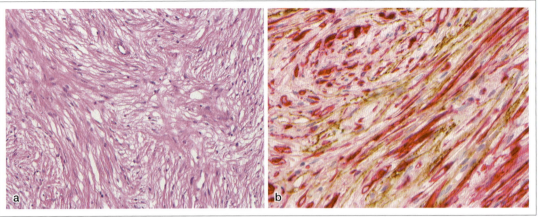

図11 混成シュワン細胞腫・神経周膜腫
a：長い突起を伸ばした紡錘形細胞が花むしろ状構造を示しながら増殖する．
b：S-100 蛋白陽性（赤）のシュワン細胞と EMA 陽性（茶色）の神経周膜細胞が混在する（免疫二重染色）．

瘍である．
- 混成シュワン細胞腫・神経周膜腫（hybrid schwannoma/perineurioma）が代表的な混成神経鞘腫瘍である．

臨床所見

- 成人に多く，種々の領域から発生する．
- 混成シュワン細胞腫・神経周膜腫は散発的に発生し，混成神経線維腫・シュワン細胞腫は NF1 患者に発生することがある．
- 真皮や皮下組織で，無痛性の腫瘤を形成することが多い．
- いずれも良性腫瘍で，まれに再発することがある．

病理所見

- 数 cm 大の境界明瞭な腫瘤を形成する．
- 混成シュワン細胞腫・神経周膜腫では，紡錘形細胞が花むしろ状，渦巻き状，あるいは束状配列を示している 図11a．免疫染色では，S-100 蛋白陽性のシュワン細胞と EMA 陽性の神経周膜細胞が混在している 図11b．
- 混成神経線維腫・シュワン細胞腫では，神経線維腫様成分の中に細胞成分に富むシュワン細胞腫様結節を認める 図3f．

鑑別診断

- 神経周膜腫は組織学的に混成シュワン細胞腫・神経周膜腫に類似するが，神経周膜腫は EMA 陽性の神経周膜細胞だけからなり，S-100 蛋白陽性のシュワン細胞は含まれない．
- 神経線維腫は花むしろ状，渦巻き状構造は目立たず，EMA 陽性細胞もほとんど

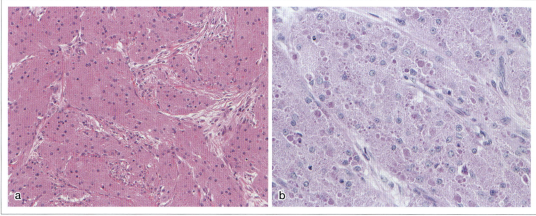

図12 顆粒細胞腫
a：大型の腫瘍細胞が胞巣状，柱状に配列する．好酸性で顆粒状の細胞質が特徴である．
b：PAS 反応陽性で diastase 抵抗性を示す大小の顆粒状物質を細胞質内に認める．

見出せない．

顆粒細胞腫（granular cell tumor）

疾患の概要

- 顆粒状細胞質を特徴とする良性の神経外胚葉性腫瘍である．
- シュワン細胞への分化を示す腫瘍と考えられている．

臨床所見

- 成人に好発し，女性に多い．
- 皮膚では，頭頸部，乳腺，四肢近位部などに好発する．
- 有痛性あるいは無痛性の硬い腫瘤として認められることが多い．
- 良性病変であるが，しばしば再発をきたす．皮膚の悪性顆粒細胞腫はきわめてまれである．

病理所見

- 3cm 大までの硬い腫瘤で，割面は黄白色調，微細顆粒状を呈する．
- 大型で上皮様の腫瘍細胞が，胞巣状，柱状構造を示しながら浸潤性に増殖し，周囲との境界は不明瞭である 図12a ．真皮から皮下組織に位置する．
- 好酸性で顆粒状を呈する豊かな細胞質をもつことが特徴で，顆粒は PAS 反応で弱陽性を示す 図12b ．
- 核は小型で，細胞質の中央に位置し，核分裂像は目立たない．
- 神経内進展を認めることもまれではない．
- 表皮が偽上皮腫様過形成（pseudoepitheliomatous hyperplasia）を示すことが

あり，扁平上皮癌との鑑別を要する．
- 腫瘍細胞は S-100 蛋白陽性で，NSE，CD68 にも陽性となる．

鑑別診断

- 顆粒状変化を示すメラノーマとは細胞異型が乏しいこと，HMB-45 が陰性であることなどから鑑別される．
- 平滑筋性腫瘍は顆粒状細胞質を有することがあるが，desmin，α-SMA が陽性で，S-100 蛋白は陰性である．

悪性末梢神経鞘腫瘍 (malignant peripheral nerve sheath tumor：MPNST)

疾患の概要

- シュワン細胞などの末梢神経鞘細胞への分化を示す高悪性度腫瘍である．
- 診断根拠として，末梢神経からの発生，神経線維腫などの良性神経性腫瘍からの発生，NF1 患者からの発生，病理学的なシュワン細胞性分化の証明などが挙げられる．

臨床所見

- 皮膚に発生することはまれで，多くは神経線維腫の悪性化として認められる．
- 約半数は NF1 患者に生じたもので，1 割は放射線照射後の合併症である．
- 成人に多く，小児例はまれである．散発例は 40 代に多く，NF1 症例の年齢は約 10 歳若く，男性に多い．
- 発生部位は四肢が多く，体幹，頭頸部がそれに次ぐ．
- 増大傾向を示す有痛性，あるいは無痛性の大型腫瘍として認められる．
- 高悪性度腫瘍で，5 年生存率は約 20% である．体幹部発生，5cm を超える腫瘍，局所再発，強い組織異型などが予後不良因子として知られている．

悪性末梢神経鞘腫瘍の診断基準
以下の項目のどれかに該当する場合は MPNST の可能性を考える．
- 神経線維腫症 1 型患者である．
- 主要な神経との連続性を認める．
- 神経線維腫などの良性神経性腫瘍から発生したもの．
- MPNST の組織学的特徴（粗密配列，血管周囲への集簇など）を示す紡錘形細胞肉腫で，S-100 蛋白陽性の場合．
- H3K27me3，neurofibromin の免疫反応性が欠失した紡錘形細胞肉腫．

病理所見

- 壊死や出血を伴う大型の腫瘍を形成し，太い神経との連続性や蔓状神経線維腫成分を認めることがある．
- 紡錘形細胞性腫瘍で，細胞密度の高い細胞束と粘液に富む細胞束が不規則に交錯することが多い 図13a ．
- 腫瘍細胞は屈曲した異型核と淡明な細胞質をもち，双極性に突起を伸ばす．
- 血管周囲に腫瘍細胞が集簇し，渦巻き状構造を示すことがある 図13b ．
- 高悪性度腫瘍では，多形性が認められ，多数の核分裂像と地図状の壊死を認める．
- 15%の例で，骨，軟骨，横紋筋，血管，腺管などの異種性成分を併せ持つ．横紋筋性分化を示すMPNSTは，悪性トリトン腫瘍（malignant Triton tumor）と呼ばれる 図13c ．
- 類上皮MPNST（epithelioid MPNST）はまれな亜型で，大型上皮様細胞のびまん性増殖からなる 図13d ．腫瘍細胞は好酸性で豊かな細胞質と核小体の明瞭な類円形核を有している．この亜型は真皮や皮下組織に発生することがある．
- 免疫染色で半数近くの例がS-100蛋白に，2～3割がGFAPに陽性となる 図13e ．いずれも陽性細胞は散在性に分布し，びまん性に陽性を示すことはない．一方，類上皮MPNSTはびまん性にS-100蛋白陽性を示すことが特徴である．
- 最近，MPNSTの過半数でH3K27me3，neurofibrominの欠失が報告され，特異性が高いことが注目されている 図13f ．また類上皮MPNSTの半数でSMARCB1（INI1）が欠失している．

鑑別診断

- 類上皮MPNSTはメラノーマと鑑別を要することがある．メラノーマはメラニンを含有し，HMB-45, Melan Aに陽性となる．
- 低異型度のMPNSTと異型性を示す神経線維腫の鑑別は難しい．細胞異型，細胞密度，核分裂像などを評価するが，客観的な指標は乏しい 図4 ．
- 単相型滑膜肉腫はS-100蛋白陽性を示すことがあり鑑別を要するが，少なくとも一部ではcytokeratinやEMA陽性細胞を見出すことができる．また特異的な融合遺伝子*SS18-SSX*の形成が証明される．
- 線維肉腫との鑑別が難しいが，S-100蛋白は陰性である．

Merkel 細胞癌（Merkel cell carcinoma）

疾患の概要

- 皮膚に発生する神経内分泌性腫瘍で，Merkel細胞に類似した小型円形細胞の増殖からなる．
- 紫外線，免疫不全，Merkel cell polyomavirus感染などが，病因として想定されている．

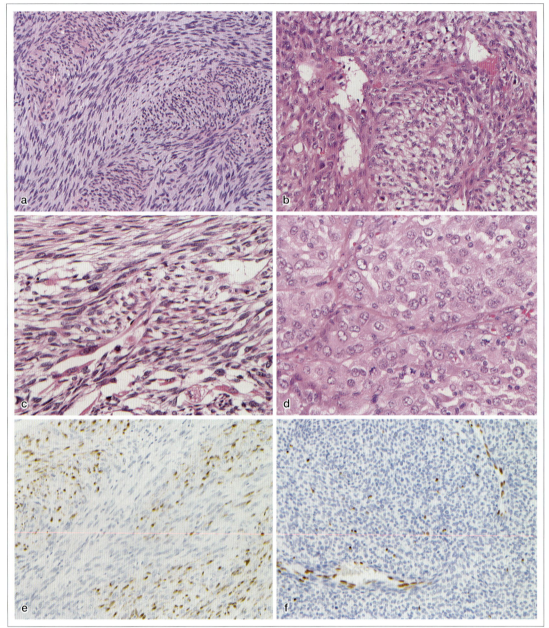

図13 悪性末梢神経鞘腫瘍
a：異型性を示す紡錘形細胞が錯走する束状配列を示す．間質には粘液性基質を認める．
b：異型的な腫瘍細胞が血管周囲に集簇する．
c：悪性トリトン腫瘍．好酸性あるいは空胞状細胞質をもつ横紋筋芽細胞が混在する．
d：類上皮悪性末梢神経鞘腫瘍．大型の上皮様細胞が胞巣状に配列する．
e：免疫染色．S-100 蛋白陽性の腫瘍細胞を散在性に認める．
f：免疫染色．腫瘍細胞の核から H3K27me3 の発現が失われている（血管内皮細胞は陽性）．

臨床所見

- 高齢者の上半身露光部（頭頸部，上肢）が好発部位で，男性に多い．
- 無痛性の隆起性皮膚病変として発生する．時に潰瘍を形成し，急速に増大する．

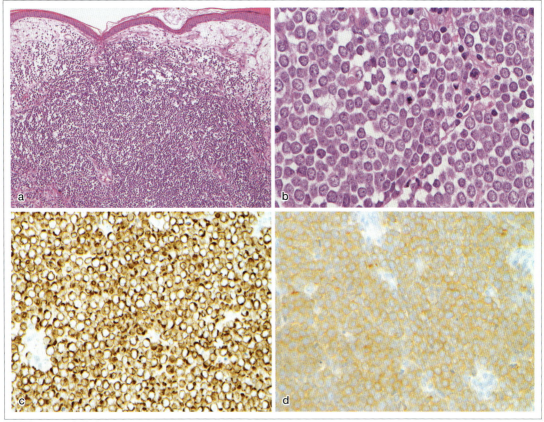

図14 Merkel 細胞癌
a：真皮内で，小型円形で未熟な腫瘍細胞がびまん性に増殖する．
b：腫瘍細胞核は円形でクロマチンに富み，くすんだ暗紫色を呈する．細胞質は乏しい．
c：腫瘍細胞は CK20 に陽性で，核に近接してドット状の強い反応領域を認める．
d：腫瘍細胞は synaptophysin にびまん性に陽性である．

- 悪性度の高い腫瘍で，再発を繰り返し，リンパ節や血行性転移をきたすことがある．

病理所見

- 真皮内で，小型円形腫瘍細胞がびまん性，胞巣状，索状に増殖し，表皮は保たれていることが多い 図14a．
- 腫瘍細胞の核は円形でよく揃っており，クロマチンは微細顆粒状で，灰色にくすんだ印象を受ける 図14b．多数の核分裂像やアポトーシス像が認められる．細胞質は狭小で，両染性を呈している．
- 腫瘍は皮下組織に浸潤し，また脈管侵襲を示すことがある．
- まれに扁平上皮癌，基底細胞癌，腺腔形成などが共存することがある．
- 免疫染色では，低分子量サイトケラチン（CK20, CAM5.2 など）で核周囲にドット状の陽性所見が認められる 図14c．その他，synaptophysin, neurofilament, chromogranin A などが陽性になる 図14d．

鑑別診断

- 肺小細胞癌の皮膚転移との鑑別は HE 所見のみでは難しい．肺腫瘍の検索や CK20, TTF-1 免疫染色などが鑑別に有用である．
- 基底細胞癌，悪性リンパ腫，小細胞性メラノーマなどとの鑑別を要することもある．

軟骨・骨形成性腫瘍

軟部軟骨腫（soft tissue chondroma）

疾患の概要

- 骨および滑膜組織外に発生した良性軟骨性腫瘍である．

臨床所見

- 中年の男性に好発する．
- 手指，足趾に発生することが多い．
- 関節や腱に接する硬い無痛性の結節として認められることが多い．
- 良性腫瘍であるが，まれに再発する．

病理所見

- 境界明瞭な 1〜2cm 大の結節で，灰白色調を呈する．
- よく分化した硝子軟骨が，分葉状構造を示す 図15a ．
- 細胞密度の増加，粘液状変化，多形性などを認めることがある 図15b ．
- 軟骨基質はしばしば石灰化を示し，骨化を伴っていることもある．

鑑別診断

- 骨の内軟骨腫や滑膜軟骨腫症が鑑別診断となり，画像や手術所見で発生部位を確認する必要がある．

副耳（accessory tragus, accessory ear）

- 胎生期の鰓弓形成異常による耳前部の小腫瘤である．
- 出生時に，耳珠の前方に位置する丘疹として認められ，両側性に生じることもある．
- 表皮で覆われた隆起性病変で，多数の未熟な毛嚢，線維脂肪組織，軟骨組織などが認められる 図16 ．

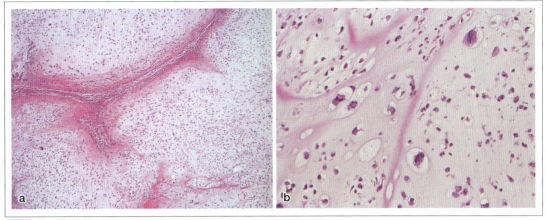

図15 軟部軟骨腫
a：分葉状構造を示す硝子軟骨を認める．
b：核の多形性や細胞密度の増加を認めることがあるが，悪性所見ではない．

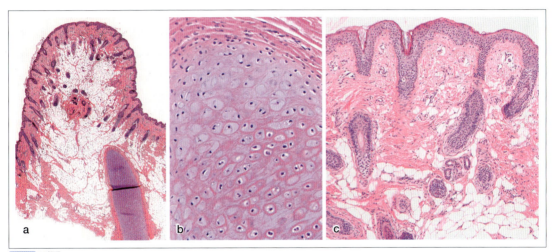

図16 副耳
a：表皮に覆われた隆起性病変で，深部に軟骨組織を認める．
b：軟骨組織はよく分化した硝子軟骨である．
c：皮膚には多数の毛嚢が形成される．

- 乳頭腫，線維腫，軟骨腫などとの鑑別を要する．

爪下外骨腫（subungual exostosis）

疾患の概要

- 手指や足趾の末節骨に生じる良性の骨軟骨増殖症である．
- 反応性病変と認識されていたが，近年は染色体異常の存在から腫瘍性の可能性が考えられている．

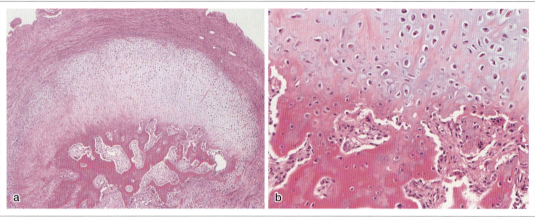

図17 爪下外骨腫
a：線維組織と軟骨で覆われた骨性隆起を認める． b：軟骨組織は下の骨組織へ連続的に移行する．

臨床所見

- 10〜20代の男性に多い．
- 拇趾に最も多く，その他の足趾や手指に発生することもある．
- 有痛性の腫脹として発症し，爪下に結節性病巣が認められ，潰瘍を伴うこともある．
- 放射線画像で，末節骨に付着する骨性腫瘤として認められるが，下の骨組織や骨髄との連続性はみられない．
- 切除により治癒し，再発することはまれである．

病理所見

- 軟骨組織で覆われた骨性腫瘤である 図17a ．
- 表層から，線維性組織，軟骨組織，骨組織へと移行している 図17b ．
- 骨梁間には脂肪や線維性組織が認められる．

鑑別診断

- 骨軟骨腫（osteochondroma）との鑑別を要するが，これは長管骨に好発し，下床の骨皮質，骨髄に連続する．

皮膚骨腫（osteoma cutis）

疾患の概要

- 真皮に生じる骨性腫瘤である．

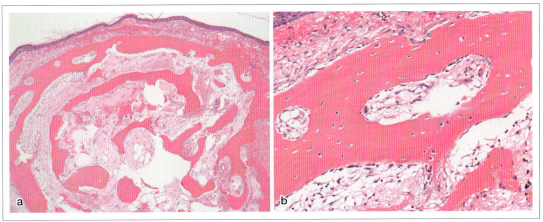

図18 皮膚骨腫
a：真皮内に成熟した骨組織が形成される．　b：骨は層板骨で，周囲は骨芽細胞で縁どられている．

▶ 臨床所見

- 単発性あるいは多発性に認められ，多発性外骨腫症に合併することがある．
- 痤瘡，毛嚢炎などの炎症性病変に伴う化生骨として認められることもまれではない．
- 多発性骨腫は中年女性の顔面に好発する．

▶ 病理所見

- 成熟した層板骨からなる結節性腫瘤で，真皮に位置する 図18．
- 骨梁間に骨髄組織を認めることがある．

▶ 鑑別診断

- 骨軟骨腫，爪下外骨腫は表層が軟骨組織で覆われ，深部の骨組織と近接あるいは連続している．

骨外性骨肉腫（extraskeletal osteosarcoma）

▶ 疾患の概要

- 骨外に発生した骨形成性悪性腫瘍で，骨芽細胞性分化以外に，軟骨芽細胞や線維芽細胞への分化も認める．
- 皮膚に発生することはきわめてまれである．

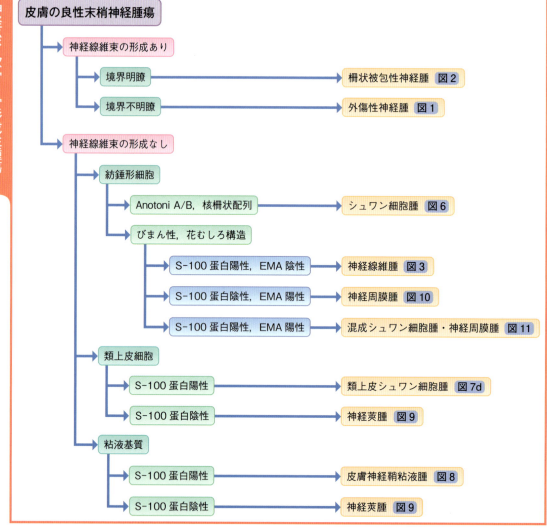

臨床所見

- 中高年者に発生することが多く，男性優位である．
- 10%未満の症例では放射線照射の既往（少なくとも2年以上前）がある．
- 深い軟部に発生することが多いが，約1割は真皮，皮下組織に原発する．
- 好発部位は大腿，殿部，肩甲帯，体幹などである．
- 進行性に増大する腫瘤で，痛みを伴うこともある．
- 画像検査で，深部に位置する軟部腫瘍と石灰化（CT）を認める．
- 高悪性度腫瘍で，5年生存率は25%程度である．小型のものや低異型度の腫瘍はやや生存期間が長い．

病理所見

- 平均10cm大の大型腫瘍で，出血や壊死を伴う．骨成分は病巣の中心部に多い．

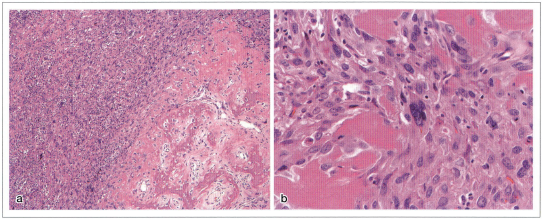

図19 骨外性骨肉腫
a：異型性に富む多形肉腫成分（左）の中に，石灰化を伴うレース状類骨（右）が形成される．
b：多形性を示す異型的な腫瘍細胞が類骨を形成している．

- 異型性の目立つ腫瘍細胞が，レース状，柱状，塊状の類骨を形成する 図19．
- 病巣の中央部に骨形成がみられ，辺縁部で細胞成分が豊富である．
- 骨原発の骨肉腫にみられる種々の亜型が，骨外性骨肉腫でも発生する．

鑑別診断

- 多形性を示す他の高悪性度肉腫では骨・軟骨性基質は認めず，免疫染色などで特異的な分化傾向を明らかにすることが鑑別の参考になる．
- 化骨性筋炎（myositis ossificans）は骨形成が主として辺縁部に認められ，異型性や多形性は乏しい．

（廣瀬隆則）

cutaneous pseudolymphoma : CPL

リンパ・組織球・造血系腫瘍
偽リンパ腫

疾患の概要

- 皮膚偽リンパ腫とは，種々の原因によって引き起こされる皮膚の反応性リンパ増殖性疾患を網羅するものである．
- 臨床的あるいは組織学的に，いずれか一方でも皮膚悪性リンパ腫に類似していれば，偽リンパ腫に含まれることになる．本稿では後者をまとめている．
- 組織学的に，B細胞系では皮膚リンパ球腫，良性皮膚リンパ球腫，皮膚リンパ増殖症，スピーグラー・フェントの偽リンパ腫といわれてきたもの，T細胞系では光線性類細網症（actinic reticuloid）を代表として，時代とともにその概念は変遷してきた．
- 近年，従来皮膚リンパ球腫と診断されてきた症例のなかに辺縁帯リンパ腫と偽リンパ腫性毛包炎が含まれていたことが明らかにされた．
- 主たる浸潤細胞がB細胞系であるかT細胞系であるかによって分けられてきたが，本稿では病理学的視点から，帯状浸潤パターン（band-like pattern）図1 と結節状浸潤パターン（nodular pattern）図2 に分ける 表1 ．

染色体・遺伝子異常

- 反応性疾患のなかにもクロナリティを有する症例が存在する．このような症例に対してはクローン性の皮膚症（clonal dermatoses）という用語が用いられている．
- HE染色でみる形態像では悪性リンパ腫に見えるのに，免疫染色でも分子遺伝学

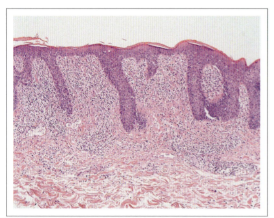

図1 帯状浸潤パターン（band-like pattern）
表皮向性（epidermotropism）はみられない．

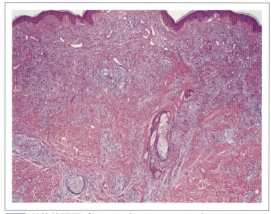

図2 結節状浸潤パターン（nodular pattern）
一部にリンパ濾胞がみられるが，輪郭はスムーズで，follicular colonization はみられない．

表1 主な皮膚の偽リンパ腫の分類
〔疾患に付記した（T）と（B）はそれぞれT細胞系，B細胞系が優位であることを示している〕

1）帯状浸潤パターン（band-like pattern）

（1）小局面状類乾癬（parapsoriasis small plaque type）（T）

（2）光線性類細網症（actinic reticuloid）（T）

（3）リンパ腫様角化症（lymphomatoid keratosis）（T）

（4）接触皮膚炎（lymphomatoid contact dermatitis）（T）

（5）薬疹（band-like lymphomatoid drug eruption）（T＝B, 結節状もあり）

（6）ウイルス関連偽リンパ腫（virus-associated pseudolymphoma）（T）

（7）苔癬状慢性色素性紫斑症（lichenoid pigmented purpuric dermatitis）（T）

2）結節状浸潤パターン（nodular pattern）— 以前のpatchy infiltrating pattern を含む

（8）皮膚リンパ球腫（lymphocytoma cutis），良性皮膚リンパ球腫（lymphadenosis benigna cutis），皮膚リンパ増殖症（cutaneous lymphoid hyperplasia），スピーグラー・フェントの偽リンパ腫（pseudolymphoma of Spiegler-Fendt）（B）

（9）偽リンパ腫性毛包炎（pseudolymphomatous folliculitis：PLF）（B≫T）

（10）虫刺症（arthropods bite）（B）

（11）小児掌蹠偽リンパ腫性被角血管腫（acral pseudolymphomatous angiokeratoma of children（APACH）（T）

（12）Jessner's lymphocytic infiltration（T）

（13）薬疹（nodular lymphomatoid drug eruption）（B＝T）

検索でもクロナリティが証明されない症例がある．このような症例は異型皮膚リンパ球浸潤（atypical cutaneous lymphoid infiltrate）として経過観察する．

- リンパ腫の決め手は異型リンパ球浸潤と，軽鎖偏位あるいは*IgH*遺伝子再構成の確認である．浸潤リンパ球のB：T比が3：1以上になることと，リンパ濾胞の存在は診断の決め手とはならないことが多い．

臨床・病理所見

- 皮膚偽リンパ腫は反応性疾患であり，何らかの発症要因が関与していると推定される（もちろん原因不明のことも多い）．

- 主な原因として，外来抗原，薬剤，ウイルス，スピロヘータ，虫刺などが挙げられる **表2**．

- 臨床像は，大まかに帯状浸潤パターンでは散在する紅斑〜融合状（麻疹様）紅斑〜紅皮症を呈する．結節状浸潤パターンでは，紅色の丘疹〜結節が単発することが多いが，時に多発し，全身性に分布することもある．

- 結節状型の偽リンパ腫の病理診断にはCD1aが有用である．偽リンパ腫ではCD1a陽性細胞は真皮の浸潤巣全体に増えている．さらに，偽リンパ腫性毛包炎では，毛包周囲にも目立つ．これは毛包から外来抗原物質が侵入してくるのを，

偽リンパ腫 | 275

表2 主な皮膚の偽リンパ腫の発症原因
1) 接触アレルギー
2) 外来抗原物質
(1) 金属 (金, ニッケルなど)
(2) 薬物 (ホルマリン, グルタールアルデヒドなど)
(3) 薬剤
(4) ワクチン
(5) 減感作療法の抗原刺入
(6) 異物, 刺青
3) 微生物
(1) ウイルス (HIV, herpes virus, molluscum contagiosum)
(2) スピロヘータ (トレポネーマ) (*Borrelia burgdorferi*)
(3) 虫刺

Langerhans cell が真皮に移行して, T-cell associated dendritic cell として増殖して防いでいるためと推測される 図3a .

小局面状類乾癬 (parapsoriasis small plaque type) (T)

● 体幹・四肢に瘙痒感なく, 落屑を有し, 淡紅色〜紅褐色の類円形斑を形成する. 5cm 四方以下のものを指す. それ以上は大局面型 (large plaque type) と呼ばれ, 菌状息肉症の早期に相当するとされている.

● 角質層には錯角化が, 野球の投手が投げるマウンドのように散見され (mounds of parakeratosis), 表皮は psoriasiform に軽度肥厚してリンパ球の表皮内侵入 (exocytosis) をみる. 表皮・真皮境界に空胞変性はなく, 真皮上層に軽度の血管周囲性リンパ球浸潤を認める.

光線性類細網症 (actinic reticuloid) (T)

● 顔面・項部・手背などの露光部に, 瘙痒を伴う浸潤性紅斑・苔癬化局面を形成する. 慢性の高度の日光過敏とともに, リンパ腫様症状を示す. 中年以降の男性に発症する.

● 帯状の真皮上層のリンパ球浸潤がみられ, 表皮向性は軽度である. CD8 陽性細胞が優位である.

リンパ腫様角化症 (lymphomatoid keratosis) (T)

● 頭頸部に, 落屑 (角化物質) を有する単発性の腫瘤を形成する.

● 過角化を呈し, 表皮も肥厚する. 表皮内に CD1a 陽性細胞や変性した有棘細胞を含まず, 真の Pautrier's microabscess が形成される.

接触皮膚炎 (lymphomatoid contact dermatitis) (T)

● 接触抗原アレルギーによる変化で, リンパ腫と鑑別を要するものは, 浸潤を触れる赤色局面を形成する.

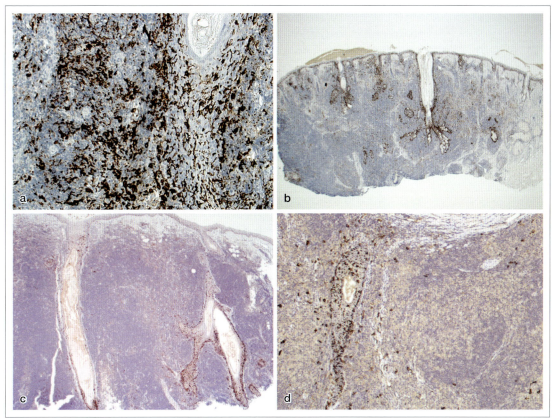

図3 偽リンパ腫と皮膚リンパ腫のCD1a染色のパターン

a：偽リンパ腫性毛包炎．偽リンパ腫ではCD1a陽性細胞は真皮の浸潤巣全体に増えている．さらに，偽リンパ腫性毛包炎では，毛包周囲にも目立つ．これは毛包から外来抗原物質が侵入してくるのを，Langerhans cellが真皮に移行して，T-cell associated dendritic cellとして増殖して防いでいるためと推測される．

b〜d：原発性皮膚辺縁帯リンパ腫（b），原発性皮膚びまん性大細胞型リンパ腫（下肢型）（c），原発性皮膚濾胞中心リンパ腫（d）では，浸潤巣の中にびまん性に存在しない．毛包などの付属器がある領域では，その基底部に増殖を示す．これはリンパ球の攻撃から付属器を守っているためと推測される．

- 表皮は軽度肥厚し，リンパ球の表皮内侵入をみる．真皮上層に帯状のリンパ球浸潤がみられる．時にやや大型でクロマチンの増量したリンパ球をみることがある．

薬疹（band-like/nodular lymphomatoid drug eruption）（T=B）

- T細胞系は散在する紅斑〜融合状（麻疹様）紅斑〜紅皮症を呈する．B細胞系は紅色の丘疹〜結節が単発することが多いが，時に多発し，全身性に存在することもある．
- T細胞系は帯状浸潤を呈する．B細胞系はpathcy（島嶼状）〜nodular（結節状）〜diffuse（びまん性）な浸潤を示す．好酸球浸潤を伴うことが多いが，ないこともあり，nodular/diffuseな場合は鑑別疾患に挙げるのみで，あとは薬歴を調べてもらうことを付記する．

ウイルス関連偽リンパ腫（virus-associated pseudolymphoma）（T）

- HIV：臨床的には広範囲の局面あるいは紅皮症（MFやセザリー症候群に似た症状）．

- herpers folliculitis：疼痛を伴う紅斑・局面．
- molluscum contagiosum：水いぼ反応といわれる消退現象を示す．
- HIV：組織学的には CD8 陽性 T 細胞が真皮乳頭層に帯状に浸潤する．
- herpers folliculitis：B・T 細胞系双方あり，CD30 陽性細胞が出現することもある．
- molluscum contagiosum：T 細胞系で，CD30 陽性細胞が出現することあり．

苔癬状慢性色素性紫斑症（lichenoid pigmented purpuric dermatitis）(T)

- 中年以降の高齢者の下肢に好発する．点状出血に加えて，丘疹，毛細血管拡張や色素沈着を伴う．

皮膚リンパ球腫（lymphocytoma cutis）(B)

- 顔面・項部・手背などの露光部に，瘙痒を伴う浸潤性紅斑・苔癬化局面を形成する．大きさは1～2cmの弾力性のある紅～暗紅色のドーム状隆起病変で，全身性症状はみられない．通常，数か月で自然消退する．
- マダニ刺咬によって生じる皮膚リンパ球腫は，スピロヘータ科に属する *Borrelia burgdorferi* 感染のうちの1%程度に生じるといわれている．マダニを媒体とする *Borrelia burgdorferi* は通常ライム病を引き起こす．ボレリア症（Borreliosis）の皮膚症状である．
- B リンパ球よりなるリンパ濾胞構造の周囲に T 細胞領域を伴う．
- 真皮上層～中層，時に皮下脂肪織に patchy で血管周囲性なものから diffuse なものまで密なリンパ球浸潤があり，組織球，好酸球，形質細胞などの polymorphic な細胞浸潤を伴っている．top heavy なパターンを呈することが多く，リンパ濾胞を伴うことも多い．

偽リンパ腫性毛包炎（pseudolymphomatous folliculitis：PLF）(B ≫ T)

- PLF は近年に皮膚リンパ球腫から分離された entity である．
- 紅色～スミレ色の孤在性で平坦あるいはドーム状隆起性病変である．大きさは1.5cm 大までで，ほとんどが顔面に生じる 図2 ．臨床像からは皮膚リンパ球腫との鑑別は困難である．生検後に消退することが多い．
- 組織学的に diffuse あるいは patchy に，主に毛包周囲性にリンパ球の浸潤がみられ，毛包は拡大して不規則な辺縁を示す（activated pilosebaceous umits 図3 ）．毛包内およびその周縁に組織球の浸潤がみられ，一部では集簇する 図3a ．これらの組織球は CD1a，S-100 蛋白陽性，CD68 陰性の T-cell associ-

- 大きく帯状浸潤パターンと結節状浸潤パターンとがある．
- 皮膚悪性リンパ腫との鑑別が最も重要であるが，確定に至らない atypical cutaneous lymphoid infiltrate が存在する．
- CD1a 染色が良悪の診断に役立つことが多い（良性ではびまん性に散在し，悪性では浸潤により辺縁に押しやられる）．

ated dendritic cell である（proliferation of CD1a cells）.

虫刺症（insect bite, arthropod bite）（B）

- 紅色から赤色の腫脹，丘疹，結節を形成する.
- 密なリンパ球浸潤を真皮内にみるが，表皮にも変化がみられることが多く，好酸球浸潤を伴う.

小児掌蹠偽リンパ腫性被角血管腫
（acral pseudolymphomatous angiokeratoma of children：APACHE）（T）

- 被角血管腫（angiokeratoma）に似て，四肢伸側の末梢に角化性丘疹が多発・集簇する.
- 真皮上層に融合性の，リンパ球・組織球などからなる浸潤細胞集塊がみられる.
- 過角化を伴い，表皮も肥厚しており，著明な表皮内へのリンパ球浸潤がみられる.

（参考）皮膚リンパ球浸潤（lymphocytic infiltration of Jessner）

- 臨床病理学的に discoid lupus erythematosus（DLE）と類似するが，過角化のないこと，治癒後に萎縮を残さないこと，基底層に空胞変性がみられないことなどの違いが認められる疾患として記載されてきた．しかしながら，Sjögren 症候群の発疹，DLE，多形日光疹，皮膚リンパ球腫，悪性リンパ腫の前段階の病態などが本態とされ，概念の独立性が問題となっている.
- pathcy のリンパ球浸潤を示し，基底層に空胞変性がみられないものを指していた（CD8 陽性であるものを entity として取り扱う考えもある）.

鑑別診断

▶菌状息肉症（mycosis fungoides：MF）

- 帯状浸潤型の偽リンパ腫では，真皮浅層に T 細胞主体のリンパ球の帯状浸潤がみられ，表皮内への侵入（cxocytosis）を伴うこともあるため，本症との鑑別が問題となる.
- MF には，有棘細胞のアポトーシス（従来，個細胞壊死と呼ばれていたもの），海綿状変化，表皮・真皮境界の空胞変性，乳頭層からの真皮最上層の線維化がみられない.

▶悪性リンパ腫（malignant lymphoma）

- CD1a 陽性細胞は，浸潤巣の中にびまん性に存在しない.
- 毛包などの付属器がある領域では，その基底部に増殖を示す（リンパ球の攻撃から付属器を守っているためと推察される 図3b〜d).

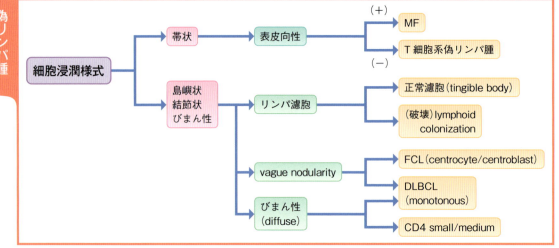

表3 皮膚偽リンパ腫と皮膚B細胞リンパ腫の鑑別

	CBPL	CBCL
好発部位	頭頸部	頭部，体幹
皮疹	小型，限局性（複数個）	大型化，多発
組織所見		
シルエット	top heavy	bottom heavy
細胞浸潤	polymorphous	monomorphous
結節内 tingible body	陽性	陰性
follicular colonization	陰性	陽性
付属器への侵入	陰性	陽性であることが多い
免疫組織化学的所見		
軽鎖偏位	みられない	みられることあり
CD1a 図3	びまん性に陽性	浸潤巣内は陰性
遺伝子再構成（免疫グロブリン遺伝子）		
PCR法	clonal dermatosis で陽性	70〜80%程度に陽性
サザンブロット法	時に陽性	腫瘍細胞の量が全体の5%を超えれば，サザンブロット法で陽性
経過	自然消退	5年生存率95%以上

▶ 皮膚リンパ腫 (cutaneous lymphoma)

- 鑑別点を B 細胞系と T 細胞系について示す 表3, 4.

表4 皮膚偽リンパ腫と皮膚 T 細胞リンパ腫の鑑別

	CTPL	CTCL
好発部位	類乾癬は体幹 光線性類細網症は顔面	菌状息肉症は体幹
組織所見	海綿状変化 時に偽 Pautrier 微小膿瘍（+） 基底膜の変性（+） 乳頭線維化（−）	epidermotropism 頻回に Pautrier 微小膿瘍（+） 基底膜は保たれている 乳頭線維化（+）
免疫組織化学的所見	特徴なし	表皮内のリンパ球が CD4 あるいは CD8 に偏りあり，CD2,5,7 に抗原喪失（loss）異常のみられることあり
遺伝子再構成（T 細胞受容体遺伝子）	polyclonal〜oligoclonal	腫瘍細胞の量が全体の 5% を超えれば，サザンブロット法で陽性

（新井栄一）

cutaneous B-cell malignant lymphoma

リンパ・組織球・造血系腫瘍

皮膚 B 細胞性悪性リンパ腫

疾患の概要

- 皮膚 B 細胞性悪性リンパ腫は他臓器 B 細胞性悪性リンパ腫にはない特徴を示す.
- 従来の WHO 分類は皮膚リンパ腫の実態にそぐわない面もあったため, 1997年に皮膚独自の European Organization for Research and Treatment of Cancer (EORTC)分類が提唱された. これが現在の分類のプロトタイプである.
- 原発性の判断は, EORTC 分類では 6 か月という縛りがあったが「診断時に皮膚以外の病変が認められないもの」に変更されている.
- 2005 年に両者を融合した WHO-EORTC 分類 表1 が提唱され, これを踏まえた WHO 分類 2016 が現在用いられている.
- 主要疾患は 表1 の①〜③の 3 つである.
- わが国の皮膚 B 細胞性悪性リンパ腫の発生頻度は皮膚リンパ腫のなかの 15〜20 %であり, 欧米（約 25%）に比べて低い.

染色体・遺伝子異常

- B 細胞の単クローン性増殖の同定には, 新鮮材料を用いてのサザンブロット法や, パラフィン包埋材料での PCR（polymerase chain reaction）法による免疫グロブリン重鎖遺伝子（*IgH*）再構成の有無をみることが有用である.
- 原発性皮膚辺縁帯リンパ腫における染色体・遺伝子異常の頻度は全体でも 10〜20%と低く, 実際の診断に必ずしも有用ではない.

表1 皮膚 B 細胞性悪性リンパ腫の WHO-EORTC 分類（2005）

Cutaneous B-cell lymphoma
Indolent clinical behavior
① Primary cutaneous marginal zone B-cell lymphoma
② Primary cutaneous follicle center lymphoma （PCFCL）
Intermediate clinical behavior
③ Primary cutaneous diffuse large B-cell lymphoma （PCDLBCL）, leg type
④ Primary cutaneous diffuse large B-cell lymphoma, other
⑤ Primary cutaneous intravascular large B-cell lymphoma

EORTC：ヨーロッパ癌研究治療協会

- 原発性皮膚濾胞中心性リンパ腫では，*bcl-2* 遺伝子の関与する 18q21 の遺伝子転座はみられない．
- 原発性皮膚びまん性大細胞型 B 細胞リンパ腫（下肢型）においては，診断に有用な染色体・遺伝子異常は同定されていない．
- パラフィン材料を用いた PCR 法による軽鎖の偏位の確認により B 細胞の単クローン性の同定が可能である（実際には頻度は高くない）．

臨床所見

- 原発性皮膚辺縁帯リンパ腫は中高年（50〜70 代）に多く，やや女性に多い．
- 原発性皮膚濾胞中心リンパ腫も中高年に多い．
- 原発性皮膚びまん性大細胞型 B 細胞リンパ腫（下肢型）は高齢者に多く，やや女性に多い．
- 原発性皮膚辺縁帯リンパ腫は，顔面，体幹，四肢（特に前腕）に好発し，浸潤性紅斑，紅色から紫紅色の丘疹および結節として発症する．
- 原発性皮膚濾胞中心リンパ腫は，頭頸部，体幹に好発し，下肢の頻度が低い．単発または多発の局面や丘疹で発症し，腫瘤形成をする．
- 原発性皮膚びまん性大細胞型 B 細胞リンパ腫（下肢型）は下肢に多く（85〜90％），急速に増大し，皮膚外進展の頻度が高い．大部分が下肢に発生する（85〜90％）という部位的特異性を強調するために，下肢型という名称が残った．

病理所見

原発性皮膚辺縁帯リンパ腫
(primary cutaneous marginal zone lymphoma：PCMZL)
....

- WHO 分類 2016 では，粘膜関連リンパ組織型節外性辺縁帯リンパ腫（MALT リンパ腫）に含まれている．
- 亜分類として cutaneous immunocytoma と cutaneous follicular lymphoid hyperplasia with monotypic plasma cells がある．
- 真皮にびまん性のリンパ球の増殖を示す 図1a ．胚中心細胞を構成する centrocyte に類似した小型でやや細胞質の豊富な centrocyte-like cell（marginal zone cell あるいは monocytoid B-cell ともいう）が主体となり，シート状に増生する 図1b ．
- 反応性濾胞周囲に増殖し，濾胞を周囲から圧排し，さらに侵入する所見を呈する．これを follicular colonization と呼ぶ 図1c ．
- 形質細胞への分化をみることがあり，以前の Kiel 分類では immunocytoma（そのうちの lymphoplasmacytoid lymphoma）と呼ばれていた．
- Dutcher body（免疫グロブリンの核内封入所見）をみることがある．

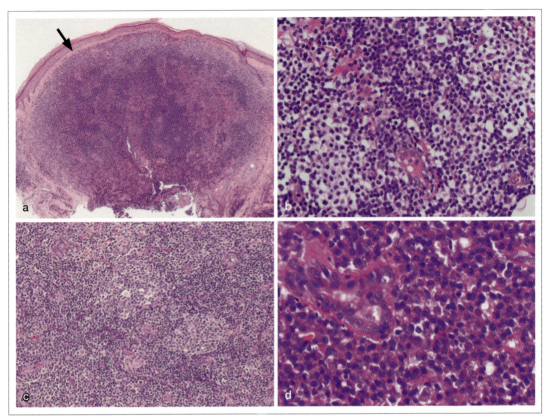

図1 原発性皮膚辺縁帯リンパ腫
a：真皮にびまん性のリンパ球の増殖がみられ，表皮とは連続性なく，Grenz zone（➡）がみられる．
b：小型でやや細胞質の豊富な centrocyte-like cell，marginal zone cell あるいは monocytoid B-cell と呼称されるリンパ球が，シート状の増生を呈している．
c：follicular colonization を呈する．
d：形質細胞への分化がみられ，以前の Kiel 分類で immunocytoma（そのうちの lymphoplasmacytoid lymphoma）とされた所見である．また，エクリン汗腺の上皮内へのリンパ球の侵入をみる．皮膚では確認できることは少ないが，腺管の破壊像まで至らないリンパ上皮性病変に相当する．

- 集簇巣の辺縁には形質細胞が目立つことがあり，これが monotypic となっていることが確認できることがある．
- エクリン汗腺の上皮内への腫瘍細胞の侵入をみることがある 図1d．リンパ上皮性病変（lymphoepithelial lesion：LEL）と呼ぶが，皮膚ではまれである．脂腺ではほとんどみられない．

■免疫組織化学

- 通常 CD20 図2a，bcl-2 図2b，CD79a，CD19，CD22 が陽性で，CD5，CD10，bcl-6，MUM-1 が陰性である．
- 浸潤部は bcl-2 陽性，bcl-6 陰性，CD10 陰性である．
- 細胞質内 Ig 軽鎖の偏り（light chain restriction）を確認できることもある 図3．
- CD21 にて反応性濾胞周囲から濾胞を圧排し，さらに侵入する所見を呈する follicular colonization がみられる 図2c．

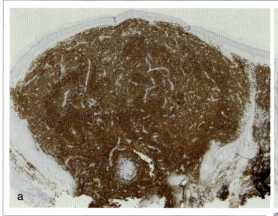
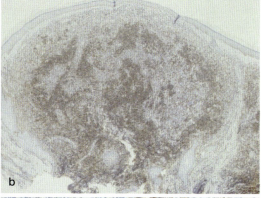
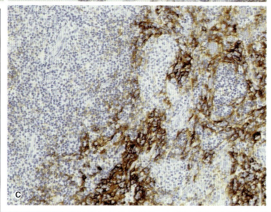

図2 原発性皮膚辺縁帯リンパ腫の免疫染色
a：CD20 免疫染色．びまん性に陽性である．
b：bcl-2 免疫染色．リンパ濾胞のみられる領域では陰性で，シート状の centrocyte-like cell に陽性である．
c：CD21 免疫染色．反応性濾胞周囲から濾胞を圧排し，さらに侵入する follicular colonization が確認できる．

原発性皮膚濾胞中心リンパ腫
(primary cutaneous follicular centre lymphoma：PCFCL)

- PCFCL は WHO-EORTC 分類以前では follicular lymphoma に加えて，diffuse large B-cell lymphoma に入れられていたものである．すなわち，皮膚以外のいわゆる濾胞性リンパ腫とは定義が異なる疾患である．
- 表皮との間に Grenz zone をみることが多い．
- 真皮内に不明瞭（vague）な結節状パターンを示すことが多い．びまん性パターンをとることも少なくない 図4a ．
- 構成細胞は，濾胞中心細胞である中心細胞（centrocyte；小型から大型のくびれのある細胞）と中心芽細胞（centroblast；大型でくびれがなく核小体が目立つ細胞）である 図4b ．この形態像が疾患の定義になっている．

■ 免疫組織化学
- 通常 CD20，bcl-6，CD79a が陽性で，CD10 は陰性ではないが，強陽性所見はみられないことが多い．
- 浸潤部は bcl-2 陰性，bcl-6 陽性，CD10 陽性である（bcl-6 のほうが有用）．
- MUM-1，CD5 は陰性である．

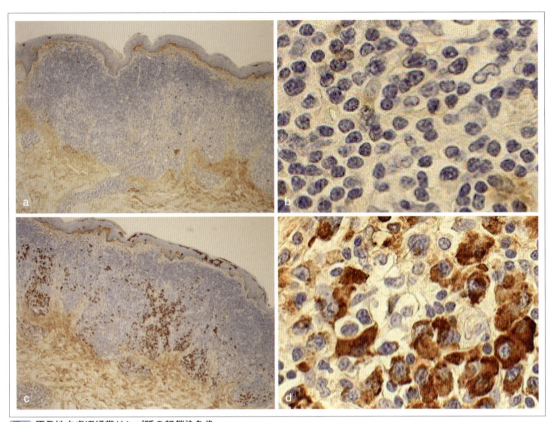

図3 原発性皮膚辺縁帯リンパ腫の軽鎖染色像
a, b：κ鎖　c, d：λ鎖．λ鎖が1：10以上と優位に多く，偏位（light chain restriction）がみられ，monotypicである（必ずみられるわけではない）．

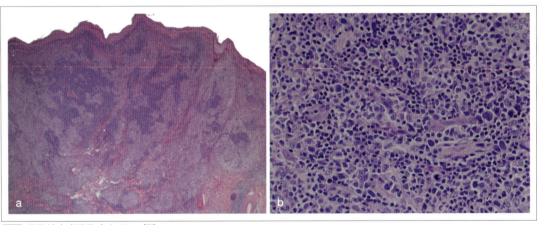

図4 原発性皮膚濾胞中心リンパ腫
a：弱拡大．隆起性の病変で，Grenz zoneがみられ，不明瞭ながら結節状パターンを示している．濃い紫の領域は反応性リンパ球が密にみられるところである．
b：強拡大．構成細胞は，中心細胞（centrocyte）と中心芽細胞（centroblast）である．

原発性皮膚びまん性大細胞型B細胞リンパ腫（下肢型）〔primary cutaneous diffuse large B-cell lymphoma（PCDLBCL），leg type〕

- 正常組織球の核あるいは小型リンパ球の核の2倍より大きい核を有する大型細

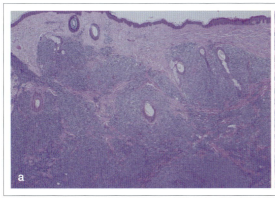
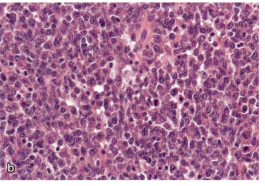

図5 原発性皮膚びまん性大細胞型 B 細胞リンパ腫（下肢型）
a：弱拡大．Grenz zone を示して，びまん性に増殖する．
b：強拡大．中心芽細胞（centroblast）あるいは免疫芽細胞（immunoblast）が均一に分布する．

胞がびまん性に増殖する．
- DLBCL の皮膚初発型は PCDLBCL，leg type が圧倒的に多い．
- 組織学的に，Grenz zone を示し，びまん性に増殖する 図5a ．
- 不明瞭な結節（vague nodularity）はほぼみられない．
- 浸潤細胞の中心芽細胞（centroblast）あるいは免疫芽細胞（immunoblast）が 80％ 以上と優位で均一に分布する 図5b ．
- 中心芽細胞では核小体が 2〜3 個核膜に付着してみられるが，免疫芽細胞では核小体は大型で 1 個中心にみられる．
- 通常 CD20 陽性，CD79a 陽性，bcl-2 陽性，bcl-6 陽性，MUM-1 陽性（全体の 30％ 以上の細胞に染まっていれば陽性），FOXP1 陽性，IgM 陽性で，CD10 陰性である．

原発性皮膚びまん性大細胞型 B 細胞リンパ腫（その他）〔primary cutaneous diffuse large B-cell lymphoma（PCDLBCL），other〕

- WHO-EORTC 分類では血管内大細胞型 B 細胞リンパ腫（intravascular large B-cell lymphoma） 図6 以外の以下の疾患を含む．WHO 分類 2016 では DLBCL，NOS とする．
  ①形質芽細胞性リンパ腫（plasmablastic lymphoma） 図7
  ②加齢性 EBV 関連大細胞型 B 細胞リンパ腫（EBV+ DLBCL of the elderly）：改訂中の WHO 分類では変更される可能性がある．
  ③T 細胞組織球豊富型大細胞型 B 細胞リンパ腫（T-cell/histiocyte-rich large B-cell lymphoma：HRLBCL）

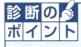

- PCMZL ではリンパ濾胞の形成がみられ，さらに follicular colonization がみられる．
- PCFCL は大〜中型細胞の混在といえる形態を示している．
- PCDLBCL，leg type はほぼ Grenz zone を有し，浸潤パターンは均一（monotonous）である．

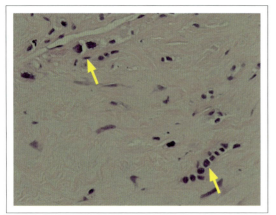
図6 血管内大細胞型B細胞リンパ腫
血管内に大型異型細胞（⇨）が見いだされる．

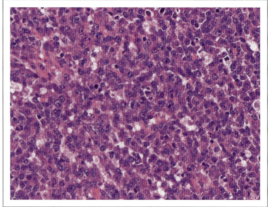
図7 形質芽細胞性リンパ腫
びまん性に形質細胞様細胞が増殖し，starry-sky appearance を呈している．

④リンパ腫様肉芽腫（lymphomatoid granulomatosis：LYG）
- 血管内大細胞型B細胞リンパ腫は血管内に限局してCD20，CD79a，CD19陽性の大型細胞がみられる．
- 形質芽細胞性リンパ腫は形質細胞に類似した大型細胞がびまん性に増殖し，CD138，MUM-1がほとんどの細胞で陽性である．

鑑別診断 表2

▶原発性皮膚辺縁帯リンパ腫（PCMZL）と原発性皮膚濾胞中心リンパ腫（PCFCL）

- 両者とも潰瘍化することはほぼなく，単発が多いが多発もみられる．単発のものは反応性病変（いわゆる偽リンパ腫）との鑑別が臨床上は難しい．
- PCMZLはM蛋白血症や自己免疫疾患との合併は少なく，それらが存在する場合は節性あるいは他臓器原発のものを考える必要がある．
- PCMZLでは tingible body macrophage を含む正常濾胞構造が周囲から侵される follicular collonization がみられる．PCFCLでは濾胞様構築がみられても不明瞭（vague）で，tingible body macrophage はみられない．
- 鑑別に重要な免疫組織化学は，PCMZLが bcl-2 陽性，bcl-6 陰性，PCFCLが bcl-2 陰性，bcl-6 陽性である．

▶原発性皮膚びまん性大細胞型B細胞リンパ腫（PCDLBCL）と原発性皮膚濾胞中心リンパ腫（PCFCL）

- PCDLBCLは，びまん性増殖を示すPCFCLとの鑑別が最も重要となる．
- PCDLBCLは80％以上が大型細胞からなり（構成細胞の大きさは均一），MUM-1陽性となるのに対し，PCFCLは中心細胞と中心芽細胞が混在し，

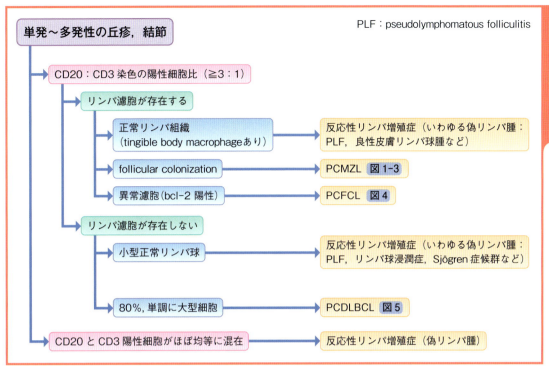

表2 皮膚B細胞性疾患の免疫組織化学的鑑別診断

	CD20	bcl-2	bcl-6	CD10	MUM-1	CD21/23	CD1a
B-CLH	反応性濾胞に（＋）	反応性濾胞は（−）	反応性濾胞は（＋）	反応性濾胞は（＋）	（−）	反応性濾胞は（＋）	PLFではびまん性（＋）
PCMZL	びまん性に（＋）	反応性濾胞は（−），浸潤部は（＋）	反応性濾胞は（＋），浸潤部は（−）	反応性濾胞は（＋），浸潤部は（−）	（−）	（−）	（−）
PCFCL	びまん性に（＋）	（−）〈弱陽性のこともある〉	（＋）	しばしば（＋）	（−）	（−）	（−）
PCDLBCL, leg	びまん性に（＋）	（＋）	（＋）	（−）	（＋）	（−）	（−）
PCDLBCL, other	びまん性に（＋）	（−）	（＋）	（−）	（＋）	（−）	（−）

B-CLH：B-cell type cutaneous lymphoid hyperplasia
PCMZL：primary cutaneous marginal zone lymphoma
PCFCL：primary cutaneous follicular centre lymphoma
PCDLBCL：primary cutaneous diffuse large B-cell lymphoma

MUM-1陰性となる．

▶**全身性の濾胞性リンパ腫の皮膚浸潤と皮膚原発の濾胞性リンパ腫（PCFCL）**

- 皮膚原発であるとbcl-2陰性（微弱なこともある）となるが，全身性であるとbcl-2強陽性となることが多く，鑑別の目安となる．

皮膚B細胞性悪性リンパ腫 | 289

▶皮膚 B 細胞性リンパ腫（CBCL）と反応性疾患

- 反応性疾患（良性リンパ球腫，偽リンパ腫性毛包炎）との鑑別も重要となる．
- 輪郭のスムーズなリンパ濾胞の有無が診断に重要である．良性リンパ球腫ではリンパ濾胞は侵されておらず，輪郭はスムーズである．

▶すべての nodular type の皮膚リンパ腫と偽リンパ腫性毛包炎 (pseudolymphomatous folliculitis) との鑑別

- 偽リンパ腫性毛包炎との鑑別には CD1a が有用である．浸潤巣内に CD1a 陽性細胞（T-cell associated dendritic cell）がほとんどみられなければ PCDLBCL の可能性が高く，偽リンパ腫性毛包炎ならば浸潤巣全体に増えている．

治療，予後

- 皮膚の B 細胞性リンパ腫の予後は低悪性（indolent；5 年生存率は 95％程度）と中間悪性度（intermediate；5 年生存率は 50％程度）に大きく分けられる．
- 低悪性グループに皮膚濾胞中心リンパ腫と皮膚辺縁帯リンパ腫，中間悪性グループに皮膚びまん性大細胞型 B 細胞リンパ腫の下肢型とその他が含まれる．
- aggressive な治療が必要となるのは，皮膚びまん性大細胞型 B 細胞リンパ腫である．リツキシマブによる治療では効果は全身性と同程度である．

（新井栄一）

primary cutaneous T-cell lymphoma

リンパ・組織球・造血系腫瘍

原発性皮膚 T 細胞性悪性リンパ腫

疾患の概要

- 皮膚は節外性リンパ腫の原発部位として消化管に次いで 2 番目に多い.
- 皮膚原発悪性リンパ腫の約 75% が T 細胞リンパ腫である.
- 原発性皮膚 T 細胞リンパ腫のうちでは菌状息肉症が最も多く，40~50% を占める. 次いで CD30 陽性 T 細胞リンパ増殖性疾患が多く，20~30% を占める.
- 原発性皮膚悪性リンパ腫の分類の歴史的経緯，原発性の定義については，「皮膚 B 細胞性悪性リンパ腫」を参照（p.282）.
- 原発性皮膚悪性リンパ腫のなかには，①皮膚に特異的に原発するリンパ腫（菌状息肉症，CD30 陽性 T 細胞リンパ増殖性疾患など）と，②全身性リンパ腫が皮膚に原発したもの（成人 T 細胞白血病/リンパ腫〈ATLL〉，節外性 NK/T 細胞リンパ腫など）がある.
- WHO 分類 2016 のなかの原発性皮膚 T 細胞リンパ腫を 表1 に示す.
- WHO 分類 2008 からの変更点として，①種痘性水疱症様リンパ腫，原発性皮膚 CD4 陽性小・中細胞型 T 細胞リンパ腫が，それぞれ種痘性水疱症様リンパ増殖性疾患，原発性皮膚 CD4 陽性小・中細胞型 T 細胞リンパ増殖性疾患に名称が変

表1 原発性皮膚 T 細胞リンパ腫の分類（WHO 分類 2016）

菌状息肉症
毛包向性菌状息肉症
Paget 様細網症
肉芽腫様弛緩皮膚
セザリー症候群
CD30 陽性 T 細胞リンパ増殖性疾患
原発性皮膚退形成性大細胞型リンパ腫
リンパ腫様丘疹症
皮下脂肪織炎様 T 細胞リンパ腫
節外性 NK/T 細胞リンパ腫
種痘性水疱症様リンパ増殖性疾患
成人 T 細胞白血病/リンパ腫
原発性皮膚 γδT 細胞リンパ腫
原発性皮膚 CD8 陽性進行性表皮向性細胞傷害性 T 細胞リンパ腫*
原発性皮膚末端 CD8 陽性 T 細胞リンパ腫*
原発性皮膚 CD4 陽性小・中細胞型 T 細胞リンパ増殖性疾患*

*provisional entity

更されたこと，②provisional entity として，原発性皮膚末端 CD8 陽性 T 細胞
リンパ腫が加えられたこと，がある.
- 原発性皮膚 T 細胞リンパ腫の多くは中高年者に発生するが，皮下脂肪織炎様 T
  細胞リンパ腫は若年者に多く，小児発生もある.
- 種痘性水疱症様リンパ増殖性疾患は主として小児期に発症する.
- 菌状息肉症，リンパ腫様丘疹症にも，少ないながら小児，若年発生例がある.
- 性差は組織型によって異なるが，性比同等ないしは男性優位なものが多い. 原発
  性皮膚 CD4 陽性小・中細胞型 T 細胞リンパ増殖性疾患は女性に多い.

染色体・遺伝子異常

- 現時点で，原発性皮膚 T 細胞リンパ腫の各組織型に特異的で診断的価値のある
  染色体・遺伝子異常はない.
- 全身性の退形成性大細胞型リンパ腫でみられる t(2;5) は，皮膚原発の CD30
  陽性 T 細胞リンパ増殖性疾患では認められない.
- 節外性 NK/T 細胞リンパ腫と種痘性水疱症様リンパ増殖性疾患を除いて，T 細
  胞受容体（TCR）遺伝子のモノクローナルな再構成を確認する. ただし，菌状
  息肉症の初期病変では腫瘍細胞が少ないため，クロナリティを検出できないこと
  がある. また，PCR などの鋭敏な検出法の場合，炎症性病変でも優勢なクロー
  ンが検出されることがあるため，臨床経過，組織像を総合した解釈が必要であ
  る.
- ATLL では，HTLV-1 プロウイルスの宿主ゲノムへのモノクローナルな挿入が
  サザンブロット法によって示される（ATLL の確定診断）.

菌状息肉症（mycosis fungoides）

▶ 疾患の概要

- 原発性皮膚 T 細胞リンパ腫のプロトタイプとなる疾患である.
- 数年～数十年の経過で，紅斑から局面，結節，腫瘤へと段階的に緩徐に進行する
  のが特徴であり，診断のうえで必須な所見となる.
- 典型像とは異なった臨床病理学的特徴を示すまれな亜型が複数あり，毛包向性菌
  状息肉症，Paget 様細網症，肉芽腫様弛緩皮膚が含まれる.

▶ 臨床所見

- 皮疹の性状によって病期が 3 期に分かれ，数年～数十年の経過で段階的に移行
  する（stepwise progression）.
  ①紅斑期：隆起のないピンク色の斑状病変を形成する. 体幹の非露光部（腰部，
    殿部，乳房），四肢近位内側から発生する（bathing suit distribution）. 紅斑
    は大型，不規則形で多発し，徐々に拡大，癒合傾向を示す.

②扁平浸潤期：やや厚みのある境界明瞭な扁平隆起状病変を形成し，浸潤を触れる．

③腫瘍期：赤〜茶色の結節状病変を形成する．次第にびらん，潰瘍を伴う．この時期になると，異なった病期の病変が混在し，多彩な像が認められることもある．約10〜20%が腫瘍期に移行する．

- 紅皮症をきたすこともあり（紅皮症型），その場合はSézary症候群との鑑別が問題となる
- 進行期には，リンパ節，末梢血，肺，肝，脾に浸潤する．

■ 亜型

- 毛包向性菌状息肉症：顔面，頭皮に好発する．掻痒感を伴った毛包性多発丘疹を示す．有毛部に病変が形成された場合，脱毛をきたす．
- Paget様細網症：肢端に好発する角化を伴った単発性の紅色局面を呈する．Woringer-Kolopp病と同義である．
- 肉芽腫様弛緩皮膚：腋窩，鼠径などの間擦部に好発し，巨大な皮膚ひだの形成と皮膚の弾性減少を示す．

▶ 病理所見

- 紅斑・扁平浸潤期と腫瘍期では組織像が異なる．
- 紅斑・扁平浸潤期では，真皮乳頭に巣状，帯状にリンパ球浸潤を認める．種々の炎症細胞浸潤が混在し，細胞構成は必ずしも単調ではない 図1a ．
- 腫瘍細胞は小〜中型で，非腫瘍性のリンパ球よりやや大きい．不規則な核型（cerebriform, convoluted）を示すものの，異型はきわめて乏しい 図1b〜d ．
- 腫瘍細胞の表皮への浸潤傾向（表皮向性；epidermotropism）が特徴的であり，時に数個の腫瘍細胞が集塊を形成して浸潤する（Pautrier微小膿瘍） 図1c, d ．炎症性変化でみられるexocytosisとは異なり，海綿状態は伴わない．核周囲にhaloを伴った腫瘍細胞が，表皮基底部に線状に配列する像（tagging）は菌状息肉症に特徴的である 図1b ．
- Pautrier微小膿瘍は菌状息肉症の診断に特異的な所見であるが，感度は必ずしも高くない．紅斑期で確認できることはまれであり，扁平浸潤期でも半分以下の症例でしか認められない．
- 真皮乳頭には二次的な変化として，厚い膠原線維束が不規則な方向に増生する像を認めることがある（wiry collagen appearance）．
- サルコイドーシス様あるいは環状肉芽腫様の肉芽腫形成，多核巨細胞を伴う場合がある（肉芽腫性菌状息肉症）．
- 腫瘍期になると，びまん性，結節状の細胞浸潤を示し，真皮深部への垂直方向の浸潤を示す 図2 ．表皮向性はしばしば失われる．
- 腫瘍細胞は大型化し，核小体の明瞭な多形性の強い細胞が増殖する．大型細胞の割合が全体の25%以上を占めるか，顕微鏡的に結節状増殖を示すものをlarge cell transformationとし，より急速な進行と予後不良の指標となる．

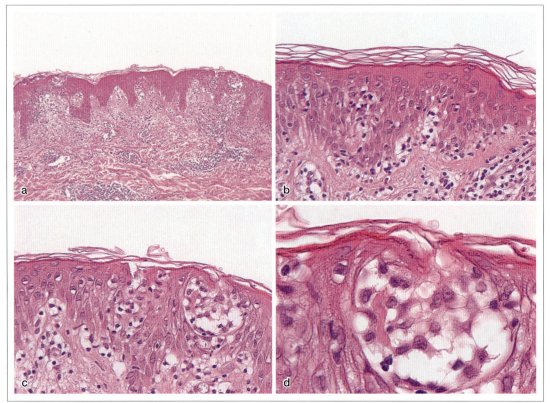

図1 菌状息肉症（扁平浸潤期）
a：弱拡大．真皮上層の血管周囲と表皮内への細胞浸潤（表皮向性）を認める．
b：強拡大．表皮基底側に核周囲の halo を伴う腫瘍細胞が線状に配列する．
c：弱拡大．表皮内に Pautrier 微小膿瘍の形成を認める．
d：強拡大．Pautrier 微小膿瘍内のリンパ球は複雑な核形を示す中型のリンパ球である．

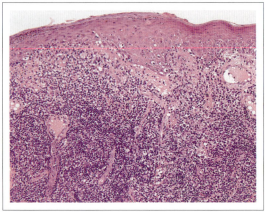

図2 菌状息肉症（腫瘍期）
真皮内にびまん性に大型細胞が浸潤する．この例では表皮向性は一部で残されている．

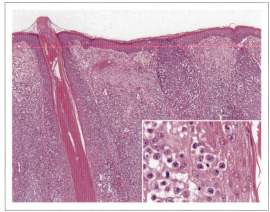

図3 毛包向性菌状息肉症
毛包周囲，毛包上皮内に腫瘍細胞の浸潤を認める．毛包基底層以外の表皮向性は認めない（挿入図：強拡大像）．

■亜型

- 毛包向性菌状息肉症：毛包に対して浸潤傾向を示し，毛包内にムチン沈着をきたす．表皮向性は示さないことが多い 図3．良性の毛包性ムチン沈着症との鑑別が問題となる．

- Paget 様細網症：表皮に限局し，細胞質の豊富なやや大型の腫瘍細胞が paget-oid パターンを示して浸潤する．
- 肉芽腫様弛緩皮膚：真皮の深部まで高度のリンパ球浸潤を認め，肉芽腫形成を伴う．真皮の弾性線維の破壊を伴い，弾性線維を貪食した多核巨細胞の出現を認める．

■ 免疫組織化学

- 通常 CD3，CD4，CD5，$\alpha\beta$ 型 TCR が陽性で，CD8 陰性を示す．
- CD8 陽性例，CD56 陽性例，$\gamma\delta$ 型 TCR 陽性例もまれに存在するため，臨床経過をよく把握して診断する必要がある．
- 紅斑・扁平浸潤期では CD30 陰性が多いが，腫瘍期の large cell transformation で認められる大型細胞は CD30 陽性である．
- Paget 様細網症はしばしば CD8 陽性を示す．

セザリー症候群（Sézary syndrome）

▶ 疾患の概要

- ①紅皮症，②全身性のリンパ節腫大，③皮膚，リンパ節，末梢血中のクローナルな腫瘍細胞の出現，を 3 徴とする急速進行性の予後不良なリンパ腫である．

▶ 臨床所見

- 鱗屑，掻痒感を伴った全身（80% 以上）のびまん性紅斑（紅皮症）とリンパ節腫大を示す．
- 末梢血に腫瘍性 T 細胞（Sézary cell）が出現する．末梢血への腫瘍細胞の出現に関する診断基準を 表2 に示す．

▶ 病理所見

- 菌状息肉症の紅斑・扁平浸潤期と同様の組織像を示すが，浸潤細胞はより軽微で，表皮向性も乏しいことが多い．

表2 International Society for Cutaneous Lymphoma/European Organization of Research and Treatment of Cancer による Sézary 症候群の血液学的診断基準

1. Sézary 細胞が末梢血中に 1,000 個/μL 以上
2. 末梢血の CD4/CD8 比 > 10
3. 末梢血に CD4 陽性 CD7 陰性細胞がリンパ球の 40% 以上 or CD4 陽性 CD26 陰性細胞がリンパ球の 30% 以上
上記の 3 つの条件のうち 1 つを満たす ＋ 末梢血においてサザンブロット法もしくは PCR 法にて *TCR* 遺伝子のクローナルな再構成を確認

- 末梢血中には特徴的な複雑な核形不整（cerebriform）を示す腫瘍性リンパ球の出現を認める（Sézary cell）.
- CD3，CD4，CD5 陽性で，CD8 陰性を示す.

CD30 陽性 T 細胞リンパ増殖性疾患
(CD30-positive T-cell lymphoproliferative disorders)

疾患の概要

- CD30 陽性を示す大型の腫瘍細胞が増殖する一連の原発性皮膚リンパ増殖性疾患であり，低悪性度のリンパ増殖性病変（リンパ腫様丘疹）から明らかなリンパ腫（原発性皮膚退形成性大細胞型リンパ腫）までの幅のあるスペクトラムをもった疾患群である.

皮膚原発退形成性大細胞型リンパ腫
(primary cutaneous anaplastic large cell lymphoma：PC-ALCL)

■臨床所見
- 単発の結節性病変を示すことが多いが，限局した複数の結節を形成することもある. 潰瘍を伴うこともある.

■病理所見
- 大型で多形性の強い核をもつ腫瘍細胞が真皮表層〜深層に結節状に浸潤する. 腫大した核小体，豊富な細胞質を有する多核の大型細胞（Hodgkin Reed Sternberg-like cell：HRS-like cell）を認めることもある 図4a.
- 全身性の ALCL の皮膚浸潤との組織学的鑑別は難しい.
- 浸潤する大型リンパ球の 75% 以上が CD30 陽性を示す 図4c左.
- 多くの場合，CD4 陽性で，細胞傷害性分子（TIA-1, perforin, Granzyme B）陽性を示す. まれに CD8 陽性を示す.
- 全身性の ALCL とは異なり，EMA，ALK が陽性を示すことはまれである.

リンパ腫様丘疹症 (lymphomatoid papulosis：LyP)

■臨床所見
- 体幹，四肢に壊死，潰瘍を伴った小型の丘疹，結節がびまん性に多発し，通常1〜3か月後に瘢痕を残して自然治癒するという特徴的な臨床経過を示す.
- まれながら，ほかの組織型のリンパ腫への移行がある.

■病理所見
- 真皮内に V 字型（楔状）に分布する血管周囲性〜びまん性のリンパ球浸潤を認める 図4b左.
- Type A：LyP のプロトタイプ. 種々の炎症細胞が混在した炎症性背景に少数の大型，多形性，退形成性のリンパ球の浸潤を認めるもの 図4b右. HRS-like cell を認めることもある.
- Type B：主に小〜中型の腫瘍細胞（CD30 陰性）が，著明な表皮向性を示して

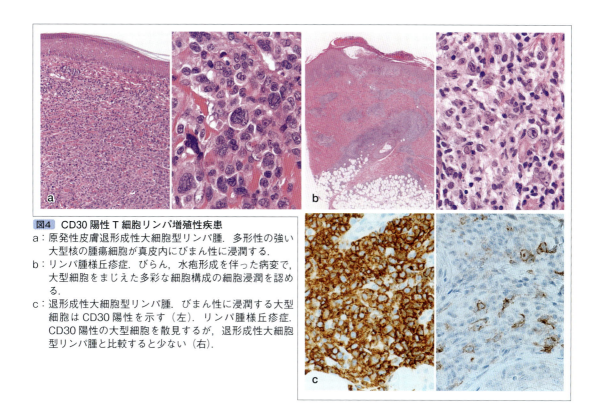

図4 CD30 陽性 T 細胞リンパ増殖性疾患
a：原発性皮膚退形成性大細胞型リンパ腫．多形性の強い大型核の腫瘍細胞が真皮内にびまん性に浸潤する．
b：リンパ腫様丘疹症．びらん，水疱形成を伴った病変で，大型細胞をまじえた多彩な細胞構成の細胞浸潤を認める．
c：退形成性大細胞型リンパ腫．びまん性に浸潤する大型細胞は CD30 陽性を示す（左）．リンパ腫様丘疹症．CD30 陽性の大型細胞を散見するが，退形成性大細胞型リンパ腫と比較すると少ない（右）．

浸潤するもの．組織学的に菌状息肉症に類似する．

- Type C：反応性の炎症細胞の浸潤が乏しく，組織学的に ALCL に類似するもの ．WHO 分類 2008 で borderline とされていたものの一部がこれに該当する．
- Type D：CD8 陽性，CD30 陽性の腫瘍細胞が，著明な表皮向性を示すもの．
- Type A，C の大型細胞は PC-ALCL と同じ表現型を示す ．

皮下脂肪織炎様 T 細胞リンパ腫
(subcutaneous panniculitis-like T-cell lymphoma)

疾患の概要

- 当初は皮下脂肪織炎を呈する細胞傷害性形質を伴ったまれな T 細胞性腫瘍として記載されたが，WHO 分類 2016 では γδ 型の T 細胞受容体（TCR）を発現する予後不良のものは原発性皮膚 γδT 細胞リンパ腫として分離され，αβ 型の TCR を発現するもののみが現在の皮下脂肪織炎様 T 細胞リンパ腫として残った．

臨床所見

- 体幹，四肢，特に下肢に皮下の浸潤，結節を形成する．

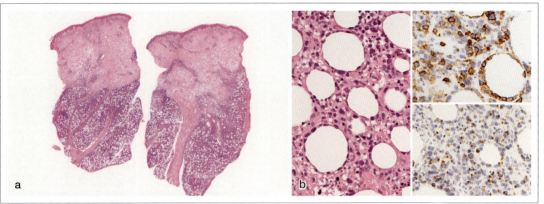

図5 皮下脂肪織炎様T細胞リンパ腫
a：弱拡大．皮下脂肪織を主座に腫瘍細胞の浸潤を認める．
b：強拡大．濃染核の腫瘍細胞が脂肪細胞を取り囲む（rimming）．右上はCD8陽性．右下はTIA-1陽性．

- 緩徐に経過し，皮膚以外の臓器に浸潤することは少ないため予後は比較的良好であるが，一部の症例で血球貪食症候群（hemophagocytic syndrome：HPS）を伴う．
- 約20％の症例は自己免疫疾患を合併し，特に全身性エリテマトーデス（systemic lupus erythematosus：SLE）が多い．

病理所見

- 皮下脂肪織の隔壁，小葉にびまん性のリンパ球浸潤を認める．浸潤は皮下脂肪織に限局することが多く，被覆する表皮，真皮は比較的保たれる 図5a ．
- 小〜中型の不整形核と淡明な細胞質を有する腫瘍細胞が比較的単調に浸潤する．腫瘍細胞が脂肪細胞を取り囲むように配列する像（rimming）が特徴的とされているが 図5b左 ，必ずしも特異的な所見ではなく，ループス脂肪織炎（lupus panniculitis）でも認められることがある．
- 脂肪壊死，核破砕物，マクロファージ浸潤を伴う．
- CD3，CD8，細胞傷害性分子（TIA-1, perforin, Granzyme B）が陽性で，CD4，CD56は陰性である 図5b右上, 右下 ．
- $\alpha\beta$型TCR陽性である．

節外性NK/T細胞リンパ腫（extranodal NK/T cell lymphoma）

疾患の概要

- 主に鼻腔領域を侵す．NK細胞あるいは細胞傷害性T細胞の形質を示す高悪性度のリンパ腫である．
- 鼻腔以外では皮膚が最も多く，消化管，精巣などの節外臓器にも浸潤する．
- ほとんどの症例で，Epstein-Bar virus（EBV）ゲノムが検出される．

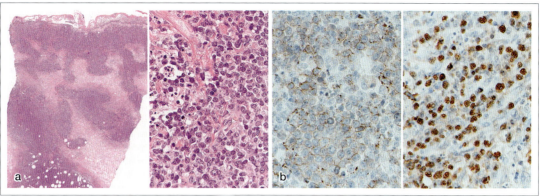

図6 節外性 NK/T 細胞リンパ腫
a：弱拡大．びらん，水疱を伴って表皮〜皮下に腫瘍がびまん性に浸潤する．病変内に地図状の変性，壊死を伴う（左）．強拡大．核破砕物を伴って，中〜大型核の腫瘍細胞が単調に増殖する（右）．
b：CD56 陽性（左）．*in situ* hybridization で腫瘍細胞内に EBV の遺伝子産物を確認する（右）．

臨床所見

- 単発あるいは多発の結節性病変，あるいは蜂窩織炎様，膿瘍様の病変を形成する．結節は潰瘍を伴うことがある．
- 急速に進行し，皮膚以外の臓器に浸潤する．骨髄浸潤，白血化をきたすこともある．
- 進行例では，HPS を伴うことがある．

病理所見

- 皮膚原発と鼻腔原発の組織像は同じである．
- 真皮，皮下にびまん性の細胞浸潤を認める 図6a左．
- 腫瘍細胞は不整形核を有し，時に長細い核を有する 図6a右．淡明な細胞質が目立つことがある．種々の炎症細胞浸潤をまじえ，多彩な細胞構成を示すことがある．
- 腫瘍細胞が血管壁に浸潤する血管中心性パターンが約 30% の症例に認められる．疾患特異性には乏しい所見である．
- 腫瘍内に種々の程度の壊死を伴う 図6a．
- ほぼすべての症例で *in situ* hybridization により EBV が腫瘍細胞内に証明される 図6b右．
- 通常，cytoplasmic CD3（CD3ε），CD56，細胞傷害性分子が陽性で，CD4，CD8 は陰性である 図6b左．Surface CD3，αβ 型 TCR は陰性である．
- CD56 陰性例では，EBV 陽性，細胞傷害性分子陽性を示すことが診断に重要である．

種痘性水疱症様リンパ増殖性疾患
(hydroa vacciniforme-like lymphoproliferative disorder)

疾患の概要

- 主として小児に発生する EBV 陽性 NK/T 細胞性リンパ増殖性疾患である．顔面などの多発性水疱（種痘性水疱症）として発症する．
- 慢性に経過し，多くは予後良好であるが，一部の症例はリンパ腫に移行する．

臨床所見

- 顔面などの露光部の多発性水疱として発症する．
- 進行すると肝，脾，リンパ節などの全身臓器に浸潤し，HPS を伴うことがある．
- 蚊アレルギー（mosquito allergy），光過敏症（photosensitive disease），慢性 EBV 感染症（chronic Epstein-Barr virus infection）との関連が指摘されている．

病理所見

- 表皮，真皮から皮下にかけて腫瘍細胞の浸潤を認めるが，一定の浸潤パターンはない．壊死，血管中心性パターンを示しうる．
- *in situ* hybridization で EBV が腫瘍細胞内に証明される．
- T 細胞マーカー陽性を示す症例と NK 細胞マーカー陽性を示す症例がある．細胞傷害性分子陽性．

成人 T 細胞白血病/リンパ腫
(adult T-cell leukemia/lymphoma：ATLL)

疾患の概要

- ヒト T 細胞向性ウイルス 1 型（human T-lymphotropic virus tupe 1：HTLV-1）を病因とする末梢性ヘルパーT 細胞の形質を示す腫瘍である．
- 臨床的に，急速進行性の経過を示す急性型とリンパ腫型，比較的緩徐な経過を示す慢性型とくすぶり型に病型分類される．急性型，リンパ腫型の場合，著明な節外臓器浸潤を示し，皮疹，肝脾腫，消化器症状，呼吸器症状，中枢神経症状などの多彩な症状を呈する．
- 本症の約 50% で皮膚病変を伴う．
- 皮疹が腫瘍細胞の浸潤による場合，ATLL の特異疹とみなされる．

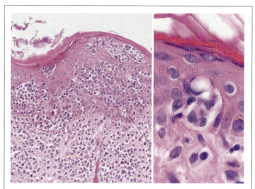

図7 成人T細胞白血病/リンパ腫
腫瘍細胞は著明な表皮向性を示し，Paget様の進展を示している（左）．表皮に浸潤した腫瘍細胞は複雑な核形不整を示す（右）．

▶ 臨床所見

- 単発あるいは多発の結節，丘疹，局面，紅斑などさまざまな皮膚病変を呈する．
- まれながら，紅皮症を呈する場合もある．
- くすぶり型では末梢血にほとんど腫瘍細胞が出現せず，皮膚症状のみを示すことがある．
- 腫瘤形成，紅皮症を呈する例は予後が悪いとされる．

▶ 病理所見

- 表皮から皮下にわたり，種々の程度に腫瘍細胞の浸潤を認める．
- 表皮向性を示すことが多いのが大きな特徴である．Pautrier微小膿瘍を認め，組織学的に菌状息肉症と区別がつかないこともある ．
- 多くの場合，腫瘍細胞は中～大型で，核形不整，多形性が目立つ．
- 末梢血中に腫瘍細胞が出現した場合，深い切れ込みを有する花弁状の分葉核のリンパ球（flower cell）をスメア標本で確認する．
- 通常，CD3，CD4，CD25が陽性で，CD8，細胞傷害性分子は陰性である．
- 大型細胞はCD30陽性を示すことがある．
- 多くの症例がCCケモカイン受容体4（CCR4）陽性を示す．

その他の原発性皮膚末梢性T細胞リンパ腫

▶ 疾患の概要

- WHO分類2016でまれな亜型として記載されている以下の4疾患について述べる．

原発性皮膚γδT細胞リンパ腫（primary cutaneous γδT-cell lymphoma）

■ 臨床所見
- 主に四肢に壊死，潰瘍を伴った多発結節を形成する．

■ 病理所見
- CD4 陰性，CD8 陰性/陽性，CD56 陽性，細胞傷害性分子陽性，γδ 型 TCR 陽性を示す腫瘍細胞が種々のパターンで浸潤する．
- 皮下脂肪織炎様の浸潤を示すことがあり，皮下脂肪織炎様 T 細胞性リンパ腫との鑑別が問題になることがある．

原発性皮膚 CD8 陽性進行性表皮向性細胞傷害性 T 細胞リンパ腫（primary cutaneous CD8⁺ aggressive epidermotropic cytotoxic T-cell lymphoma）

■ 臨床所見
- びらん，壊死，潰瘍を伴った結節を形成し，急速に播種して，予後不良な経過をたどる．

■ 病理所見
- CD4 陰性，CD8 陽性，細胞傷害性分子陽性を示す腫瘍細胞が著明な表皮向性を示し，浸潤する．

原発性皮膚末端 CD8 陽性 T 細胞リンパ腫
（primary cutaneous acral CD8⁺ T-cell lymphoma）

■ 臨床所見
- 耳，鼻，手などに単発結節を形成する．
- 局所再発例があるものの，ほぼ全例が良性の経過をたどる．

■ 病理所見
- 小〜中型の腫瘍細胞が結節状に浸潤する．表皮向性を示すことはまれ．
- 腫瘍細胞は CD4 陰性，CD8 陽性，CD56 陰性，細胞傷害性分子陽性を示す．

- 皮膚 T 細胞リンパ腫の診断において，皮疹の性状，臨床経過はきわめて重要な情報であり，臨床情報なしに確定診断に至ることは難しい．
- 菌状息肉症は紅斑期，扁平浸潤期，腫瘍期へと段階的に緩徐に進行する点が最大の特徴であり，診断の必須要件である．非典型的な免疫学的表現型を示す場合でも，臨床経過に着目すれば，診断を誤らない．
- 結節性，腫瘤性の腫瘍の場合，先行する菌状息肉症の臨床経過がないかどうかを確認し，菌状息肉症を鑑別する必要がある．
- 紅斑期の菌状息肉症と炎症性病変の鑑別は非常に困難である．ISCL の提唱する"菌状息肉症の初期病変の診断アルゴリズム（2005）"があるが，診断感度，特異度の点で十分なものとは言い難い．鑑別が困難な場合は，経過を観察し，可能であれば複数回，複数箇所の検体で TCR 遺伝子再構成を確認することがのぞましい．
- 菌状息肉症と同様に，リンパ腫様丘疹症も特徴的な臨床像をとらえることが最も重要である．
- いかなる性状の皮疹を示すリンパ腫であっても，T 細胞性であれば，まず ATLL を除外することが重要である．

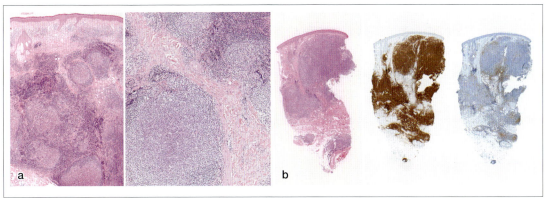

図8 偽リンパ腫
a：真皮に著明なリンパ球浸潤を認め，拡大した胚中心を伴うリンパ濾胞が形成される．
b：HE染色（左），CD20免疫染色（中），CD3免疫染色（右）．リンパ濾胞に一致して，結節状にCD20陽性細胞を認める．

原発性皮膚CD4陽性小・中細胞型T細胞リンパ増殖性疾患
(primary cutaneous CD4⁺ small/medium T-cell lymphoproliferative disorder)

■ 臨床所見
- 頭頸部に単発の結節を形成することが多い．予後は良好である．

■ 病理所見
- 核形不整を示す小～中型の腫瘍細胞が結節状～びまん性に浸潤する．
- 腫瘍細胞はCD4陽性，CD8陰性を示す．
- 細胞構成は比較的多彩で，B細胞の浸潤も目立つ．

鑑別診断

▶偽リンパ腫（リンパ腫様過形成；cutaneous pseudolymphoma：CPL）

- 原因によって発生する部位はさまざまであり，単発だけでなく多発することもある．紅斑，丘疹，結節を形成する．
- 組織学的には真皮内に帯状，斑状，結節状のリンパ球浸潤を示し，リンパ濾胞の形成を伴うことがある 図8a．種々の原発性皮膚T細胞リンパ腫，B細胞リンパ腫が鑑別となる．
- 浸潤するリンパ球の分布と細胞構成が重要な鑑別点である．リンパ腫の場合，細胞の浸潤は結節状～びまん性であり，細胞密度は稠密である．偽リンパ腫の場合，マクロファージや形質細胞などをまじえ細胞構成が多彩であるのに対し，リンパ腫の場合，細胞構成は相対的に単調であり，核の腫大や核形不整を伴う細胞であることが多い．
- リンパ腫の場合，リンパ濾胞の形成が確認されることは少なく，確認されたとしても萎縮性である 図8．
- 組織像あるいは免疫組織学的に形がいびつでない正常のリンパ濾胞の形成が確認

される場合は偽リンパ腫の可能性が高い．ただし，原発性皮膚辺縁帯リンパ腫
（primary cutaneous marginal zone lymphoma）を慎重に鑑別する必要があ
る．
- 原発性皮膚 CD4 陽性小・中細胞型 T 細胞リンパ増殖性疾患は，大型細胞の出現
が乏しく，細胞構成が多彩であり，予後良好なことから，偽リンパ腫とオーバー
ラップする部分がある．モノクロナリティの証明される例や，進行性の経過をた
どる例は，腫瘍性と判断せざるを得ない．
- 偽リンパ腫では原則として表皮向性は認められない．偽リンパ腫の場合，Lang-
erhans 細胞を集簇性に表皮内に認めることがあるため（Langerhans 細胞微小
肉芽腫），Pautrier 微小膿瘍と誤認しないように注意する必要がある．CD1a や
T 細胞性マーカーの免疫染色で区別が可能である．
- 薬剤服用歴や異物との接触などの問診，皮疹の性状・経過などの臨床情報も重要
である．
- 診断が困難な場合には *TCR* 遺伝子・免疫グロブリン重鎖遺伝子再構成の情報も
加味すべきである．

▶炎症性皮膚疾患

■ 斑状（局面状）類乾癬（parapsoriasis en plaque）
- 皮疹の大きさで大局面型と小局面型に分類される．
- 小局面型は 5cm 以下の指状の皮疹が体幹，四肢近位に出現するもので，菌状息
肉症への移行はない．
- 大局面型は数年〜数十年かけて慢性に経過する病変で，四肢近位や体幹などに
6cm 以上の大きな紅斑が出現し，徐々に増大，増加する．一部の症例は菌状息
肉症に移行する．菌状息肉症紅斑期との鑑別は難しく，菌状息肉症の初期病変そ
のものを見ているという意見が大勢を占めるようになってきている．
- 組織像は特異的な所見に乏しく，真皮上層の帯状のリンパ球浸潤，液状変性を認
めるのみである．表皮内へのリンパ球浸潤（exocytosis）を認めるが，核腫大，
核縁不整は目立たない 図9 ．
- 大局面型と菌状息肉症紅斑期との鑑別は難しく，皮疹の性状，臨床経過を十分に
参考にする必要がある．
- 明らかな表皮向性は菌状息肉症を示唆する．海綿状態，表皮細胞の壊死などの炎
症を示唆する所見は類乾癬あるいは他の炎症性疾患を示唆する．
- 大局面型については，注意して経過観察し，定期的に生検を行いつつ，*TCR* 遺
伝子再構成の検索を繰り返し行うことが必要である．

■ 急性痘瘡状苔癬状粃糠疹（pityriasis lichenoides et varioliform acuta：PLEVA, Mucha-Habermann 病）
- リンパ腫様丘疹症との鑑別が問題となる．比較的若年者に多い．
- 典型的な臨床症状は多発する紅色小丘疹で始まり，小水疱，潰瘍の形成を伴っ
て，数か月の経過で瘢痕，自然治癒する．
- 液状変性，表皮細胞の壊死を伴って，真皮内に V 字型（楔状）に分布する血管
周囲性のリンパ球浸潤を認める 図10 ．

304 3章 皮膚腫瘍の概要と鑑別診断

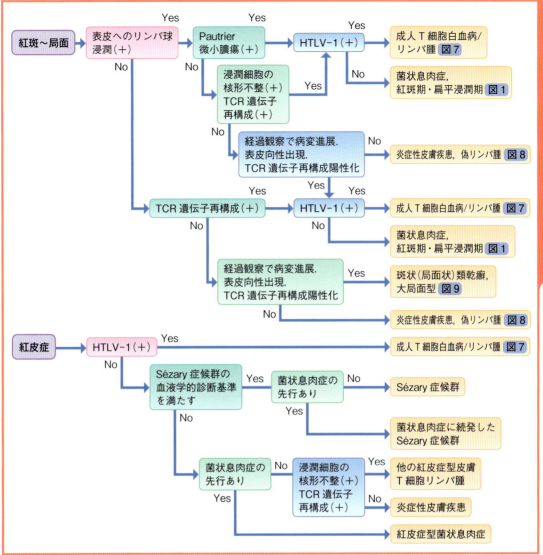

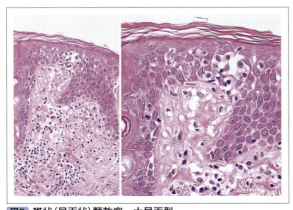

図9 斑状（局面状）類乾癬，大局面型
非特異的なリンパ球浸潤を真皮，表皮に認める．表皮に浸潤する細胞の核形不整は目立たないが，菌状息肉症との鑑別は難しい．

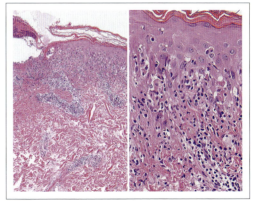

図10 急性痘瘡状苔癬状粃糠疹
びらんを伴って真皮上層～真皮表皮境界部に細胞浸潤が目立つ．大型細胞の出現は認めない．

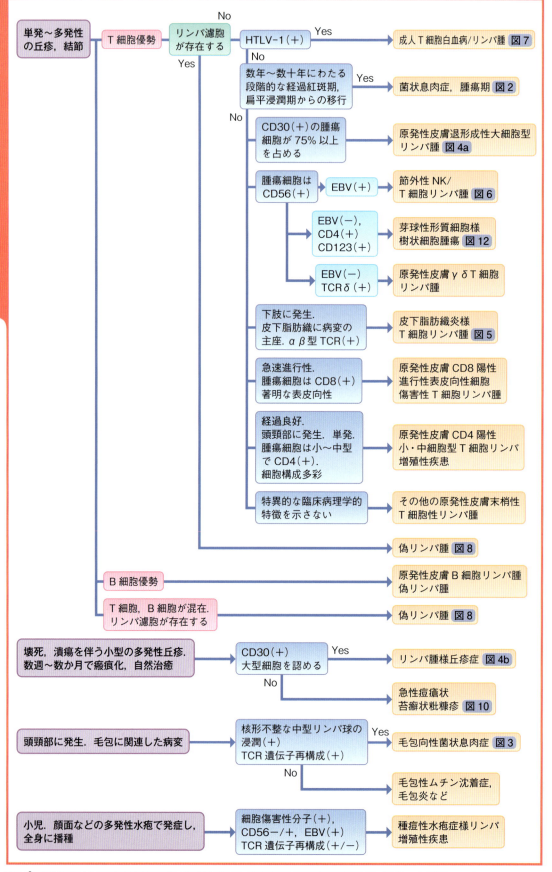

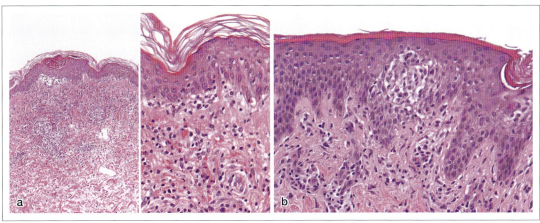

図11 その他の炎症性皮膚疾患
a：薬疹．表皮内への細胞浸潤が目立つ．表皮細胞の壊死や核破砕物，好中球浸潤を伴っている．浸潤細胞の核形不整はない．
b：慢性湿疹．Pautrier 微小膿瘍様の細胞浸潤を認める．核形不整はなく，典型的な Pautrier 微小膿瘍とは判断しない．

- CD30 陽性の大型腫瘍細胞を 25% 以上含むことがリンパ球様丘疹症との鑑別点となる．
- PLEVA にはリンパ腫であるのに良性と誤認されているものも含まれていることがあるので，注意が必要である．

他の炎症性皮膚疾患

- 紅斑・扁平浸潤期の菌状息肉症と種々の炎症性皮膚疾患（湿疹，アトピー性皮膚炎，乾癬，あるいは線状苔癬などの苔癬状変化を伴う皮膚炎）との鑑別がしばしば問題となる．
- 表皮内に高度のリンパ球浸潤を示す場合や，Pautrier 微小膿瘍に類似した水疱状変化を示す場合は菌状息肉症との鑑別が難しい．また，紅斑期では菌状息肉症でも明瞭な Pautrier 微小膿瘍が認められないことが多い 図11．
- 最大の鑑別点は Pautrier 微小膿瘍の形成であるが，注意するべき点は，菌状息肉症で認められる Pautrier 微小膿瘍は周囲に海綿状変化を伴うことが少なく，比較的境界明瞭な病変が形成される点である．表皮の変性・壊死などの皮膚炎としての炎症性所見が Pautrier 微小膿瘍の周囲にはあまり認められない．
- 微小膿瘍内のリンパ球は非腫瘍性の小リンパ球と比較してやや大きく，切れ込みを伴う非常に複雑な核形（cerebriform, convoluted）を示す点が重要である．
- 核周囲に halo を伴う腫瘍細胞が表皮基底側に線状に配列したり，小集簇を形成する像，真皮内にシート状に浸潤する像も菌状息肉症に比較的特異な像と考えられているため，明らかな Pautrier 微小膿瘍が認められない場合には，これらが参考所見となる．
- 診断が困難な場合には *TCR* 遺伝子再構成を反復して検索するべきである．

毛包性ムチン沈着症（follicular mucinosis）

- 毛包に浮腫，ムチンの沈着を示す病態を総称したもので，原因は多様である．
- 臨床的には頭頸部を中心に丘疹，浸潤性局面，脱毛などを示す．
- さまざまな程度のリンパ球浸潤を認め，毛包向性菌状息肉症との鑑別が問題となる．

- 鑑別のポイントは古典的な菌状息肉症と炎症性皮膚疾患の鑑別と同様である．切れ込みを伴う複雑な核形のリンパ球，核周囲の halo を伴うリンパ球の浸潤の存在は毛包向性菌状息肉症を示唆する 図3 ．鑑別が困難な場合には，臨床像，遺伝子解析の結果と併せた判断が必要である．

■ ループス脂肪織炎（lupus panniculitis），その他の脂肪織炎

- ループス脂肪織炎では皮下脂肪織の隔壁，小葉に稠密なリンパ球浸潤を認めるため，皮下脂肪織炎様 T 細胞リンパ腫との鑑別が問題となる．
- 多数の形質細胞浸潤を伴った多彩な細胞構成，胚中心形成を伴ったリンパ濾胞の形成はループス脂肪織炎を示唆する．
- 核形不整の目立つ腫瘍細胞が単調に浸潤する場合，リンパ腫の診断は容易であるが，中間的な組織像を示す場合，鑑別は困難であり，TCR 遺伝子再構成の検索が必要とされることがある．
- Ki-67 hot spot の存在が皮下脂肪織炎様 T 細胞リンパ腫とループス脂肪織炎の鑑別に有用との報告もある．
- 結節性紅斑，Behçet 病などの皮下脂肪織炎では，原則として核形不整，単調な細胞構成は目立たない．

▶ 原発性皮膚 B 細胞リンパ腫（primary cutaneous B-cell lymphoma：CBCL）

- 一般的に B 細胞リンパ腫は表皮向性を示すことは少なく，表皮との間に Grenz zone と呼ばれる腫瘍細胞の乏しい帯状の領域がみられることが多い．
- 深部にいくほど細胞浸潤が高度になる傾向がある（bottom-heavy pattern）．

▶ 皮膚外原発のリンパ腫の皮膚浸潤

- 皮膚以外の臓器に原発したリンパ腫が皮膚に浸潤したものと皮膚原発リンパ腫との鑑別が問題となることがある．深部臓器，リンパ節での病変の有無を確認するため，PET などの全身検索を施行して，慎重に除外診断を行う必要がある．
- 菌状息肉症を示唆する臨床経過の有無についても確認する必要がある．
- 原発性皮膚退形成性大細胞型リンパ腫は EMA，ALK が陰性であり，t(2；5) が認められない点が，全身性の退形成性大細胞型リンパ腫と異なる．

▶ CD8 陽性を示す原発性皮膚 T 細胞リンパ腫の鑑別

- Paget 様細網症，皮下脂肪織炎様 T 細胞リンパ腫，原発性皮膚 CD8 陽性進行性表皮向性細胞傷害性 T 細胞リンパ腫は CD8 陽性を示すことが多い．その他，菌状息肉症，リンパ腫様丘疹症，原発性皮膚退形成性大細胞型リンパ腫，その他の原発性皮膚末梢性 T 細胞リンパ腫でも CD8 陽性を示す例外的な症例が少数ある．
- 各疾患の皮疹の性状，臨床経過，病変の主座などが異なるため，臨床病理学的特徴をよく吟味することで鑑別が可能である．また，例外的に CD8 陽性を示す腫瘍に遭遇した場合にも，臨床像をよく把握することで誤診を避けることができる．
- 特に原発性皮膚 CD8 陽性進行性表皮向性細胞傷害性 T 細胞リンパ腫は他の

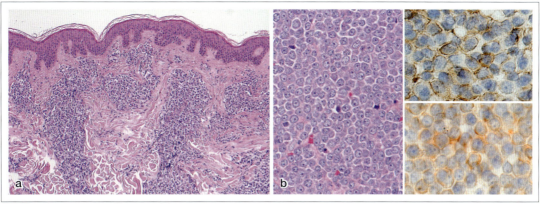

図12 芽球性形質細胞様樹状細胞腫瘍
a：真皮の血管周囲に芽球様細胞の浸潤を認める．表皮向性はない．
b：腫瘍細胞は不明瞭な核小体と繊細なクロマチンをもつ（左）．CD56 陽性（右上）．CD123 陽性（右下）

CD8 陽性リンパ腫とは異なり，予後不良な高悪性度腫瘍のため，注意して鑑別する必要がある．

▶Sézary 症候群とそれ以外の紅皮症を呈する疾患の鑑別

- Sézary 症候群以外に紅皮症を呈する疾患として，炎症性皮膚疾患（アトピー性皮膚炎，乾癬など），紅皮症型菌状息肉症，その他の原発性皮膚 T 細胞リンパ腫（ATLL など）がある．
- 皮膚生検のみで炎症性皮膚疾患を鑑別するのは困難であることが多いため，フローサイトメトリー，遺伝子解析を用いた血液学的診断基準 表2 と照らし合わせる必要がある．
- 菌状息肉症との鑑別は，菌状息肉症に特有の臨床経過の有無によって行う．
- ATLL では HTLV-1 プロウイルスのモノクローナルな挿入が確認される．また，末梢血中の腫瘍細胞が ATLL では切れ込みの深い，核が多分葉状の flower cell であるのに対し，Sézary 症候群では複雑な切れ込みを有する cerebriform 型の腫瘍細胞である．

▶リンパ球系以外の造血器腫瘍

■芽球性形質細胞様樹状細胞腫瘍（blastic plasmacytoid dendritic cell neoplasm：BPDCN）

- 形質細胞様樹状細胞の前駆細胞を起源とするまれな皮膚原発腫瘍である．
- 単発性あるいは多発性の皮膚結節を形成する．急速に進行し，早期に播種する予後不良な疾患である．
- 不明瞭な核小体，繊細なクロマチンの核をもった芽球様の腫瘍細胞が真皮から皮下にびまん性に浸潤する．表皮向性は示さない 図12a, b左 ．
- マーカーは CD3 陰性/CD4 陽性/CD8 陰性/CD56 陽性を示す．細胞傷害性分子は陰性．形質細胞様樹状細胞のマーカーである CD123 に陽性を示す 図12b右上，右下 ．CD56 陽性を示すため，節外性 NK/T 細胞リンパ腫，原発性

表3 節外性 NK/T 細胞リンパ腫，原発性皮膚 γδT 細胞リンパ腫，芽球性形質細胞様樹状細胞腫瘍の鑑別

	節外性 NK/T 細胞リンパ腫	原発性皮膚 γδT 細胞リンパ腫	芽球性形質細胞様樹状細胞腫瘍
臨床経過	急速	急速	急速
血管中心性パターン	+	+	−
CD4	−	−	+
CD8	−	− > +	−
CD56	+*	+	+
CD123	−	−	+
細胞傷害性分子	+	+	−
TCR 受容体発現	発現なし	γδ 型	発現なし
モノクローナルな TCR 遺伝子再構成	+*	+	−
EBV	+	−	−

*CD56（−）例，TCR 再構成（+）例が少数ある.

皮膚 γδT 細胞リンパ腫との鑑別が問題となる．各疾患の臨床病理学的な特徴を **表3** に示す．一部の症例は TdT，CD33 陽性を示すため，急性骨髄性白血病や急性リンパ性白血病の浸潤との鑑別が問題となることもある．

- TCR 遺伝子の再構成は認めない．

■ その他の組織球・樹状細胞系腫瘍

- Langerhans 細胞組織球症は，特徴的な切れ込みのある核形態，S-100 蛋白，CD1a，ランゲリンの発現，バーベック顆粒の証明で鑑別が可能である．
- 他の樹状細胞系腫瘍，真の組織球肉腫についても，CD68，CD163 などの組織球系マーカーのほか，S-100 蛋白，fascin，濾胞樹状マーカーなどを組み合わせた鑑別が可能である．CD4 以外の T 細胞マーカーは通常陰性である．
- TCR 遺伝子の再構成は認めない．

■ 骨髄性白血病の皮膚浸潤

- 皮膚病変が初発症状として白血病がみつかることがある．白血病に先行して腫瘤が形成される場合，顆粒球肉腫と呼ばれる．
- HE 染色のみでのリンパ腫との鑑別は困難であるため，免疫染色による検討を要する．myeloperoxidase，lysozyme，c-kit に陽性を示す．
- TCR 遺伝子の再構成は認めない．

▶ リンパ・造血器腫瘍以外の皮膚原発腫瘍，転移性腫瘍

- Merkel 細胞癌，悪性黒色腫，転移性腫瘍としては未分化癌，内分泌細胞癌（小細胞癌），神経芽細胞腫，いわゆる small round cell tumor の形態を示す肉腫の転移が鑑別に挙がる．
- cytokeratin，S-100 蛋白，HMB-45，神経内分泌マーカーなど，それぞれの腫瘍のマーカーを組み合わせて，免疫染色で確認する．画像診断による全身検索も重要である．

治療，予後

- 原発性皮膚 T 細胞リンパ腫は，緩徐な臨床経過をとるもの（菌状息肉症，CD30 陽性 T 細胞リンパ増殖性疾患，皮下脂肪織炎様 T 細胞リンパ腫，原発性皮膚末端 CD8 陽性 T 細胞リンパ腫，原発性皮膚 CD4 陽性小・中細胞型 T 細胞リンパ増殖性疾患）と急速に進行するもの（Sézary 症候群，節外性 NK/T 細胞リンパ腫，原発性皮膚 γδT 細胞リンパ腫，原発性皮膚 CD8 陽性進行性表皮向性細胞傷害性 T 細胞リンパ腫）に分かれる．ATLL の経過，予後は病型分類による．

- ごく早期の菌状息肉症は無治療経過観察，ステロイド外用で対応可能である．そのほか，UV 照射，PUVA 療法，放射線照射が施行される．

- 進行期菌状息肉症，Sézary 症候群では，上記の治療＋レチノイド（国内適応外）あるいはインターフェロン併用，全身電子線照射，化学療法（BRM 療法）が施行される．

- 菌状息肉症，Sézary 症候群以外の原発性皮膚 T 細胞リンパ腫では，主に化学療法が選択されるが，原発性皮膚退形成性大細胞型リンパ腫，原発性皮膚末端 CD8 陽性 T 細胞リンパ腫，原発性皮膚 CD4 陽性小・中細胞型 T 細胞リンパ増殖性疾患では切除あるいは放射線照射で局所コントロールが可能な場合がある．

- 皮下脂肪織炎様 T 細胞リンパ腫，節外性 NK/T 細胞リンパ腫，その他の原発性皮膚末梢性 T 細胞リンパ腫（原発性皮膚 CD4 陽性小・中細胞型 T 細胞リンパ増殖性疾患を除く）では多剤化学療法が第一選択となる．節外性 NK/T 細胞リンパ腫は，限局期であれば放射線＋多剤化学療法の奏効率が高い．

- 皮膚症状のみを示すくすぶり型 ATLL の場合は，経過観察する．その他の病型の場合は，全身性の ATLL の治療に準じる．ATLL の特異疹に対して UV 照射，放射線照射，インターフェロンが対症療法として用いられることがあるが，生命予後の改善効果は確認されていない．

（中塚伸一）

non-lymphoid lesions

リンパ・組織球・造血系腫瘍
non-lymphoid 病変

疾患の概要

- 2016 年にリンパ球系および組織球系腫瘍の最新分類が提唱された 表1 .
- 非常にまれな疾患が多く，正確な罹患率は不明である.

染色体・遺伝子異常

- *BRAF V600E* 遺伝子異常が組織球性肉腫，Langerhans 細胞組織球症，Langerhans 細胞肉腫，濾胞樹状細胞肉腫のほか，播種性若年性黄色肉芽腫，Erdheim-Chester 病でも報告された.

臨床所見

■好発年齢，性

- 組織球性肉腫，Langerhans 細胞肉腫，指状嵌入細胞肉腫，Erdheim-Chester 病，多中心性細網組織球症，皮膚形質細胞増多症は成人に好発する.
- Langerhans 細胞組織球症，播種性若年性黄色肉芽腫，肥満細胞症は小児に好発し，Rosai-Dorfman 病は小児から若年成人での発症が多い.
- 組織球性肉腫，Langerhans 細胞組織球症，指状嵌入細胞肉腫，Erdheim-Chester 病，Rosai-Dorfman 病は男性に多く，Langerhans 細胞肉腫，多中心性細網組織球症は女性に多い.

表1 組織球性および樹状細胞性腫瘍の分類（WHO 分類 2016）

組織球性肉腫
Langerhans 細胞組織球症
Langerhans 細胞肉腫
指状嵌入細胞肉腫
未定型樹状細胞腫瘍
濾胞樹状細胞肉腫
線維芽球性網状細胞腫瘍
播種性若年性黄色肉芽腫
Erdheim-Chester 病

■臨床症状

- 指状嵌入細胞肉腫，濾胞樹状細胞肉腫はリンパ節腫脹として発症し，まれに皮膚病変を伴う．Rosai-Dorfman 病は，両側無痛性頸部リンパ節腫脹として発症し，皮膚病変を伴いうる．

- Langerhans 細胞組織球症は，油脂性鱗屑を付す角化性丘疹のほか，局面や小水疱，膿疱，痂疲，潰瘍など多彩な皮膚病変を生じうる．

- Erdheim-Chester 病の皮膚病変は，眼瞼黄色腫が特徴的である．

- 多中心性細網組織球症は，手から前腕伸側の多発性丘疹・局面が特徴．

- 肥満細胞症は，体幹四肢に多発性の褐色斑や丘疹・結節を生じ，ダリエー徴候陽性（褐色斑を擦過すると膨疹を生じる）となる．

- 皮膚形質細胞増多症は体幹中心に多発する褐色斑や局面・結節として発症する．

病理所見

組織球および樹状細胞腫瘍 (histiocytic and dendritic cell neoplasms)

組織球性肉腫 (histiocytic sarcoma)

- 形態学的に成熟組織球に類似し，かつ免疫表現型も組織球と同様のもの．リンパ腫，白血病の浸潤やメラノーマ，癌腫の除外が必要である．

- 主に皮膚や軟部，腸管において，びまん性に腫瘍細胞が増生するが，リンパ節や肝・脾においては類洞や傍皮質に浸潤するパターンをとりうる．

- 腫瘍細胞は大型で，豊富な好酸性の細胞質をもち，時に泡沫状の空胞を認める．

- 大型で円形〜卵円形の核は不規則な皺襞を認め，しばしば偏在する．

- 除外診断が重要で，組織球・樹状細胞由来とするためには *IgH* 遺伝子，T-cell receptor (*TCR*) 遺伝子検査でのクローン性増殖がみられないことの確認が必要である．

- CD68，CD163，Lysozyme 陽性となる．

- Langerhans 細胞マーカー〔CD1a，CD207 (Langerin)〕，毛包系樹状細胞 (FDC) マーカー (CD21，CD35)，骨髄系マーカー (CD33，CD13，MPO) の陰性の確認が必要である．

ランゲルハンス細胞組織球症 (Langerhans cell histiocytosis：LCH)

- 腫瘍細胞は卵円形，やや好酸性の豊富な細胞質をもち，核には切れ込みや皺襞を認め核小体は不明瞭である 図1．周囲に反応性の好酸球，組織球，好中球，小リンパ球などの浸潤を伴う．

- 電子顕微鏡で細胞質内に Birbeck 顆粒をもつことがホールマークである．

- CD1a，CD207 (Langerin)，S-100 蛋白陽性，CD4 を除く T 細胞・B 細胞系，CD30，FDC 系の CD21，CD35 陰性となる．

non-lymphoid 病変 | 313

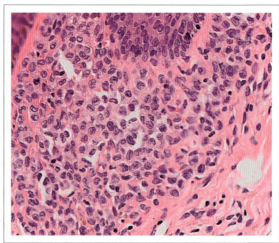

図1 Langerhans 細胞組織球症
真皮浅層に組織球が増生している．核には切れ込みを認めるが核小体はやや不明瞭である．

ランゲルハンス細胞肉腫（Langerhans cell sarcoma）

- 腫瘍細胞は CD1a，CD207（Langerin），S-100 蛋白を発現し，電子顕微鏡検査（Birbeck 顆粒あり）で Langerhans 細胞分化を示す．
- 核小体は明瞭で核分裂像も多数認める．

指状嵌入細胞肉腫（interdigitating dendritic cell sarcoma）

- 指状嵌入細胞（interdigitating dendritic cell）類似の表現型をもち，紡錘形～卵円形の腫瘍細胞からなる．
- リンパ節では，傍皮質領域で腫瘍細胞がシート状，花むしろ状～車軸状パターンをとって増生する．
- しばしば濾胞樹状細胞肉腫に類似するので，免疫組織化学的に表現型の検索が必須である．
- S-100 蛋白，fascin，vimentin 陽性，CD1a，CD207（Langerin），T 細胞・B 細胞系，CD30，FDC 系の CD21，CD35 陰性である．

濾胞樹状細胞肉腫（follicular dendritic cell sarcoma）

- リンパ節の濾胞胚中心に存在する濾胞樹状細胞（follicular dendritic cell）類似の形態および表現型をもち，紡錘形～卵円形の腫瘍細胞からなる．
- 腫瘍細胞はシート状，花むしろ状～車軸状に増殖する．腫瘍細胞間の境界は不明瞭である．
- 細胞質は好酸性，核は卵円形から細長く，核小体は小型だが明瞭である．
- 1 つ以上の FDC マーカー（CD21，CD35，CD23，KiM4p，CNA.42）陽性．Clusterin は通常強陽性となる．
- EMA，S-100 蛋白，CD68 は時に陽性となる．
- CD1a，CD207（Langerin），T 細胞・B 細胞系，CD30 陰性．

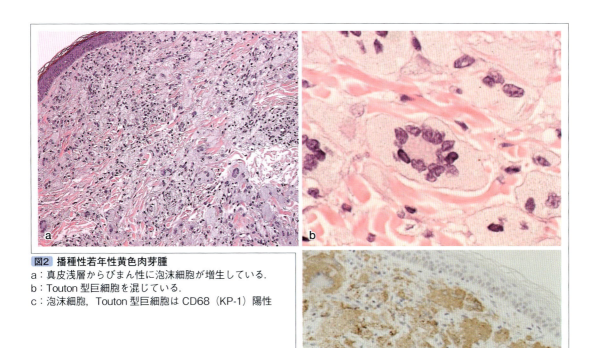

図2 播種性若年性黄色肉芽腫
a：真皮浅層からびまん性に泡沫細胞が増生している.
b：Touton 型巨細胞を混じている.
c：泡沫細胞, Touton 型巨細胞は CD68（KP-1）陽性

播種性若年性黄色肉芽腫（disseminated juvenile xanthogranuloma）

- 若年性黄色肉芽腫に類似し, 泡沫細胞のほか Touton 型巨細胞が増生するのが特徴である 図2a, b .
- 腫瘍細胞は小型で時に紡錘形を呈するが多くは卵円形で, 円形から卵円形の核をもつ.
- WHO 分類 2008 では, Erdheim-Chester 病が本疾患の同義として記載されていたが, 2016 年の改訂版で独立疾患としてリストされた.
- CD14, CD68, CD163, vimentin 陽性 図2c , CD1a, CD207（Langerin）陰性となる.

Erdheim-Chester 病（Erdheim-Chester disease）

- 小型の核をもつ泡沫状の組織球浸潤が特徴. しばしば少数の多核巨細胞や Touton 型巨細胞の浸潤を認めうる 図3a, b .
- 周囲の線維化がみられ, 時に著明である.
- S-100 蛋白が一部の腫瘍細胞に陽性で, まれに細胞内細胞貫入現象（emperipolesis）を認めることがあり, このような場合は Rosai-Dorfman 病との鑑別が問題

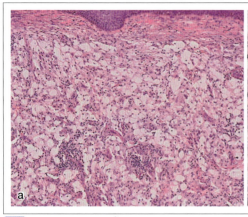
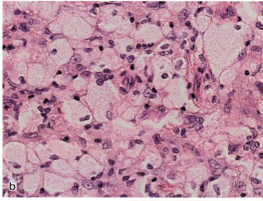
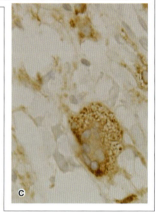

図3 Erdheim-Chester 病
a：真皮内に泡沫細胞が多数浸潤．周囲に線維化を伴っている．
b：浸潤する泡沫細胞は小型の核をもつ．
c：浸潤する泡沫細胞は CD68（KP-1）陽性

になる．
- 播種性若年性黄色肉芽腫と同様で，腫瘍細胞は CD68 陽性，CD1a 陰性となる 図3c．

Rosai-Dorfman 病（Rosai-Dorfman disease）

- クロマチンに乏しい核と淡い細胞質をもった大型の組織球が真皮内に浸潤するのが特徴である．emperipolesis を認める 図4a, b．
- 組織球とともに多クローン性の形質細胞浸潤を認める 図4c．
- S-100 蛋白，fascin，CD68，CD14，HLA-DR，CD163 陽性 図4d，CD1a，CD207（Langerin）陰性となる．

多中心性細網組織球症（multicentric reticulohistiocytosis）

- すりガラス様の好酸性の細胞質をもつ小型の多核組織球が特徴．浸潤する組織球は，periodic acid-Schiff（PAS）染色陽性で，ジアスターゼ抵抗性となる．
- 泡沫細胞や Touton 型巨細胞の浸潤を伴わない．
- CD68，CD45，MAC387，HAM-56，vimentin 陽性，S-100 蛋白，CD1a，factor XIIIa 陰性となる．

その他のまれな樹状細胞腫瘍

- 線維芽球性網状細胞腫瘍（fibroblastic reticular cell tumor），未定型樹状細胞

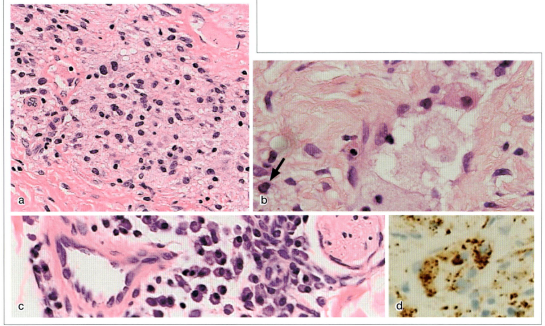

図4 Rosai-Dorfman 病
a：淡い胞体をもつ組織球浸潤を真皮内に認める．　b：一部の組織球で "emperipolesis" を認める（➡）．
c：周囲には血管中心性に形質細胞浸潤がみられる．　d：浸潤する組織球は CD68（KP-1）陽性である．

腫瘍（indeterminate dendritic cell tumor）が記載されている．前者は間質細胞由来の樹状細胞より，後者は骨髄球由来の樹状細胞より発症するとされている．

組織球および樹状細胞以外の腫瘍

肥満細胞症（mastocytosis）

- 肥満細胞が真皮内にさまざまな程度に浸潤し，乳頭内に充満することもある 図5a, b．
- 浸潤する肥満細胞数は平均で正常（強視野内に10個以内）の4〜8倍，炎症性皮膚疾患の2〜3倍とされるが，診断基準としての明瞭なカットオフは規定されていない 図5c．
- 浸潤する肥満細胞は Giemsa 染色，トルイジン青染色で異染性を示すが，顆粒が

診断のポイント
- 組織球系腫瘍の鑑別では，S-100蛋白，CD1a，CD207（Langerin），CD68 の染色態度が重要となる．
- 肥満細胞症を疑う場合は細胞浸潤が少ない場合もあるので，HE 染色に加えて Giemsa 染色やトルイジン青染色，および c-kit による検討を加える．
- 皮膚形質細胞増多症は多中心性 Castleman 病，IgG4 関連疾患，節外性辺縁帯リンパ腫など良性・悪性の疾患との鑑別を，免疫染色や遺伝子解析を用いて行う．

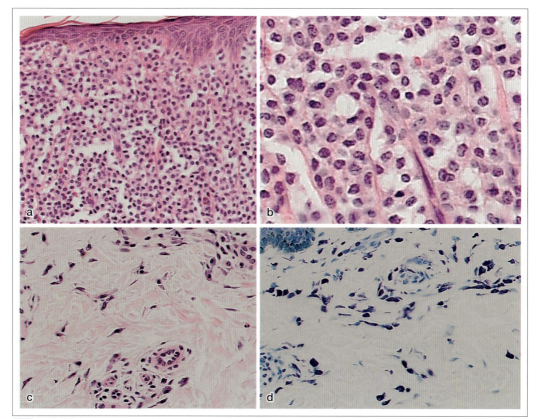

図5 肥満細胞症
a, b：肥満細胞が真皮内に密に増生している．
c：浸潤が少ない症例．血管中心性に肥満細胞が浸潤している．
d：浸潤する細胞の大部分はトルイジン青染色で異染性を示す．

少ない細胞では判別が難しい場合もあり，臨床像と総合しての判断が必要である 図5d．
- c-kit，トリプターゼ陽性となり，c-kit の有用性が高い．

皮膚形質細胞増多症（cutaneous plasmacytosis）

- 異形性のない形質細胞が血管中心性，付属器中心性に密に浸潤する．背景には，小リンパ球や組織球浸潤を伴う 図6a, b．
- IgGκ，λについての軽鎖制限はなく，*IgH* 遺伝子再構成においても多クローン性である 図6c, d．

鑑別診断

▶組織球系・樹状細胞系腫瘍

- 表2 を参考に，腫瘍細胞の染色態度から起源と考えられる細胞形質を同定する．

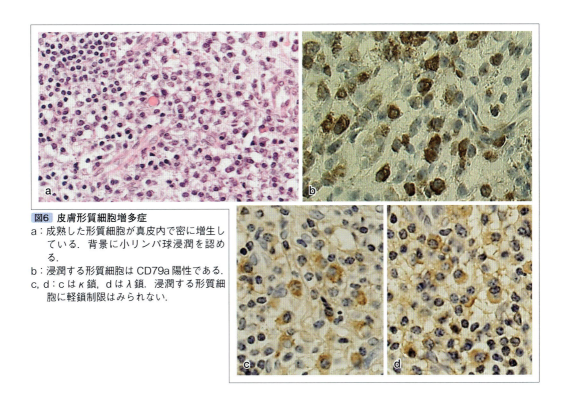

図6 皮膚形質細胞増多症
a：成熟した形質細胞が真皮内で密に増生している．背景に小リンパ球浸潤を認める．
b：浸潤する形質細胞は CD79a 陽性である．
c, d：c は κ 鎖，d は λ 鎖．浸潤する形質細胞に軽鎖制限はみられない．

表2 非腫瘍性マクロファージ・樹状細胞のマーカー

マーカー	Langerhans 細胞	指状嵌入細胞	濾胞樹状細胞	形質細胞様樹状細胞	マクロファージ
MHC-Class II	＋（細胞質）	＋＋（細胞膜）	－	＋	＋
S-100 蛋白	＋＋	＋＋	＋/－	－	＋/－
CD68	＋/－	＋/－	－	＋＋	＋＋
CD1a	＋＋	－	－	－	－
CD207	＋＋	－	－	－	－
CD163	－	－	－	－	＋＋
CD21	－	－	＋＋	－	－
CD35	－	－	＋＋	－	－
Fascin	－	＋＋	＋/＋＋	－	－/＋
factor XIIIa	－	－	＋/－	－	－
CD123	－	－	－	＋＋	－
TCL1	－	－	－	＋	－

＋ 陽性，＋＋ 強陽性，＋/－ 弱陽性か一部の細胞で陽性
（Swerdlow SH, et al. ed. WHO classification of Tumours of Haematopoietic and Lymphoid Tissues. Lyon：IARC；2008 を基に筆者作成）

- Langerhans 細胞は S-100 蛋白，CD1a，CD207（Langerin）陽性となる．
- 非 Langerhans 性細胞は CD1a，CD207 は陰性で，S-100 蛋白はさまざまな染色性を示す．
- マクロファージは CD68，CD163 陽性，S-100 蛋白は陽性のことが多い．
- 濾胞樹状細胞は CD21，CD35 陽性．形質細胞様樹状細胞は CD123，TCL1 陽性

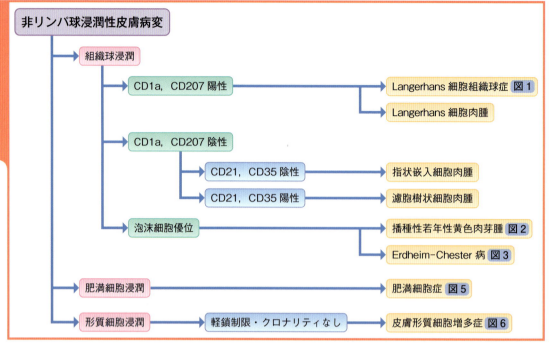

となる.

▶ 皮膚形質細胞増多症（multicentric Castleman disease），（IgG4-related disease）

- 皮膚形質細胞増多症では発熱やリンパ節腫脹などの全身症状を伴う症例があり，多中心性 Castleman 病との鑑別が難しい症例が存在する.
- IgG4 関連疾患の鑑別には，血清 IgG・IgG4 と免疫染色での IgG4/IgG 比，線維化の有無が役立つ.
- 形質細胞分化の優位な節外性辺縁体リンパ腫との鑑別は，免疫染色もしくは in situ hybridization による κ 鎖・λ 鎖の染色性による軽鎖制限の有無が診断に役立つ．IgH 遺伝子再構成によるクロナリティのチェックも鑑別に有用である.

治療，予後

- 小児発症，皮膚限局型の Langerhans 細胞組織球症，Rosai-Dorfman 病，多中心性細網組織球症，乳幼児発症の肥満細胞症は自然消退を期待できる.
- 多臓器に浸潤する Langerhans 細胞組織球症ではビンカアルカロイドを含む化学療法が基本になる.
- Langerhans 細胞肉腫，指状嵌入細胞肉腫は生命予後不良である.
- 皮膚形質細胞増多症は生命予後良好で，特異的な治療を要さない.

（濱田利久）

cutaneous metastases

転移性腫瘍

疾患の概要

- 転移性皮膚腫瘍は比較的まれ（皮膚腫瘍の2%，担癌患者の0.7〜9%）で，集学的治療などで，長期生存例が増加することにより，皮膚転移に遭遇する機会も増えると予測される．
- 皮膚以外の腫瘍が，血行性，リンパ行性，連続性に皮膚に転移を生じたもので，男性では，肺癌や大腸癌，悪性黒色腫，口腔扁平上皮癌が多いのに対し，女性では，乳癌が最も多く，大腸癌，悪性黒色腫，卵巣癌がこれに次ぐ．小児では，横紋筋肉腫や白血病，神経芽腫の皮膚転移がみられる．
- 多くは原発巣の診断後に皮膚に転移を認めるが，まれに皮膚転移巣が原発巣と同時，もしくは原発巣より先に発見されたり，原発巣が消失（burn out）することがある．
- 原発巣の診断から皮膚転移の発見までの期間は平均33か月で，皮膚転移発見後の生存期間は平均7.5か月と予後不良である．手術や放射線療法で比較的良好な経過が得られる原発性皮膚腫瘍とは予後が著しく異なっており，鑑別が重要である．
- 皮膚転移を考える組織所見としては，①リンパ管や血管内に腫瘍細胞がみられる，②皮膚腫瘍の主座が真皮網状層深部や皮下脂肪織内にみられる，③真皮内の腫瘍が表皮と連続性がなく，Grenz zone を形成する，などが挙げられる．
- 転移巣は，通常，原発巣と類似した組織像を呈するが，しばしば未分化な像をとることがある．

臨床所見

- 原発癌の末期症状として生じるものの，臨床像はさまざまで，非特異的である．環状紅斑や硬性下疳，血管腫，表皮嚢胞，コンジローマ，潰瘍などに類似する臨床像を呈することがある．以下に示すいくつかの肉眼型に分類される．
- 皮下結節型：最も多くみられる．通常，無痛性で可動性があり，急激に増大したり多発することがある．
- 炎症型：境界不明瞭な丹毒様の紅斑を呈するため，"炎症"と名づけられた．丹毒様癌と呼ばれる．組織学的には，炎症細胞の浸潤が主なのではなく拡張したリンパ管内に腫瘍細胞がみられる．乳癌患者にしばしばみられる．
- 硬化型：びまん性の強皮症様皮膚硬化を呈し，鎧に似た外観を呈することから鎧

転移性腫瘍 | 321

表1 主な原発巣と皮膚転移好発部位，よくみられる肉眼像

原発巣	皮膚転移好発部位	肉眼像
乳腺	胸部，腹部	結節型，脱毛症型，硬化型，炎症型，血管拡張型
肺	胸部，頭部	結節型，まれに硬化型・炎症型
消化器	腹部，骨盤，肛門周囲，臍部	炎症型，結節型
腎	四肢，手術創部，頭部	結節型（発赤，拍動を伴う）
尿路	陰部	多発皮下結節
卵巣	下腹部	カリフラワー状
頭頸部	頭部，頸部	結節型，炎症型
軟部腫瘍	原発近傍，頭部	結節型
血液	全身，特に体幹や四肢	丘疹，結節型，潰瘍

状癌と呼ばれる．組織学的には，線維化と少量の腫瘍細胞がIndian file状に浸潤する．

- 毛細血管拡張型：毛細血管の拡張を伴った皮膚硬化斑を呈する．真皮浅層の小血管やリンパ管が腫瘍細胞により閉塞し，周囲血管のうっ血や表皮下の浮腫が観察される．
- 脱毛症型：頭部の卵円形斑で，円形脱毛症に類似する．組織学的には，鎧状癌に類似し，厚い膠原線維束内に腫瘍細胞が索状に浸潤する．
- 帯状疱疹型：帯状疱疹様の分布を呈し，帯状疱疹の水疱に類似する．頻度はまれである．
- Sister Mary Joseph's nodule：臍部皮膚転移としてしばしば報告される．原発巣としては膵臓が有名である．
- 例外もみられるが，原則として原発巣近傍の皮膚に転移しやすい．原発巣とその皮膚転移好発部位，さらによくみられる肉眼像を **表1** に示す．

組織型別病理所見

転移性腺癌（metastatic adenocarcinoma）

- 腺癌は，転移性皮膚腫瘍の60%以上を占め，原発巣は大腸，肺，乳腺が多い．
- 皮膚付属器腫瘍では，表皮と連続性がみられ，単発性などの臨床情報が役立つこともあるが，転移性皮膚腫瘍と組織学的に鑑別が難しいことがある．免疫組織化学的には，皮膚付属器腫瘍ではp63（もしくはp40），cytokeratin（CK）15，D2-40が陽性となることが多く，有用である．
- 大腸癌は，CK20，CDX2，CEAが陽性で，CK7は陰性である．
- 胃癌や膵胆道癌はしばしばCK7，CK20ともに陽性を示す．
- 甲状腺癌では，TTF-1（thyroid transcription factor-1），thyroglobulinが陽性である．

- 子宮・卵巣癌では，CK7 が陽性で，CK20 は通常陰性であるが，卵巣粘液性腺癌では CK20 も陽性である．
- 前立腺癌では，PSA（prostate-specific antigen）が陽性で，CK7，CK20 はともに陰性である．

転移性扁平上皮癌（metastatic squamous cell carcinoma）

- 扁平上皮癌は，転移性皮膚腫瘍の約 15% を占める．肺癌，口腔癌，食道癌の転移が多く，口腔癌の転移では，角化が目立ち高分化な像を呈する傾向がある．
- 免疫組織化学的検索を行っても原発巣の推定は難しいことがある．
- 皮膚原発の扁平上皮癌，すなわち有棘細胞癌の場合には，紫外線曝露，熱傷などの病歴があることや，周囲に日光角化症（actinic keratosis）や Bowen 病がみられることがあり，鑑別に有用な場合がある．
- 転移性扁平上皮癌では，表皮から連続して増殖する像はみられず，脈管内に腫瘍胞巣が多くみられ，原発性との鑑別に有用なことがあるが，臨床情報を加味し，総合的に判断することが大切である．

小細胞癌（small cell carcinoma）

- 原発巣は多くは肺であるが，まれに子宮頸部や消化管，膀胱，前立腺，肝臓，膵臓からの転移もある．
- 小〜中型の円形・卵円形核，ゴマ塩状のクロマチンを呈する．核小体は不明瞭で，核分裂像が多数みられ，シート状，リボン状，胞巣状，ロゼット状を呈する 図1a, b ．
- pankeratin，TTF-1，chromogranin A，synaptophysin は陽性で，リンパ球マーカー（CD3，CD20，CD45）や CD99 は陰性である 図1c ．
- Merkel 細胞癌（皮膚原発神経内分泌癌）と組織学的に類似しており，鑑別が重要である．
- Merkel 細胞癌では，表皮との連続性がみられず，細胞質の乏しい円形細胞がびまん性，索状に増殖する．繊細な顆粒状のクロマチンで，核小体は目立たず，多数の核分裂像がみられる．免疫組織化学的には，CK20 が核周囲にドット状に陽性を示し，TTF-1 は陰性である 図2 ．

転移性肉腫（metastatic sarcoma）

- 肉腫の皮膚転移はまれであるが，平滑筋肉腫（leiomyosarcoma），類上皮肉腫（epithelioid sarcoma），血管肉腫（angiosarcoma），骨肉腫（osteosarcoma）などで転移がみられることがある．
- 多くは他臓器への転移後，末期症状として皮膚転移が発見されるが，まれに皮膚転移が先行して発見されることがある．
- 腫瘍近傍の皮膚や頭皮などへ転移し，結節を形成することが多い．血管肉腫では，血管拡張や紅斑を伴った結節の形成がみられる．組織学的には，原発巣と同様の像を呈する．

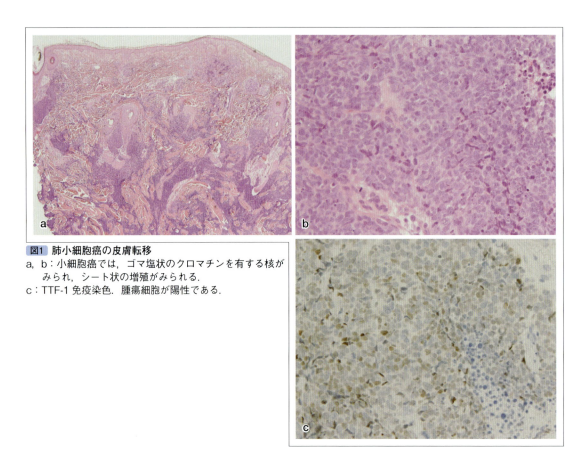

図1 肺小細胞癌の皮膚転移
a, b：小細胞癌では，ゴマ塩状のクロマチンを有する核がみられ，シート状の増殖がみられる．
c：TTF-1 免疫染色．腫瘍細胞が陽性である．

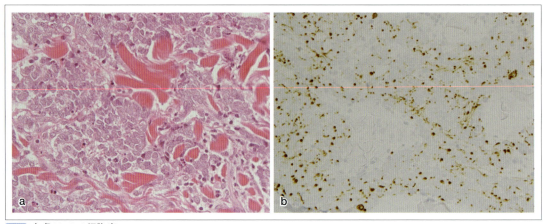

図2 皮膚 Merkel 細胞癌
a：Merkel 細胞癌も小細胞癌と類似した像を呈し，神経内分泌マーカーが陽性となる．
b：CK20 免疫染色．腫瘍細胞の細胞質にドット状の陽性を示している．

臓器別病理所見

乳癌（breast cancer）

- 皮膚転移の多くは乳癌，すなわち乳管癌（ductal carcinoma）もしくは小葉癌（lobular carcinoma）で，化生癌（metaplastic carcinoma）や粘液癌（mucinous carcinoma）の転移はまれである．粘液癌の多くは原発巣診断後，長期間（平均22～30年）を経て皮膚に転移する．
- 多くは胸部に転移するが，まれながら頭頸部や上肢などにも転移する．
- 臨床的には，結節型，硬化型，脱毛症型，炎症型，毛細血管拡張型などを呈する．
- 組織学的には，乳管癌の転移では，腫瘍細胞がシート状，索状，管状，びまん性の浸潤像を呈する 図3a, b ．小葉癌の転移では，癌細胞は接着性に乏しく，核縁は整っており，核クロマチンは均一で，核小体は不明瞭である 図3c ．
- 免疫組織化学的に，CK7，estrogen receptor（ER），progesterone receptor（PgR），CEA，EMA，GCDFP15（gross cystic disease fluid protein-15）が陽

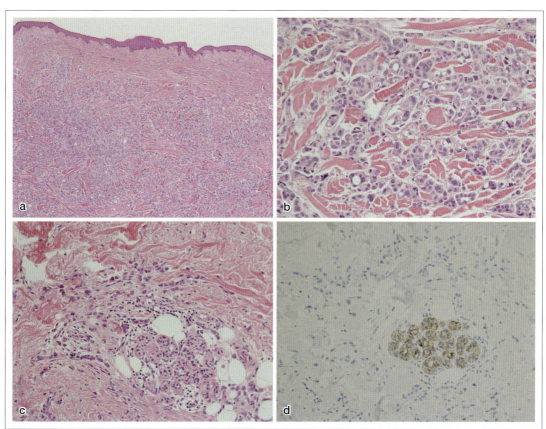

図3 乳癌の皮膚転移
a, b：乳管癌の転移．真皮中層から深層にかけて，腫瘍細胞の浸潤性増殖がみられる（a）．強拡大にて，腫瘍細胞は索状・管状構造を呈し，膠原線維を分け入るように浸潤性に増殖している（b）．
c, d：小葉癌の転移．腫瘍細胞が1列にIndian file 状に増殖している（c）．E-cadherin 免疫染色では小葉癌細胞の細胞膜に陰性である（d）．

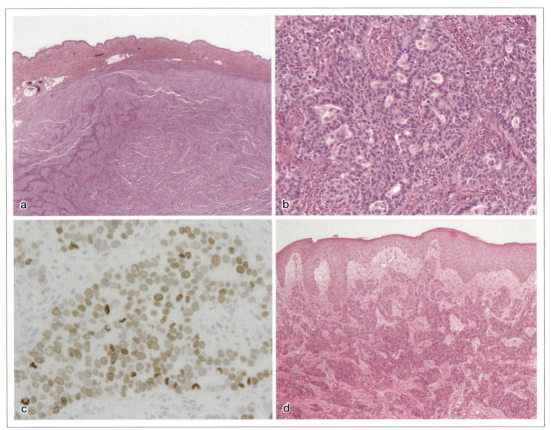

図4 肺癌の皮膚転移
a～c：肺腺癌．真皮内に，腫瘍細胞が充実性ないしは管状構造を呈し増殖している（a, b）．TTF-1 免疫染色にて核に陽性を示す（c）．
d：肺扁平上皮癌．腫瘍細胞は表皮との連続性はみられず，シート状に増殖している．組織像からは転移が疑われるが，臨床情報なしでは，原発巣の推定は困難である．

性で，CK20 は通常陰性である．小葉癌では，E-cadherin は腫瘍細胞の細胞膜に陰性である 図3d．ER，PgR が陰性の場合，androgen receptor の陽性所見が乳癌転移を支持する所見として役立つことがある．

肺癌（lung cancer）

- 肺癌患者の4%程度に皮膚転移がみられ，まれながら皮膚転移が原発巣に先行して発見される場合がある．
- 胸部，腹部，背部に多く，頭頸部，四肢，骨盤領域などにも転移する．小細胞癌では，背部に転移する傾向がある．肉眼像は，結節型や，まれに炎症型，帯状疱疹型を呈することがある．
- 非小細胞癌（non-small cell lung carcinoma）では，腫瘍細胞は充実性，胞巣状に浸潤・増殖する．腺癌では管状構造を呈し，免疫組織化学的に CK7 や TTF-1 が陽性で，CK20 は陰性である 図4a～c．
- 扁平上皮癌では角化傾向を示すシート状構造を示す 図4d．

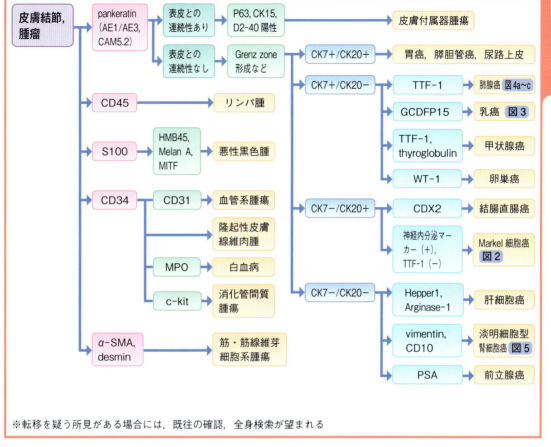

※転移を疑う所見がある場合には，既往の確認，全身検索が望まれる

腎癌（renal cell carcinoma）

- 転移性皮膚腫瘍の6％を占める．頭部や腎摘出時の手術痕，陰部にみられる．
- 臨床的には結節型が多く，血管が豊富で，化膿性肉芽腫（pyogenic granuloma）やKaposi肉腫に類似した像を呈する．大きくなると拍動がみられる．
- ほとんどが淡明細胞型腎細胞癌（clear cell renal cell carcinoma）の転移で，細胞質内にグリコーゲンや脂質を含有し，淡明な細胞質を呈する．細胞境界は明瞭で，管状嚢胞状，胞巣状，乳頭状構造をとる．間質において血管が豊富であるこ

診断のポイント

- ①リンパ管や血管内に腫瘍細胞がみられること，②腫瘍が真皮網状層深部や皮下脂肪織内を主体に増殖する，③Grenz zoneを形成する，などの所見がみられる場合には転移性皮膚腫瘍が疑われる．
- 既往や全身検索など臨床情報の確認を行い，可能であれば原発巣の組織との比較が望まれる．
- 原発巣の同定にあたり，比較的特異的な免疫組織化学的なマーカーとして，CDX2（大腸），TTF-1（甲状腺，肺），PSA（前立腺），GCDFP15（乳腺），Arginase-1（肝細胞癌）が挙げられるが，組織像や臨床情報も加味し，総合的に診断する必要がある．

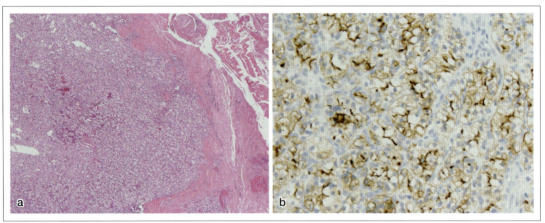

図5 腎癌の皮膚転移
a：原発巣は淡明細胞型腎細胞癌で，淡明な細胞質を有する腫瘍細胞が充実性，胞巣状に増殖している．腫瘍胞巣周囲には豊富な血管がみられる．
b：CD10免疫染色．淡明細胞型腎細胞癌は陽性を示す．

とが有用な所見であり，赤血球の漏出がみられる 図5a．
- 免疫組織化学的には，pankeratin（AE1/AE3，CAM5.2），EMA，vimentin，CD10，renal cell carcinoma marker，PAX2，PAX8が陽性で，通常，CK7やCK20は陰性である 図5b．

治療，予後

- 皮膚転移発見後の平均生存期間は，数か月と予後不良であるが，消化器癌や頭頸部癌が半年以内であるのに対し，乳癌では1年程度といわれている．しかし，原発巣によりさまざまで，症例によっては長期生存が得られる例もある．
- 皮膚転移は全身転移の指標であり，原発巣に準じた治療，多くは化学療法が行われる．症例によっては，局所切除を行うこともある．

（上原慶一郎，清水道生）

4章

病理検体の取り扱い

皮膚の病理検体の取り扱い

　作製された組織標本が不適切だと，正確な病理診断を下すことができない．診断に足る良好な標本を得るために，切り出し（gross sectioning）→固定（fixation）→包埋（tissue embedding）→薄切（microtomy）→染色（staining）の過程に十分気を配る必要がある．ただしそれ以前に診断病理医としては，臨床の担当医や病理検査技師と常に良好な関係を築き，疑問点や要望を出し合い，よりよい診療を目指して互いに真摯に対応することが重要であることはいうまでもない．また，検体取り違えなどが起こらないよう，検体の取り扱いについて実務的な確認事項をきちんとマスターする必要がある．これに関しては，日本病理学会が作成した『病理検体取扱いマニュアル―病理検体取り違えを防ぐために』が学会ホームページに掲載されているので参照されたい．生検検体・手術検体の受け付けに始まって，切り出し→固定→包埋→薄切→染色という標本作製時の留意点が細かく記載されており，さらに術中迅速診断やテレパソロジーについても触れられているので，皮膚病理診療においても大いに参考になる．

　本稿では病理検査技師が担当する固定以降のプロセスについては割愛し，原則的に診断病理医が担当すべき広義の「切り出し」作業について述べる．施設によっては切り出しを技師・研修医に任せているところもあるが，これは決して流れ作業で行うべきではなく，すでに病理診断が始まっているものと考えて，指導医の下で診断病理医が自ら以下の項目を実践することが望まれる．

　ここではホルマリン固定・パラフィン包埋の後薄切し，ヘマトキシリン・エオジン（hematoxylin-eosin：HE）染色標本を作製するというルーチンの標本作製について述べる．電子顕微鏡のための標本作製や蛍光抗体を用いた検索，分子生物学的検索などのためには，ホルマリンで固定する前にまず検体から必要量の組織を取り分けておかなくてはならない．

　広義の切り出し作業の流れは以下のとおりである．
・病理診断申込書と検体の確認
・スケッチ・写真撮影と肉眼所見の記載
・組織標本の切り出し
・特殊染色と免疫染色のオーダー

病理診断申込書と検体の確認

　臨床医が作成した病理診断申込書と提出された検体をまずは確認する．検体には生検検体と手術検体があるので，これらを区別して扱う．

　臓器切り出し室で技師から病理診断申込書と検体のビンあるいはケースを受け取ったら，　**表1**　に挙げた項目を順に素早く確認していく．表の①～③については

表1 病理診断申込書の必要記載事項

①	患者氏名とIDナンバー	患者の基本情報の確認と検体・申込書の1対1対応を
②	性別・年齢	同上
③	切除日や検体の個数	同上
④	採取方法と採取部位	なるべくわかりやすく図示するよう臨床医に依頼する
⑤	臨床診断と鑑別診断	疾患名を理解し，ある程度の組織像を予想できるよう
⑥	現病歴と現症	少なくとも皮疹の性状・大きさ・分布がわかるかどうか
⑦	生検の目的	臨床担当医が何を解明したいのかを理解する

表2 生検の手技

全切除（excision/全切除生検 excisional biopsy）	診断または治療目的で皮膚病変を丸ごと全部切除する
部分切除生検 （incisional biopsy）	診断のために病変の一部を切除する
薄片生検（shave biopsy）	治療または診断のために皮膚病変の一部を水平方向に切除する
パンチ生検（punch biopsy）	診断のために標準的な径2〜6mmの円柱状に切除する

検体受け付け時に技師がすでにチェックしているはずであるが，もう一度病理医が検体と申込書を必ず照らし合わせる．不明な点があればうやむやにせず，臨床医に問い合わせるようにする．

④の「採取方法と採取部位」の確認も重要である．生検検体の採取方法を **表2** に示す．これらのいずれの手技で採取された検体なのかわからないと，この先の行程がうまくいかなくなる．手術検体はマージン（切除断端）の取り方に留意する．また皮膚皮下組織のみか，筋膜や骨格筋，骨などを含んでいないか，オリエンテーションや真の切除断端がわかるようになっているか，すでに部分切除生検が施行されているならどこに瘢痕があるか，などを素早く確認する．生検検体であれば基本的にマージンを判定する必要はない．

⑤の「臨床診断と鑑別診断」を念頭に写真撮影，切り出し，オーダーすべき特殊染色や未染標本の作製を行う．

⑥の「現病歴と現症」は無駄なく簡潔に，⑦の「生検の目的」は具体的に記載してもらう．

スケッチ・写真撮影と肉眼所見の記載

病理診断申込書と検体の確認の後，検体をホルマリン入りのビンまたは容器から取り出し，切り出し台の上で観察する．

生検検体

生検検体の場合は通常写真撮影はせずに，申込書の余白を利用して実物大で検体をスケッチする．そして検体の大きさを3方向，mm単位で測定する．その生検

手技が「薄片生検（shave biopsy）」なら簡単に最大径を記載するだけでよい．検体のオリエンテーションを注意深く観察し，よほど大きいものでない限り割は入れないで，そのまま包埋するよう技師に手渡す．「パンチ生検（punch biopsy）」は丸く切り取られた表皮の色調や水疱・結節・潰瘍の有無，表面の性状など，真皮や皮下脂肪織の出血や触れる結節の有無などを観察してその所見をシェーマに添え，気になるところがあればそこを通る面で半割する．

　紡錘形に切除された検体はまず，「全切除生検（excisional biopsy）」か「部分切除生検（incisional biopsy）」かを判定しなければならない．申込書にどちらかが記載されているかどうかを確認し，なければ目的とする皮疹の大きさが切除された紡錘形の中に入るかどうかを比べる．これは皮疹の大きさが記載されていることが前提であるが，目的の皮疹が切除検体よりも小さいものなら丸ごと入っていると考えられるので「全切除生検」とわかる．重ねてこの場合は病変が炎症や良性腫瘍か，それとも悪性腫瘍を疑っているのかを念頭に置いて次の行程に移る．皮疹が大きい場合は申込書に「健常部をかけて（部分）切除した」とあるのが普通なので「部分切除生検」とわかる．

手術検体

　手術検体は粉瘤（atheroma，表皮囊腫）や色素性母斑（pigmented nevus），脂肪腫（lipoma）などのように頻出する病変で特に問題がないと思われる検体を除き，原則として写真を登録し，プリントアウトする．そして大きさや所見をプリントアウトされた写真の余白に記入する．悪性を疑われるものは通常，腫瘍辺縁から数cm離して切除される．腫瘤を形成しているか，潰瘍形成があるかなどを肉眼的によく観察し，プリントアウトした写真に病変の大きさや切除断端からの最短距離などを記録する．

　掌蹠（手のひらや足底）に生じた色素性腫瘍でメラノーマか母斑かの鑑別を要する病変においては，いわゆる指紋に相当する角質層の溝の有無を確認する．わかりづらいときは皮表をホワイトボード用のペンで塗りつぶしてから拭き取るとよい．溝を皮溝，溝と溝の間のエクリン腺が開口するところを皮丘と呼ぶが，色素斑が「皮丘優位（parallel ridge pattern：PRP）」か「皮溝優位（parallel furrow patten：PFP）」かどうか，ABCDルール（左右非対称性か，境界明瞭か，しみ出しなどの色調，径6mmを超えるかどうか）を記載する．

　最後に，腫瘍を全切除した後に再度追加切除をするいわゆる「拡大追加切除」の場合は，手術瘢痕がどこにあるかを確認し，これに直行する面で全割する．

組織標本の切り出し

生検検体

　薄片生検とパンチ生検については前述のとおりである．補足として毛髪疾患のパンチ生検材料について述べる．円形脱毛症や瘢痕性脱毛，トリコチロマニアなどの診断のためになされたパンチ生検には通常の矢状断の標本だけでなく，水平断の標

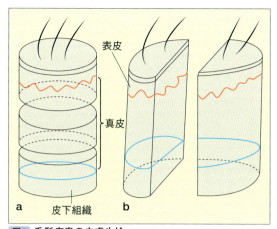

図1 毛髪疾患の皮膚生検
2か所採取が原則である（a：水平断，b：矢状断）．

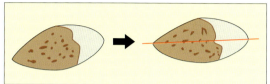

図2 紡錘形切除された皮膚生検
病変部と健常部の両方にかけて紡錘形切除された場合，長軸方向で2分割する．

本も作製することが肝要である 図1 ．以下，全切除生検と部分切除生検について述べるが，切り出しが終了したら作製したカセットの枝番号の個数を申込書の余白にメモし，切り出した日付と切り出し医の名前を添える．

■ 全切除生検

小型の炎症性病変や頻出する良性腫瘍（粉瘤や神経線維腫，皮膚線維腫，脂漏性角化症，色素性母斑など）であれば「健常部－病変部－健常部」のコントラストがわかるよう，長軸方向に切り出す．ただし臨床診断が掌蹠の色素性母斑の場合には，「悪性黒色腫を鑑別してほしい」と申込書に書かれていなくても皮溝・皮丘に対して垂直の方向に全割し，その切除線をプリントアウトした写真に切り出し図として記入する．

■ 部分切除生検

病変部と健常部とのボーダーやグラデーションがわかるよう，必ず長軸方向で最大割面を切り出して両面を標本にする 図2 ．

手術検体

基底細胞癌（basal cell carcinoma：BCC），扁平上皮癌（squamous cell carcinoma：SCC），Paget病，隆起性皮膚線維肉腫（dermatofibrosarcoma protuberans：DFSP），悪性黒色腫（malignant melanoma），血管肉腫（angiosarcoma）などの悪性腫瘍，汗孔腫（poroma）や脂腺母斑（sebaceous nevus），先天性色素細胞母斑（congenital melanocytic nevus）などの良性腫瘍，さらに慢性膿皮症（chronic pyoderma）もここで解説する．

基本的に腫瘍の最大割面を含む面をすべて標本にする 図3 ．さらに断端からの距離が短いところや腫瘍が最も突出したところ，潰瘍の最も深いところなども標本にする．殿部などの慢性膿皮症ではまず全割し，SCCの合併など悪性変化を示唆する像がないかをよく観察して，疑わしいところを標本にする．この際，切除片をすべて並べ割面を撮影してプリントアウトし，切り出した箇所を記載するとよい．

基本的には切除片をスライドガラスに載せられる大きさ（カセットに入る大きさ

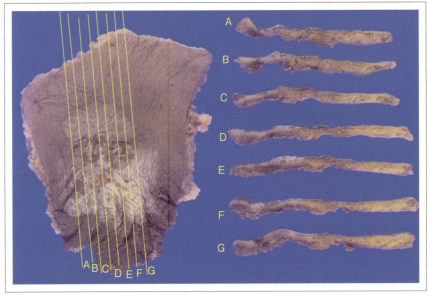

図3 手術検体（全摘術）の切り出し方法
男性の陰嚢から会陰にかけて生じた乳房外 Paget 癌．浸潤性の場合は腫瘤や潰瘍部，最短部に注意する．

と同じ：最大で約 30 × 25 × 4mm）に切り分けて，おのおのの切片にカセット番号を通し番号で振っていき，その数字のカセットに組織片を入れていく．腫瘍であれば通常は最大割面から作製する．重要な部位がカセットの端ではなく中心にくるように切り出すのがコツで，腫瘍の最深部を通る線で切ってはならない．カセットに入れたら薄切面で表層にあたる部分，通常は表皮に近い位置にマーキングする．

検体を全割した場合，カセットの数を節約する目的で，切り出した切除片を3～4個以上，1つのカセットに詰めるのは避けること．表皮と真皮・皮下脂肪織はそれぞれ硬さが異なるため，切片の数が多いと包埋したブロックを薄切するのが難しくなり，良好な標本作製に支障をきたす．

指趾の離断術材料の場合には，腫瘍の最大割面を出すべく長管骨を含めて長軸方向でまず切り出す 図4．ここから骨を含んだ最深部の出ている部位を1切片切り出して，脱灰操作を施すよう技師に伝える．残りの組織に骨組織が残存している場合は骨ははずしてから切り出し，カセットに入れる（脱灰操作は核所見の見づらい組織標本になってしまうため，脱灰するカセットの個数は最小限ですむようにする）．

切り出しが終了したら，作製したカセットの個数，例えば10個なら「#1-10」と申込書の余白にメモしてから切り出した日付と切り出し医の名前を必ず添える．

特殊染色と免疫染色のオーダー

頻度の高い疾患に関して記載する 表3．特殊染色や免疫染色をオーダーするにあたっては，検体が皮膚腫瘍ならまず出来上がった HE 染色を見てからオーダーしたほうがよいが，検体が微小のため再切（re-cut）すると面が出なかったりなく

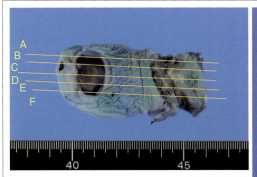
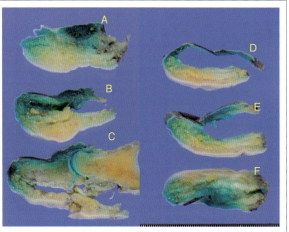

図4 断指術・断趾術の検体
最大割面（C）のみ骨を含めて標本にし，残りの骨は除く．

表3 特殊染色と免疫染色のオーダー例

特殊染色オーダーの例	基底細胞癌	毛芽腫との鑑別を要することがあるので，alcian-blue染色を追加する．PAS・alcian-blue染色でも可
	扁平上皮癌，脂腺癌，汗孔癌など	脈管侵襲の評価のため，EVG（Elasticavan Gieson）染色
	高齢者の露光部に生じたBowen病，日光角化症，悪性黒色腫（悪性黒子）など	自然消退の有無を判定するには，日光性弾力線維症が表皮直下にあるか確認するのが有用なので，EVG染色を行うとよい
	広義の血管腫（血管の形成異常を含む）	毛細血管か静脈か動脈かを判定するのにもEVG染色がよい
	Paget病	通常は，PAS陽性の中性粘液またはalcian-blue陽性の酸性粘液を有することが多いので，PAS・alcian-blue染色があるとよい．ただし，時にこれらのいずれも陰性となることがあるので，注意を要する
免疫染色オーダーの例	脂腺癌の鑑別	adipophilin，CEA（ポリクローナル）
	汗孔腫・汗孔癌の鑑別	CEA（ポリクローナル），EMA
	Merkel細胞癌の鑑別	CK20，TIF-1，CAM5.2
	Paget病の鑑別	CK7，CAM5.2
	隆起性皮膚線維肉腫と皮膚線維腫の鑑別	CD34
	悪性黒色腫と他の悪性腫瘍との鑑別	核染色をGiemsa染色にして，Melan A，HMB45，SOX10，MITF

なったりする可能性がある場合や，診断を急ぐ必要がある場合は未染のガラスの枚数を切り出しの最後に技師にオーダーする．診断目的をいつも考慮に入れること．免疫組織化学的検索のオーダーも，考え方は特殊染色とほぼ同様である．

（三浦圭子）

5章

症例の実際

症例 1 汗孔癌の鑑別
60代，女性

■ 現病歴
右大腿外側の痂皮を付着する扁平隆起性局面で，局面内に結節を伴う．

病理所見

やや有茎性隆起性の病変で 図1a ，表皮から連続した上皮性腫瘍細胞塊が大小の胞巣を形成しながら増殖している 図1b ．病変を構成する腫瘍細胞は，小型の核をもつ細胞質の乏しい細胞と好酸性の比較的豊富な細胞質をもつ細胞の2種類である．これらの細胞は，多くは核異型を伴い 図1c ，浸潤性の増殖を示している 図1b ．一部では塊状壊死を伴う 図1d ．好酸性の比較的豊富な細胞質をもつ細胞は，CEA陽性の管腔を形成している 図1e ．また，病変の辺縁には，核異型のほとんどない部位がある 図1f ．

鑑別診断

本症例は汗孔腫内に生じた汗孔癌（porocarcinoma in poroma）である．

汗孔癌の診断を確実に行うためには，その病理組織学的特徴をしっかり把握する必要がある．つまり，

①異型性を伴う小型の核と乏しい細胞質をもつ基底細胞様細胞（poroid cell）と好酸性の豊富な細胞質を有する有棘細胞様細胞（cuticular cell）で構成される
②核異型のある有棘細胞様細胞が明らかな管腔を形成する
③良性の汗孔腫の病変内に病変が形成されることがしばしばある

ということを知っていなくてはならない．

以上のことを踏まえて，汗孔癌の診断に関しては，他の皮膚原発性上皮性悪性腫瘍との鑑別と良性counterpartである汗孔腫との鑑別が重要である．

まず，他の皮膚原発性上皮性悪性腫瘍，特に扁平上皮癌（squamous cell carcinoma：SCC）および基底細胞癌（basal cell carcinoma）との鑑別を行う．扁平上皮癌や基底細胞癌ではしばしば基底細胞様細胞と有棘細胞様細胞が混在する 図2 ．また，②に関していうと，腫瘍胞巣内に形成された裂隙や間隙が本当に汗管分化像なのかどうかが問題となる．腫瘍細胞の壊死や棘融解，間質へのムチン（粘液）の貯留によって，あたかも汗管であるかのような構築がみられることがある 図3 ．汗管分化の判定には，HE染色所見に加えてCEAあるいはCA19-9を利用した免疫染色によるクチクラ構造の確認が有用である 図4 ．さらには，その構築が明らかに汗管分化であっても，それが正常の汗管であるのか，腫瘍細胞の形成する汗管なのかの鑑別も重要である．扁平上皮癌では，上皮内病変が高頻度に汗管上皮内に

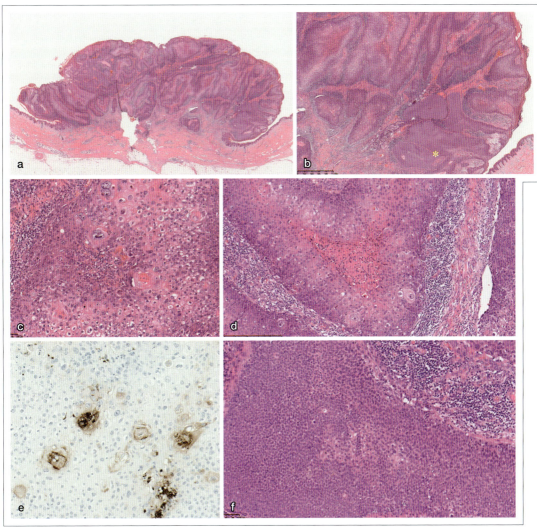

図1 汗孔腫内に生じた汗孔癌
a：ルーペ像　　b：汗孔腫部（※）とそれ以外の汗孔癌部　　c：汗孔癌部の強拡大像　　d：塊状壊死部
e：腫瘍細胞の形成する管腔部の CEA 陽性像　　f：汗孔腫部の強拡大像

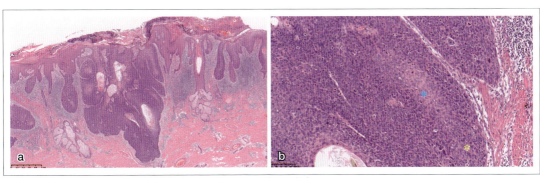

図2 基底細胞様細胞および有棘細胞様細胞で構成される扁平上皮癌
有棘細胞様細胞部に汗管分化を伴わない．
a：弱拡大像　　b：強拡大像（基底細胞様細胞：※，有棘細胞様細胞：＊）

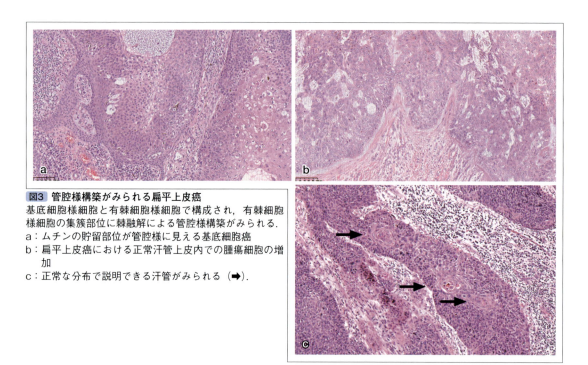

図3 管腔様構築がみられる扁平上皮癌
基底細胞様細胞と有棘細胞様細胞で構成され，有棘細胞様細胞の集簇部位に棘融解による管腔様構築がみられる．
a：ムチンの貯留部位が管腔様に見える基底細胞癌
b：扁平上皮癌における正常汗管上皮内での腫瘍細胞の増加
c：正常な分布で説明できる汗管がみられる（➡）．

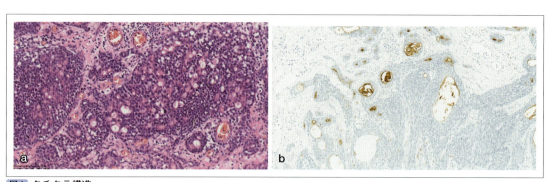

図4 クチクラ構造
汗孔癌でみられる管腔様構造は，明らかなクチクラ構造を伴う（a）．また，CA19-9陽性である（b）．

進展することが知られているためである．この鑑別はしばしば困難を伴うが，管腔を形成する細胞の核異型性はあるか，あるいは管腔の分布が正常組織として合致するかということを念頭に置いて鑑別すべきである 図3．このほか，免疫組織化学的に汗孔癌ではCD117が陽性であるのに対して，扁平上皮癌では陰性であるという所見も役立つ．

また，汗孔癌は本症例のようにしばしば良性の汗孔腫内に発生することが知られているため，汗孔腫と汗孔癌の病理組織学的鑑別あるいはその併存の診断は重要である．言い換えれば，孔細胞（poroid cell）と小皮縁/クチクラ細胞（cuticular cell）の結節状の増加で構成される腫瘍，つまりporoid neoplasmにおいては，明らかな良性病変があったとしても，常に，一部に悪性腫瘍が併存している可能性を考えておかなければならない．

通常，汗孔腫の悪性化は有棘細胞様の小皮縁/クチクラ細胞から起こることが多

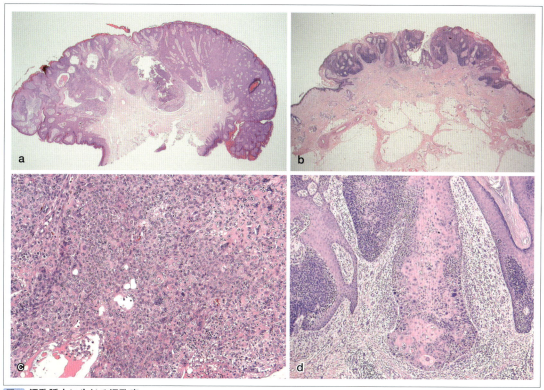

図5 汗孔腫内に生じる汗孔癌
a, c：小皮縁/クチクラ細胞にのみ核異型性を生じる場合　　b, d：多くの場合，孔細胞にも核異型性を生じる．

い 図5 ．一方で，汗孔腫では，明らかな良性病変の一部で核異型性のある小皮縁/クチクラ細胞の集塊が形成されるいわゆる Bowen 様変化（Bowenoid change）がみられることがある 図6 ．通常 Bowen 様変化とは，核異型性はあっても核分裂像がほとんどみられないこと，そして核異型性のある腫瘍細胞の集塊が腫瘍胞巣内に留まり，周囲に浸潤をしないこと，である．poroid neoplasms 421 例中 46 例（10.9％）でこのような Bowen 様変化がみられたと報告されている．そのような例は，比較的大型の病変で，頭頸部に多いとしている．しかし，初期の汗孔腫内汗孔癌と Bowen 様変化の鑑別は非常に困難である．いずれにしても，腫瘍の完全切除により予後は良好である．poroid neoplasm の場合，病変の大半が良性病変であったとしても，一部で核異型性を伴う腫瘍細胞の集塊がみられ，腫瘍細胞集塊の腫瘍胞巣外への浸潤性増殖がみられたときやあるいは核分裂像がみられたときには，汗孔癌の可能性を常に考える必要がある．

さらに汗孔腫では，良性腫瘍でありながら，しばしば塊状壊死（necrosis en masse）を伴う．この所見は，脂漏性角化症（seborrheic keratosis）との鑑別点にもなる．poroid neoplasms の 43％ にみられ，特に Bowen 様変化を伴う例では約 2/3 の例でみられたと報告されている．したがって，腫瘍細胞の塊状壊死を根拠に汗孔癌の診断を下すことはできない．

一方，汗孔腫では，しばしば腫瘍周囲に炎症細胞浸潤を伴う．その結果として，おそらく腫瘍細胞の部分的な壊死とその周囲の膠原線維の増生がみられ，いわゆる

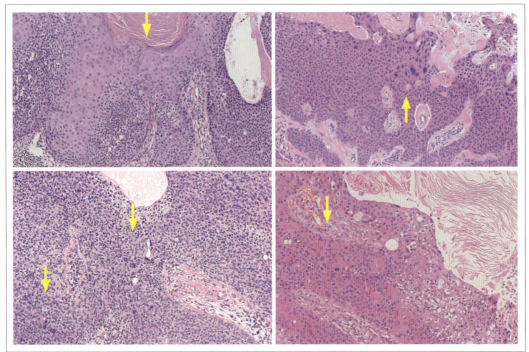

図6 汗孔腫にみられた種々の程度のBowen様変化（⇨）

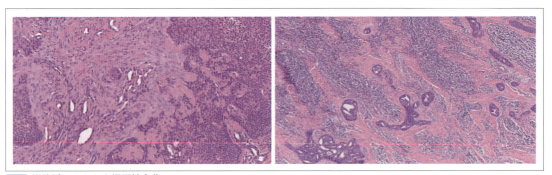

図7 汗孔腫でみられた浸潤性変化
種々の原因による線維化した肉芽組織（fibrosing granulation tissue）を伴っている．腫瘍細胞には核異型性はない．

線維化した肉芽組織（fibrosing granulation tissue）が形成される．そのような状態になると，見かけ上，モルフェア型の基底細胞癌のように腫瘍細胞が浸潤性に増殖しているように見えることがしばしばある．この様な病変を，線維形成性汗孔腫（desmoplastic poroma）と呼ぶ 図7．この様な病変は，基本的に良性腫瘍なので，治療としては，病変が確実に除去されれば十分である．これを汗孔癌と診断してしまうと，不必要な拡大切除などが行われたりするため，慎重な病理診断が求められる．汗孔癌と線維形成性汗孔腫の鑑別においてもっとも重要なのは，その部の腫瘍細胞の核異型性と核分裂像の有無である．

（安齋眞一）

症例 2　keratoacanthomatous lesion の鑑別

症例 1：増殖期ケラトアカントーマ（60 代，女性）

■ 現病歴

初診の 1 か月ほど前から，右頬部に結節病変が生じ，急速に増大した．半球状，淡紅色結節であり（径 1.2 × 1.1cm），中央には軽度の角化を伴う 図1a．

病理所見

全体像は外方性内方性増殖を示す，比較的境界明瞭な左右対称性の多房性病変である 図1a．隣り合う多房性病変は，拡張した毛包漏斗部構造であり，ケラトヒアリン顆粒を伴った層状角化を示す 図1b．多房性病変の下方は，毛包峡部構造に変化する傾向があり，豊富な淡好酸性，すりガラス状の細胞質を有する大型細胞

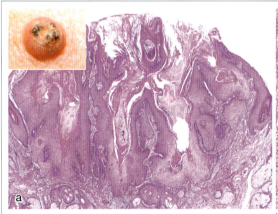
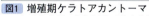
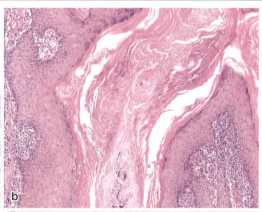
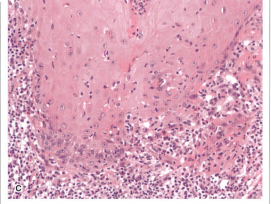

図1　増殖期ケラトアカントーマ
a：病理全体像（挿入図：臨床像）
b：病変の主体は，拡張した毛包漏斗部構造である．
c：病変辺縁好塩基細胞の細胞異型，浸潤像
（a：三砂範幸．ケラトアカントーマ．日本皮膚科学会編．実践！皮膚病理道場 バーチャルスライドでみる皮膚腫瘍．東京：医学書院；2015．）

と密な角層（外毛根鞘角化または不全角化）がみられる．毛包漏斗部/峡部構造に明瞭な細胞異型はないが，病変下方辺縁（特に辺縁好塩基細胞）ではさまざまな程度の細胞異型，浸潤像がみられる 図1c ．好中球を含む炎症細胞浸潤をみる．

症例2：成熟期ケラトアカントーマ（80代，女性）

■ 現病歴

初診の3か月ほど前から，左眉毛上部に結節病変が生じていた．ドーム状，淡紅色結節であり（径1.8×1.6cm），中央には皮角様の角化を伴う 図2b ．

病理所見

全体像では，外方性内方性増殖を示す，比較的境界明瞭な，左右対称性の多房性病変である 図2a ．胞巣の一部には（特に口唇様構造の辺縁健常皮膚下方），毛包漏斗部が残存するが 図2b ，癒合するほとんどの多房性病変は，拡張した毛包峡部構造である 図2c ．各腫瘍胞巣は，豊富な淡好酸性，すりガラス状の細胞質を有する大型細胞と密な角層（外毛根鞘角化または不全角化）がみられる．すりガラス状の細胞質を有する大型細胞は，内側に向かうごとに容積を増すのが特徴で，腫

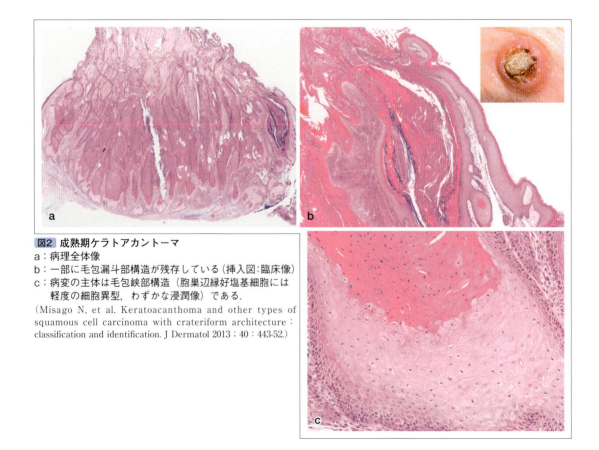

図2 成熟期ケラトアカントーマ
a：病理全体像
b：一部に毛包漏斗部構造が残存している（挿入図：臨床像）
c：病変の主体は毛包峡部構造（胞巣辺縁好塩基細胞には軽度の細胞異型，わずかな浸潤像）である．

（Misago N, et al. Keratoacanthoma and other types of squamous cell carcinoma with crateriform architecture：classification and identification. J Dermatol 2013；40：443-52.）

瘍胞巣の辺縁には1層〜数層の好塩基細胞が取り囲む．毛包漏斗部/峡部構造に明瞭な細胞異型はないが，病変下方辺縁（特に辺縁好塩基細胞）ではさまざまな程度の細胞異型，浸潤像がみられる．

症例3：扁平上皮癌を伴ったケラトアカントーマ（ケラトアカントーマの悪性変化）（70代，男性）

■現病歴

初診の2年半ほど前から，左口角部下方に結節病変が生じていた．半球状，淡紅色結節で（径2.4×2.3cm），中央には角化，痂皮，びらんを伴う 図3a ．

病理所見

全体像では一見，外方性内方性増殖を示す多房性病変様であるが，部分的に明瞭に多房性構築が壊れ，多数の小型胞巣による浸潤病変に置換されている 図3a ．残存する多房性病変は，成熟期ケラトアカントーマでみられる毛包峡部構造に一致するが，小型胞巣による浸潤病変は，通常の扁平上皮癌の所見を示し，両者の病変は境界明瞭である 図3b, c ．

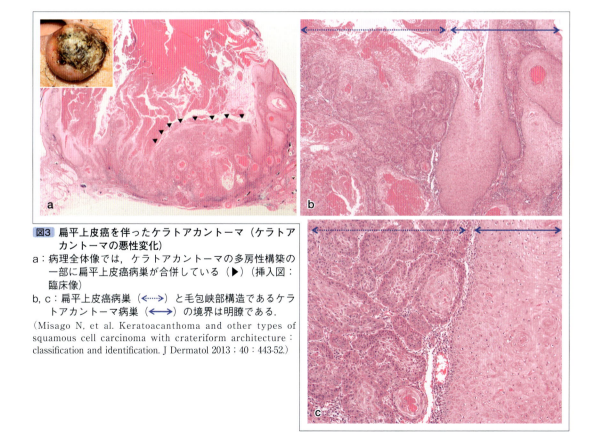

図3 扁平上皮癌を伴ったケラトアカントーマ（ケラトアカントーマの悪性変化）
a：病理全体像では，ケラトアカントーマの多房性構築の一部に扁平上皮癌病巣が合併している（▶）（挿入図：臨床像）
b, c：扁平上皮癌病巣（◄┈┈►）と毛包峡部構造であるケラトアカントーマ病巣（◄──►）の境界は明瞭である．

(Misago N, et al. Keratoacanthoma and other types of squamous cell carcinoma with crateriform architecture：classification and identification. J Dermatol 2013；40：443-52.)

症例4：扁平上皮癌を伴ったケラトアカントーマ（ケラトアカントーマ様扁平上皮癌）（80代，男性）

■ 現病歴

初診の4か月ほど前から，右手背部に結節病変が生じていた．ドーム状，淡紅色結節であり（径1.4 × 1.2cm），中央には角化，痂皮，びらんを伴う 図4a ．

病理所見

全体像では，外方性内方性増殖を示す多房性病変であるが，やや不均等な構築であり，下方への浸潤像も目立つ 図4a ．部分的には，成熟期ケラトアカントーマでみられる毛包峡部構造に一致する胞巣がみられる 図4b ．しかし，他の胞巣は，ケラトアカントーマの特徴である毛包漏斗部/峡部構造を逸脱した，通常の扁平上皮癌の所見を示す 図4c, d ．ケラトアカントーマ胞巣と扁平上皮癌胞巣の境界は不明瞭である．

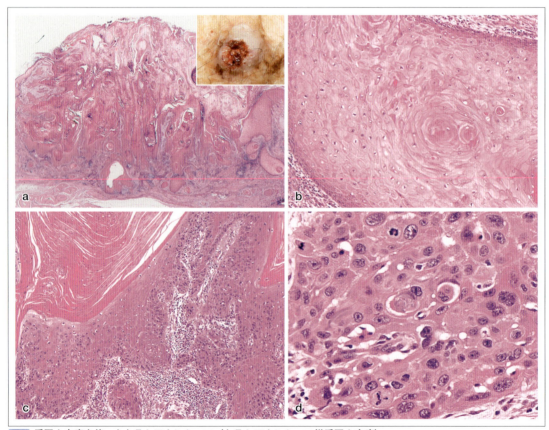

図4 扁平上皮癌を伴ったケラトアカントーマ（ケラトアカントーマ様扁平上皮癌）
a：やや不均等なケラトアカントーマ様の病理全体像（挿入図：臨床像）
b：ケラトアカントーマ病巣（毛包峡部構造）
c, d：扁平上皮癌病巣．ケラトアカントーマ病巣（b）と扁平上皮癌病巣（c, d）の境界は不明瞭である．
（Misago N, et al. Keratoacanthoma and other types of squamous cell carcinoma with crateriform architecture: classification and identification. J Dermatol 2013; 40: 443-52.）

症例5：クレーター状毛包漏斗部扁平上皮癌（80代，女性）

■現病歴

初診の3年ほど前から，左頬部に結節病変が生じていたが，しだいに増大してきた．ドーム状，淡紅色結節であり（径3.4×3.0cm），中央には湿潤した角化，びらん・潰瘍を伴う 図5a ．

病理所見

全体像では外方性内方性増殖を示すが，多数の腫瘍塊で形成されるクレーター状病変であり，下方へ浸潤している 図5b ．毛包漏斗部から扁平上皮癌胞巣が生じており 図5c ，大小さまざまの扁平上皮癌胞巣が真皮下層まで浸潤している 図5d ．ケラトアカントーマの特徴である毛包漏斗部/峡部構造は認められない．

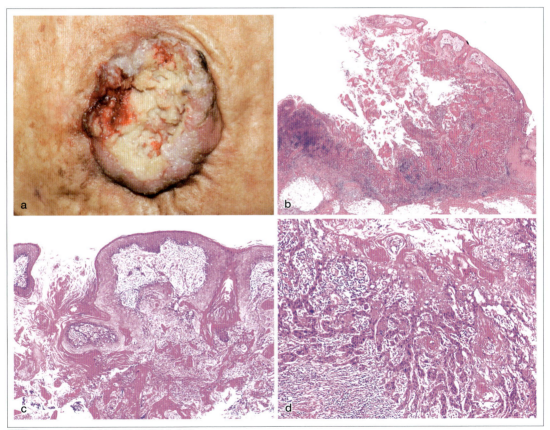

図5 クレーター状毛包漏斗部扁平上皮癌
a：臨床像
b：病理全体像（多数の腫瘍塊で形成されるクレーター状病変）
c：毛包漏斗部から扁平上皮癌胞巣が生じている．
d：大小さまざまの扁平上皮癌胞巣が真皮下層まで浸潤している．
（Misago N, et al. Keratoacanthoma and other types of squamous cell carcinoma with crateriform architecture：classification and identification. J Dermatol 2013；40：443-52.）

症例6：日光角化症から生じたクレーター状扁平上皮癌（70代，男性）

■ 現病歴

初診の3年半ほど前から，左頬部に結節様病変が生じていたが，しだいに増大してきた．ドーム状，淡紅色結節であり（径2.2×2.0cm），中央には湿潤した角化，痂皮，びらん・潰瘍を伴う 図6a．結節辺縁には，紅斑局面を伴う．

病理所見

全体像では外方性内方性増殖を示す多房性病変であるが，やや不均等な構築であり，下方への浸潤像も目立つ 図6b．それぞれの胞巣は，通常の扁平上皮癌であり 図6c，辺縁表皮にはbowenoid typeの日光角化症を認める 図6d．ケラトアカントーマの特徴である，毛包漏斗部/峡部構造は認められない．

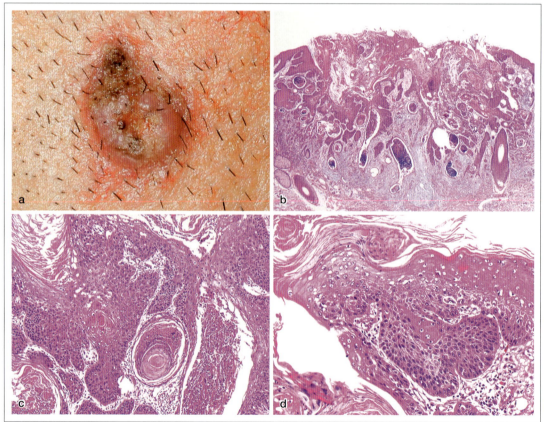

図6 日光角化症から生じたクレーター状扁平上皮癌
a：臨床像
b：病理全体像．ケラトアカントーマ様だが，やや不均等で各胞巣も不揃いである．
c：それぞれの胞巣は，通常の扁平上皮癌である．
d：辺縁表皮にはbowenoid typeの日光角化症を認める．
(Misago N, et al. Keratoacanthoma and other types of squamous cell carcinoma with crateriform architecture：classification and identification. J Dermatol 2013；40：443-52.)

症例7：クレーター状 Bowen 病（80代，男性）

■ 現病歴

初診の10年ほど前から，右鼠径部に結節様病変が生じていたが，しだいに増大してきた．ドーム状，黒色結節であり（径2.0×1.8cm），中央には角化を伴う 図7a ．結節辺縁には，褐色局面を伴う．

病理所見

全体像は，ケラトアカントーマ類似の外方性内方性増殖を示す多房性病変で，辺縁は境界明瞭である 図7a ．しかし，それぞれの胞巣は Bowen 病型の扁平上皮癌である 図7b, c ．辺縁表皮にも Bowen 病を認める 図7d ．ケラトアカントーマの特徴である毛包漏斗部/峡部構造は認められない．

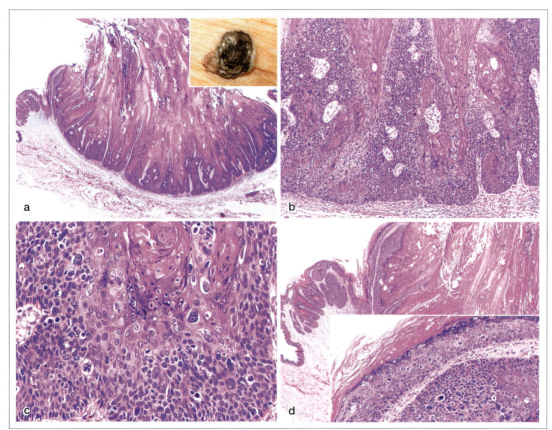

図7 クレーター状 Bowen 病
a：病理全体像は，ケラトアカントーマ様である（挿入図：臨床像）．
b, c：それぞれの胞巣は，Bowen 病型の扁平上皮癌である．
d：辺縁表皮の Bowen 病所見（挿入図：強拡大像）
(Misago N, et al. Keratoacanthoma and other types of squamous cell carcinoma with crateriform architecture: classification and identification. J Dermatol 2013; 40: 443-52.)

keratoacanthomatous lesions(クレーター状多房性病変)の鑑別診断 図8

　内方性よりも外方性増殖が顕著で,構成細胞が脂漏性角化症,または疣贅に一致する良性結節病変が存在する.内方性かつ外方性増殖病変で,毛包漏斗部/峡部構造による多房性病変がケラトアカントーマの基本像である.増殖期ケラトアカントーマは毛包漏斗部構造が優位であり(症例1),成熟期ケラトアカントーマでは毛包漏斗部構造が優位にシフトする(症例2).ケラトアカントーマの毛包漏斗部/峡部構造は,基本的に細胞異型は認めないが,胞巣辺縁の好塩基細胞にさまざまな程度の細胞異型と軽度の浸潤像がみられる.

　ケラトアカントーマに特徴的な毛包漏斗部/峡部構造(胞巣)に,通常の扁平上皮癌胞巣が混在する病変がある.両胞巣の境界が明瞭なものをケラトアカントーマの悪性変化(症例3),それが不明瞭なものをケラトアカントーマ様扁平上皮癌(症例4)と呼称しているが,両者の区別は厳密ではない.毛包漏斗部に一致して生じる扁平上皮癌(症例5)が存在するが,最初から悪性のものと,ケラトアカントーマの悪性変化の終末像のものとが存在すると考えられる.日光角化症(bowenoid type)由来の,クレーター状扁平上皮癌(症例6)や各胞巣がBowen

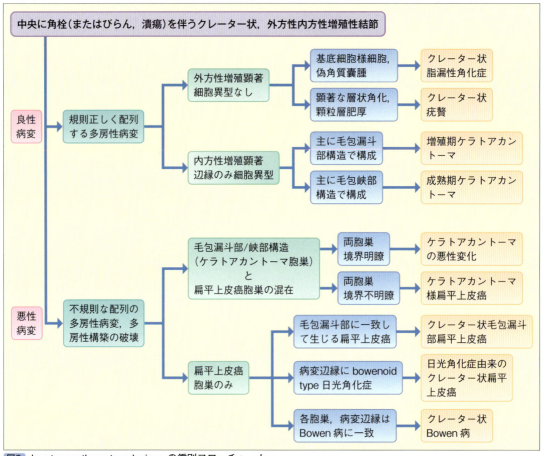

図8　keratoacanthomatous lesions の鑑別フローチャート

病に一致するクレーター状 Bowen 病（症例 7）も存在する.

keratoacanthomatous lesions（クレーター状多房性病変）の鑑別の臨床的意義

　ケラトアカントーマは，基本的にはほとんどの病変が自然消退するが，ケラトアカントーマの約 20% 前後に扁平上皮癌の合併がみられる（ケラトアカントーマの悪性変化/ケラトアカントーマ様扁平上皮癌）．これらの扁平上皮癌を合併した病変は，ケラトアカントーマ特有の自然消退能を保持するものの，その頻度は約 30% 程度と低く，自然消退を待つ間に浸潤性となる可能性が高い.

　クレーター状毛包漏斗部扁平上皮癌は，ケラトアカントーマの悪性型と考えられ，最初から悪性として生じる場合と，ケラトアカントーマの悪性変化の終末像である場合がある．この病変は自然消退しないばかりか，侵襲性の高い臨床経過を示す場合があり，注意が必要である．日光角化症から生じたクレーター状扁平上皮癌やクレーター状 Bowen 病も，もちろん自然消退することはなく，臨床的には通常の扁平上皮癌と同様に対処する必要がある.

　ケラトアカントーマは，ほとんどの病変が自然消退するものの，扁平上皮癌の合併の可能性，他の紛らわしいクレーター状扁平上皮癌が存在することから，術後に局所変形をきたすなどの特殊な場合を除いて，原則として切除することが推奨されている.

（三砂範幸）

症例3 Spitz母斑の鑑別
3歳，女児

■ 現病歴

3か月前から，左頬に褐色の結節があることに親が気付いた．径4mm大の周囲との境界が明瞭な類円形の腫瘤である．ダーモスコピー像では，赤色〜黒褐色調が混在し，外周に放射状の細かな突起（radial streaming）がみられる 図1 ．

病理所見

ほぼ左右対称性のドーム状隆起性病変で，表皮が軽度に肥厚し，表皮〜真皮中層にかけてメラノサイトが増殖している 図2a ．過角化やrete ridgeの延長による表皮の肥厚を伴い，メラノサイトは1個の細胞としても胞巣の形態としても縦に長く配列している 図2b ．メラノサイトは角化細胞に類似する多稜形を呈し，好酸性の広い細胞質を有し，核は核小体が目立つものの小さく，クロマチンは繊細である．核分裂像が散見される 図2c ．個細胞性および胞巣のascentが目立つが，悪性黒色腫とは異なり，周囲の角化細胞の破壊や表皮の潰瘍形成はない 図2d, e ．リンパ球が浸潤する部位では，メラノサイトが消褪する像がみられる 図2f ．

Spitz母斑の病理学的特徴

■ 多核細胞の出現 図3a

多核細胞の存在は，教科書にはSpitz母斑でしばしばみられるという記載が多いが，実際には比較的まれである．悪性所見と間違えないことが肝要である．

■ 成熟傾向の欠如

表皮内は定型的なSpitz母斑の細胞が増殖するが，真皮内の細胞は小型でN/C比が高くなるいわゆる"maturation"を示す 図3b ．しかし，実際には，真皮内病

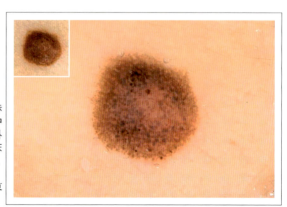

図1 肉眼所見

ダーモスコピー像．色調は3段階で，中央はくすんだ赤みを帯び，その外側は黒く，最外層は褐色を呈する．中央は無構造であり，外層はregular pigment network，外周には細かな突起（streaks）がみられる（挿入図：臨床像．濃褐色の境界鮮明な結節で，なだらかに隆起する．中央は茶褐色で，辺縁にはわずかに"しみだし"がある）．
（大原國章．Spitz母斑．大原アトラス1 ダーモスコピー．東京：学研メディカル秀潤社；2014．p.148．）

変も表皮内と同様の細胞が均一に増殖する monomorphous な増殖を示すことが多い 図3c．

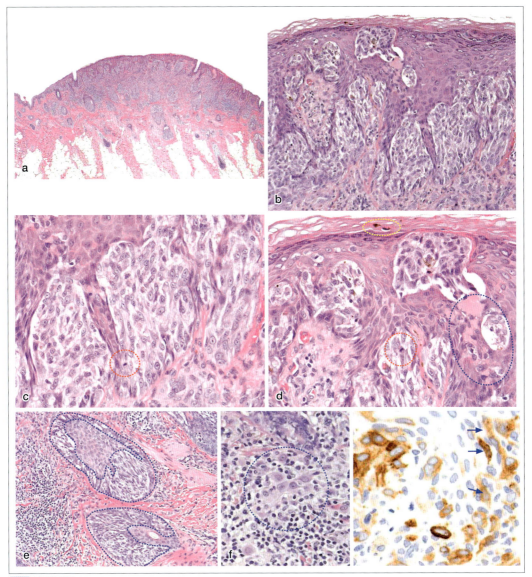

図2 病理所見
a：ルーペ像．左右対称性を示す病変で，表皮突起が索状に伸びている．定型的な Spitz 母斑の弱拡大像である．
b：弱拡大像．縦長に配列する個々の細胞や胞巣の形態は，Spitz 母斑において特徴的である．
c：強拡大像．通常型の母斑細胞母斑と比較し大型で，角化細胞を模倣する多稜形を示し，N/C 比が低く，好酸性の細胞質を有する，Spitz 母斑に特徴的な"上皮様"の細胞である．核分裂像がみられる（------）．
d：特徴的所見．メラノサイトの ascent が多数みられる．本症例ではクラゲ状の胞巣が顆粒層まで達し，個細胞が角層内にもある（------）が，角化細胞の壊死や潰瘍の形成はない．悪性黒色腫の ascent というより，transepidermal elimination といえる．Kamino 小体（------），核分裂像および周囲の角化細胞との間には裂隙が形成されている（------）．
e：皮膚付属器に沿うメラノサイトの増殖は，Spitz 母斑のほかに先天性母斑や悪性黒色腫でもみられるが，胞巣を形成する著しい進展は，むしろ Spitz 母斑や先天性母斑の特徴である（------の間）．胞巣の形が不規則あるいは孤立性の進展であれば，悪性黒色腫が疑われる．
f：リンパ球が浸潤する部位では，メラノサイトが種々の程度で壊死に陥っている（------）．------で示したメラノサイトは核融解をきたし，今にも消失しそうである．MART-1 抗体による免疫染色では，necrobiotic なメラノサイトの細胞質にわずかに陽性像が確認できる（→）．

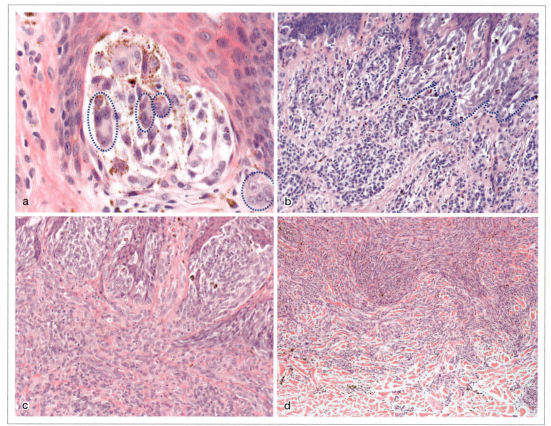

図3 病理所見のバリエーション
a：Spitz母斑の多核細胞．メラノサイトが多核細胞の形態を示す（------）が，悪性の所見ではない．
b：maturation．表皮内のメラノサイトは上皮様を示すが（------より表層），真皮内は通常の母斑細胞母斑と相同のN/C比が高い小型の類円形細胞である．
c：monotonousな増生．Spitz母斑では，真皮内病変はむしろmaturationを示さず，均一な増殖を示すことが多い．
d：下床断端．Spitz母斑の下床断端は，不規則・非対称性を示したり，膠原線維間にむしろ浸潤様に進展することが多い．

■下床断端の不規則性　図3d

　浸潤性の悪性黒色腫における下床断端は，癌とは異なり圧排性増殖であることが多い．Spitz母斑に限らず母斑細胞母斑の最深部は，結合織に分け入り，むしろ浸潤性に見えることが多い．

Spitz母斑の亜型

■Reed母斑（pigmented spindle cell nevus of Reed/junctional pigmented nevus）図4

　Spitz母斑の定型的な臨床像としては，小児の顔面の紅色結節を想起しがちであるが，それはSpitzの原著の症例でも多くはなく，日本人では褐色～黒色の結節のほうが圧倒的に多い．しかも顔に限らず，体幹，四肢にも分布し，年齢も幅広い．組織学的にReed母斑の狭義の定義は，"細胞質内に豊富にメラニンを有する（上皮様ではなく）紡錘形の細胞形で，表皮内に限局する病態（junctional type）"と表される．Spitz母斑の亜型としてとらえる学派と，独立した疾患概念ととらえる

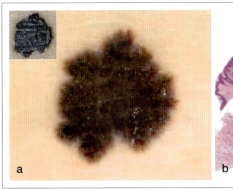
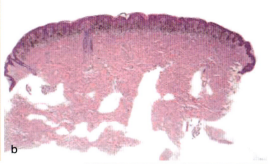
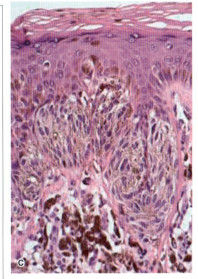

図4 Reed 母斑
a：ダーモスコピーでは全周を細かい突起が取り巻いている．局面内部は無構造・均一で dots/globules や network はみられない．皮膚割線（紋理）に一致した，方眼紙様に直交する線条が内部に刻まれている（挿入図：臨床像．ごく軽度に扁平隆起する漆黒色の結節で，境界鮮明ではあるが辺縁は入り組んでいる．通常の母斑細胞母斑よりも色が濃いが，悪性黒色腫と比べて色調は均一・単調〈monotonous〉である）．
b, c：組織学的には表皮が増生し，メラノサイトや胞巣が縦長に増殖する定型的な Spitz 母斑の所見（b）に加え，メラノサイトの細胞質内に豊富なメラニンを含有する．真皮にはメラニンを貪食した組織球（メラノファージ）が目立つことが多い（c）．

学派とがあるが，本稿ではやや広義にとらえ，上皮様か紡錘形かの形態は問わず，メラニン色素が多い Spitz 母斑の一亜型と考えて記載する．臨床像は，軽度に扁平隆起する，境界鮮明で均一な色調の漆黒色結節であり，触れると硬い感触がある．形状はギザギザしていることも多く，色の濃さ，輪郭の形状から悪性を疑われる場合が少なくない 図4a ．ダーモスコピーで，放射状の細かい突起（radial streaks）が病変全周を取り囲む所見が特徴である 図4a ．病変全体がほぼ均一な色調を呈することが多い．組織学的には，定型的な Spitz 母斑に加え，メラノサイトの細胞質内にメラニンを多量に含有している 図4b, c ．

desmoplastic Spitz nevus

Spitz 母斑の特殊型で，真皮の線維が増生するために臨床的に硬く触れるのが特徴で，線維化のためにメラニン色素が隠蔽されて色調も淡いので，線維性腫瘍と間違われやすい 図5a ．隆起性病変のことも皮内硬結のこともある．ダーモスコピーでも，メラノサイト系病変を示唆する所見に乏しく，わずかに茶褐色の点状構造（globules）しか認められない 図5b ．組織学的には間質に膠原線維が高度に増生し，その間に上皮様ないし紡錘形を呈するメラノサイトが疎に分布する 図5c, d ．膠原線維の硝子化が強いと，"hyalinizing Spitz nevus" と呼ばれる．この亜型は陳旧性あるいは消褪しつつある Spitz 母斑の可能性がある．

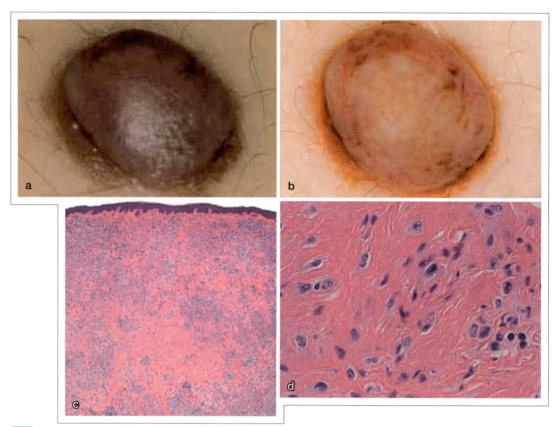

図5 desmoplastic Spitz nevus
a：なだらかに隆起するラグビーボール様の結節で，色調は紅褐色，表面は平滑である．結節の周囲は，細い帯状の褐色局面によって襟巻状に取り囲まれている．摘んでみると弾力性のない硬さである．
b：ダーモスコピーでは結節表面にはわずかな色素斑と血管拡張がみられるのみで，周辺の褐色部には所々で dots/globules が散在している．
c：表皮の増生と真皮内病変が逆三角形に増殖する構築（ここでは示さず）は，Spitz 母斑に相当する．
d：間質に厚い膠原線維が増生し，大型のメラノサイトが孤立性ないし小集簇性に疎に分布する．

悪性黒色腫（Spitzoid melanoma）との鑑別診断　表1　図6

　Spitz 母斑の鑑別疾患は，悪性黒色腫に絞られる．組織学的に Spitz 母斑に類似する悪性黒色腫は，Spitzoid melanoma，malignant Spitz nevus，metastasizing Spitz nevus，minimal deviation melanoma などと呼ばれる．鑑別において最も重要なのは弱拡大での構築像で，Spitz 母斑は左右対称性で側方断端が明瞭に境界されていること，表皮が rete ridge の延長を伴い肥厚していること，個々のメラノサイトも胞巣も縦長に増殖していること，真皮内病変の下床断端はむしろ個細胞がバラバラと浸潤様に増殖し境界が不明瞭であることなどが重要である．逆に表皮の肥厚がない，潰瘍を形成する，皮下脂肪織までの進展などがあれば，悪性黒色腫が強く疑われる．強拡大の所見で重要なのは，むしろ大型の細胞，多核細胞，明瞭な核小体，多数の ascent，多形性が乏しく成熟傾向がない（あれば Spitz 母斑といえる）ことで，強拡大で2個までの核分裂像（≤ 2/HPF）が表皮内や真皮内病変の浅層でみられるなどは Spitz 母斑の特徴であり，悪性の指標とはならない．
　免疫組織化学的に Spitzoid melanoma では，正常メラノサイト，すべての母斑

表1 Spitz 母斑と悪性黒色腫の鑑別点

	Spitz 母斑	悪性黒色腫
大きさ	6mm 未満 （大きくても 10mm 以下）	6mm 以上 （しばしば 10mm 以上）
輪郭	左右対称性	左右非対称性
側方断端	境界明瞭	境界不明瞭
病巣の最深部	孤立性・浸潤様 左右非対象性	圧排性〜胞巣で終わる
真皮内の浸潤形態	逆三角形	不規則
潰瘍形成	なし	あり
表皮の過形成	あり	なし〜軽度
胞巣：大きさ	ほぼ均一	不均一
：形	ほぼ均一	不均一
：向き	縦長（個々の細胞も）	無秩序
：周囲との境界	明瞭	不明瞭
：裂隙形成	しばしば	なし
：融合傾向	少ない	あり
孤立性細胞	少ない（縦長）	多い
ascent	あり	多い
Paget 様進展	少ない	あることが多い
Kamino 小体	多い	なし〜少ない
核異型	乏しい〜あり	乏しい〜顕著
細胞の多形性	乏しい	乏しい〜顕著
核分裂像	あり（ただし，≦2個/ HPF，表皮内と真皮浅層）	多い（真皮内病変の深部に もあり）
異型核分裂像	なし	あり
真皮内の胞巣の輪郭	明瞭	不明瞭
細胞の成熟傾向	あり〜不明瞭	不明瞭
皮下脂肪織への浸潤	なし	あり
p53	〜2% 程度	≧10%
MIB1	〜2% 程度	≧10%

細胞母斑および悪性黒色腫において，びまん性に陽性像を示す Melan A/MART-1 の染色性が弱いことが多く，悪性黒色腫を疑うよい指標となる．p53 は Spitz 母斑ではほぼ陰性で，悪性黒色腫では 2% 以上でしばしば 10% 以上の過剰発現を示す．MIB1（Ki-67）は p53 ほどの特異性はないものの，Spitz 母斑では 2〜5% 程度，悪性黒色腫では 30% 程度と，桁が違う．

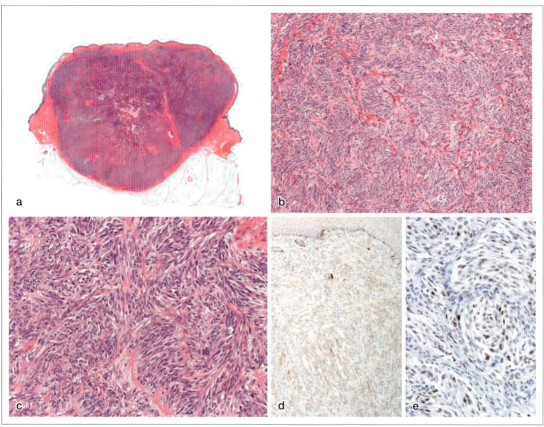

図6 Spitz 母斑に類似する悪性黒色腫（Spitzoid melanoma）
10代，男児．20mm 大の大腿部病変（a）で，境界が明瞭で胞巣形成傾向があるため（b），一見 Spitz 母斑と間違えそうになる．しかし表皮の肥厚がなく，皮下脂肪織まで進展し，かつ圧排性の増殖を示す点で，悪性黒色腫を疑うべきである．Spitzoid melanoma では，メラニンが乏しい（amelanotic）ことが多い．"上皮様" というには，N/C 比が高すぎること，胞巣形成傾向が弱く，花むしろ状に似た構造を示すこと（c）などの所見は，悪性黒色腫を示唆する．MART-1/Melan A で，表皮の正常メラノサイトに比較して染色性が弱い場合は悪性黒色腫が疑われる（d）．p53 がメラノサイトの核に，パラパラとでも過剰発現していれば，悪性黒色腫と診断される（e）．

鑑別診断　図7　表2

　組織学的に悪性黒色腫との鑑別が難しく，生物学的予後が予見できない病態は "atypical Spitz nevus" と呼ばれる．atypical Spitz nevus は定型的な Spitz 母斑に加え，図7 に示す構築に関する基準10項目，増殖に関する基準3項目，細胞像に関する基準6項目のうち，1項目でも該当すれば診断される．転移する危険率を5項目の指標を基にスコア化し，0〜2 を low risk，3〜4 を intermediate risk，5〜11 を high risk とすると 表2，それぞれ遠隔転移の確率は 7%，50%，78% となる．悪性黒色腫と診断するためには，さらに p53 の過剰発現を考慮し，最も高い陽性率を示す部位で 2% を超えるようであれば疑い，10% 以上であれば高い確率で悪性黒色腫と診断される．

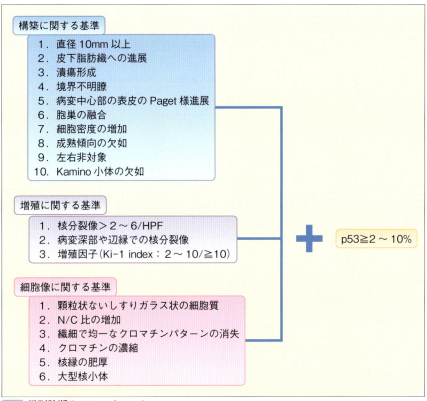

図7 鑑別診断のフローチャート
19項目のうち，1つでも基準を満たせば，"atypical Spitz nevus"の範疇に入る．複数の項目が該当し，かつp53の過剰発現があれば，悪性黒色腫と診断される．

表2 atypical Spitz nevus の組織学的基準

	指標	スコア
年齢（歳）	1〜10	0
	11〜17	1
直径（mm）	0〜10	0
	>10	1
皮下脂肪織への進展	なし	0
	あり	2
潰瘍	なし	0
	あり	2
核分裂像（HPF）	0〜5	0
	6〜8	2
	≧9	5

0〜2：low risk, 3〜4：intermediate risk, 5〜11：high risk

（Barnhill RL. The Spitzoid lesion：rethinking Spitz tumors, atypical variants, 'Spitzoid melanoma' and risk assessment. Mod Pathol 2006；19：S21-33.）

（泉　美貴，大原國章）

症例4 verrucous carcinoma とその鑑別

40代，男性

■ 現病歴

20年前より左足底の第1趾基部に胼胝様の病変が存在していた．2～3年前より，病変部からしばしば出血や排膿がみられるようになり，また中心部には小潰瘍を伴うようになってきた．数か月前より病変は徐々に隆起してきたため，紹介受診となった．

初診時，左第1趾基部に径45×25mm，表面が一部肉芽様を伴う，角化性ないしは疣状の隆起性病変を認めた 図1．

病理所見

角質は不全角化を伴う過角化を呈している．表皮は上方では乳頭状に増殖し，下方では真皮深層まで表皮突起の延長を伴う，表皮肥厚を認める 図2a．増殖している細胞はよく分化した有棘細胞であり，細胞や核に異型性や多形性はほとんどなく，配列の乱れもない 図2b．核分裂像もほとんどみられず，基底層は保たれている．

鑑別診断

臨床像より，まず扁平上皮癌（squamous cell carcinoma：SCC）との鑑別が重要であり 表1，とりわけ高分化型の扁平上皮癌との鑑別が問題となる．高分化型扁平上皮癌では癌真珠を伴う有棘細胞の真皮深層へ増殖を認めるが，増殖している細胞は異型性や配列の乱れを示し，また核分裂像もみられる 図3．

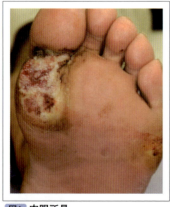

図1 肉眼所見
左足底の疣状・角化性隆起病変

表1 扁平上皮癌との鑑別

	verrucous carcinoma	扁平上皮癌
臨床像	外方増殖性 疣状～カリフラワー状病変	角化状～疣状 潰瘍病変
好発部位	口腔，外陰部，足底	日光露出部
病理所見	上方では強い角化を伴う乳頭状増殖 下方ではブルトーザーでならしたように増殖，細胞の多型性・異型性は乏しい	下方への腫瘍細胞の不規則な増殖 癌真珠あり 細胞の多型性・異型性あり，核分裂像あり
予後	転移まれ	しばしば転移あり

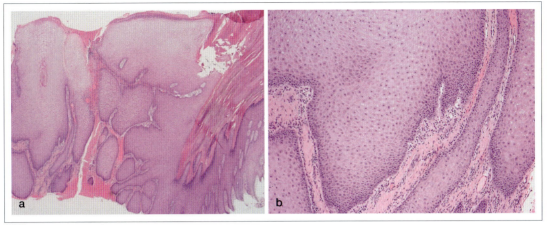

図2 verrucous carcinoma
a：真皮深層まで表皮突起の延長を伴う表皮肥厚がみられる．
b：増殖している細胞に異型性や配列の乱れはほとんどない．

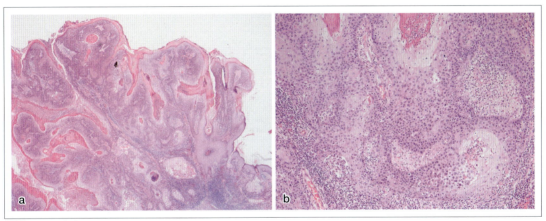

図3 扁平上皮癌
a：真皮内に角化傾向の強い有棘細胞が増殖している．
b：増殖している細胞は異型性や配列の乱れを示し，核分裂像もみられる．

胼胝腫（callus）やウイルス性疣贅（viral wart）との鑑別も必要である．胼胝腫では過角化や表皮肥厚，疣贅では過角化と乳頭状の表皮肥厚を認めるが，いずれも真皮深層まで表皮突起の延長を伴うような表皮肥厚をきたすことはない．また疣贅では表皮顆粒層付近に空胞細胞がみられる．

本症例では表皮細胞は真皮深層まで増殖を認めるが，細胞の異型性や配列の乱れなどはなく，verrucous carcinoma（VC）と診断した．

verrucous carcinoma の鑑別

VC は口腔内にみられる高分化型の扁平上皮癌の一亜型として，1948 年に Ackerman により提唱された疾患名である．

VC はとりわけ口腔，外陰部，足底に好発するが，それぞれ oral florid papillomatosis, Buschke-Lowenstein tumor, epithelioma cuniculatum などの名称で呼ば

表2 verrucous carcinoma の部位と名称

部位	名称
口腔	oral florid papillomatosis
外陰部	Buschke-Lowenstein tumor
足底	epithelioma cuniculatum
その他	cutaneosu verrucous carcinoma

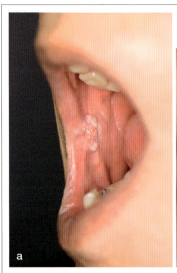
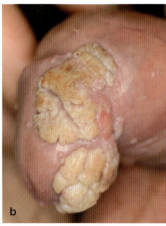
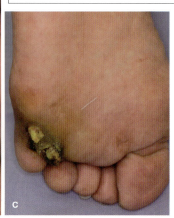

図4 部位別 verrucous carcinoma
a：oral florid papillomatosis
b：Buschke-Lowenstein tumor
c：epithelioma cuniculatum

れてきた経緯がある 表2．現在 VC はこれらを包括した名称として使われている．

　臨床的には外方性に増大するカリフラワー状あるいは疣状の腫瘤で，扁平上皮癌を疑わせるが，発育は比較的緩徐であり，病理組織学的には高分化の有棘細胞の増殖を特徴とする．深部まで浸潤する傾向があるが，転移はまれである．

　口腔 VC（oral florid papillomatosis）は口唇～頬粘膜にみられることが多いが，歯肉，舌，口腔底，咽頭などにも発生する．広基性～扁平隆起性，白色～紅色調の，軟らかな疣状～カリフラワー状の乳頭腫様病変を呈する 図4a．

　外陰部 VC（Buschke-Lowenstein tumor）は男性では包茎患者の亀頭や包皮に 図4b，女性では外陰部にみられる．まれに，腟，膀胱，肛囲などにも発生する．外方増殖型のカリフラワー状の腫瘍である．

　足底 VC（epithelioma cuniculatum）は足底，足趾，趾間，踵にみられる 図4c．最初は一見，足底疣贅や胼胝に似た臨床像を示すが，徐々に疣状～カリフラワー状となり，しばしば過角化，潰瘍，瘻孔を伴う．

　VC の病理組織像は分化度の高い有棘細胞の増殖からなる．通常，不全角化を伴う顕著な過角化を認め，表皮は乳頭腫様に増殖し，下方では表皮突起の著明な延長を伴い，真皮深層まで浸潤するが，bulldozing な進展を示す．しかしながら，増

殖している細胞では，細胞や核の異型性・多形性は乏しく，配列の乱れも少ない．

　VC の発症因子としては，ヒト乳頭腫ウイルス（human papilloma virus：HPV）が指摘され，元々存在していた疣贅上に発症した症例も少なくない．VC の病変部からは HPV6，11，16 などがしばしば検出されているが，VC と HPV の関係はなお不明である．

　慢性炎症はしばしば VC の発生母地となりうる．先行病変として，口腔 VC では白板症，扁平苔癬（lichen planus），慢性の口腔カンジダ症（oral candidiasis），義歯，パイプなどによる慢性刺激，外陰部 VC では硬化性萎縮性苔癬（lichen sclerosus et atrophicus），足底 VC では難治性潰瘍や鶏眼（clavus）・胼胝（callus）などが挙げられる．局所要因だけではなく，免疫不全などの全身性疾患も発症に関与するとされる．

　最も鑑別すべき疾患は扁平上皮癌であるが，外陰部では尖圭コンジローマ（condyloma acuminatum），足底では疣贅，胼胝腫，その他の部位ではケラトアカントーマなどを鑑別する必要がある．診断は病理組織による．全体像が大切であり，生検検査では十分な大きさと深さのある切片が必要である．

治療，予後

　治療は，外科的切除が基本である．整容的に難しい場合，凍結療法や放射線療法，また局所・全身的化学療法などが試されることもある．

　予後は十分な切除により一般的に良好であるが，再発がみられる症例もあるため，経過観察が必要である．

（寺木祐一）

症例 5 atypical fibroxanthoma とその鑑別
70代，男性

■現病歴

近距離被爆後の急性原爆症，喉頭癌の既往あり．

半年間の経過で増大した上肢の腫瘤を主訴に受診した．初診時，左上腕の外側にドーム状に隆起する 20×19mm 大の紅色腫瘤があり，軽度の落屑を伴っていた 図1 ．下床との癒着はなかった．臨床的には隆起性皮膚線維肉腫 (dermatofibrosarcoma protuberans：DFSP)，Merkel 細胞癌 (Merkel cell carcinoma)，皮膚付属器腫瘍などを疑われ切除された．

病理所見

表皮直下～真皮内で増殖する腫瘍性病変である．ドーム状に外方向性に隆起し，辺縁にはわずかに表皮の collarette を伴う．表皮は一部菲薄化し，ごく限局性にびらんを生じていた．内方向性にも腫瘍は増殖するが，脂肪織内への浸潤はなく，境界は比較的明瞭である 図2a ．腫瘍内に壊死はなかった．表皮直下より異型細胞は存在したが，表皮との明らかな連続性はなかった 図2b ．腫瘍は一部で疎な束状配列をみるほか，特定の配列を示さず増殖する多角形の細胞で構成されていた 図2c ．多核巨細胞や大型で奇怪な核をもつ異型細胞も散在していた．核分裂像も多く認められた 図2d ．また，本症例では間質の myxoid な変化を伴っており，alcian blue 染色で粘液の沈着が確認された．

免疫組織化学的には CK34βE12，AE1/AE3，EMA，CAM5.2，S-100 蛋白，CD31，CD34，SMA，desmin は陰性，p63，CD68 はごく一部の細胞のみ陽性，CD10，CD99 が陽性だった 図3 ．

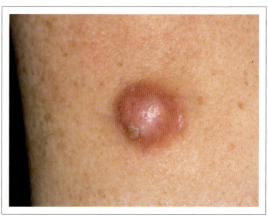

図1 左上腕に生じた紅色腫瘤

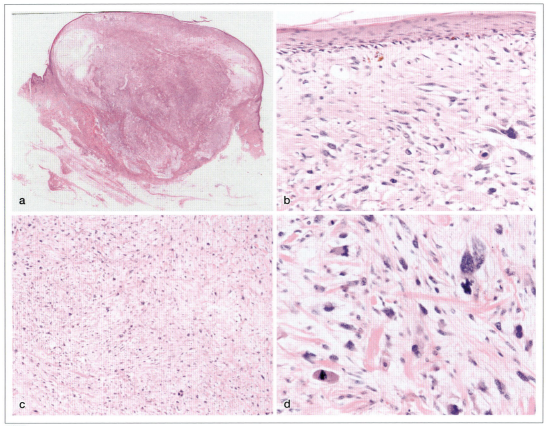

図2 組織学的所見
a：真皮に結節状態に増殖する腫瘍　　b：表皮との連続性はない.
c：疎な束状配列を示す.　　d：奇怪な核をもつ細胞や，多核巨細胞.核分裂像も散見される.

鑑別診断

atypical fibroxanthoma は高齢者露光部皮膚に生じる腫瘍である．白人男性に多く，紫外線が誘因といわれる．臨床的には，比較的急速に発育するドーム状腫瘍で，しばしば潰瘍化する．

病理組織学的には異型の強い紡錘形細胞，類上皮様細胞，奇怪な核をもつ巨細胞や多核細胞が増殖する．表皮はしばしば潰瘍化し，腫瘍辺縁には collarette を伴う．spindle cell variant, clear cell change, granular cell change, ヘモジデリン沈着による pigmented variant, with osteoclast-like giant cells, myxoid change, chondroid formation, osteoid formation など多数の亜型が知られており，さまざまな病理組織像を呈することから鑑別は多岐にわたる．また，疾患に特異的な免疫組織化学的マーカーはなく診断は除外診断となるため，しばしば診断は非常に困難である．

主な鑑別疾患は，悪性黒色腫（malignant melanoma），扁平上皮癌（squamous cell carcinoma：SCC），血管肉腫（angiosarcoma），平滑筋肉腫（leiomyosarcoma），undifferentiated pleomorphic sarcoma などである 図4．本症例のように myxoid な間質を有する際は myxofibrosarcoma なども否定する必要がある．

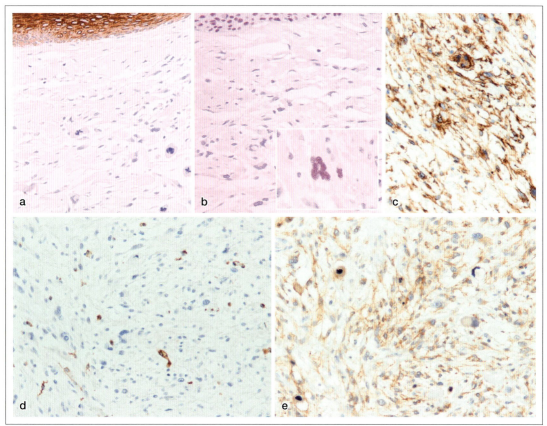

図3 免疫組織学的所見
a：CK34βE12　　b：p63（挿入図：陽性細胞）　　c：CD10　　d：CD68　　e：CD99

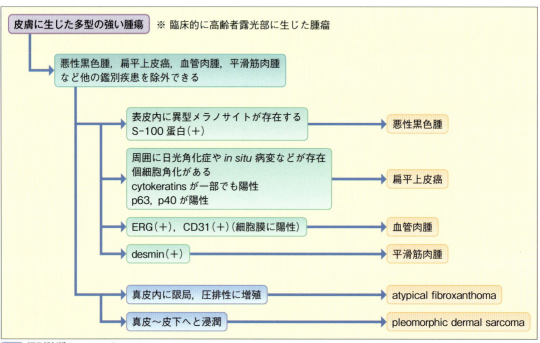

図4 鑑別診断のフローチャート

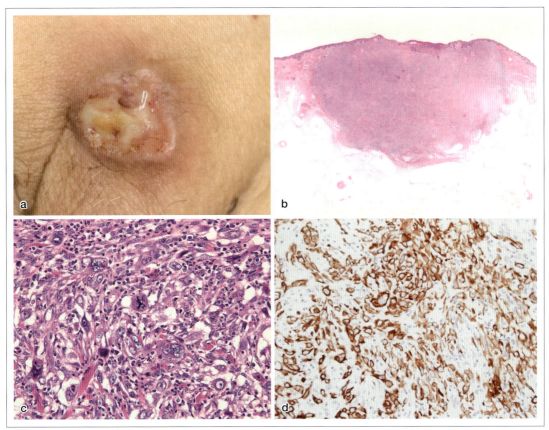

図5 未分化な扁平上皮癌
a：臨床像．恥丘部に生じた潰瘍を伴う腫瘍性病変
b：真皮より皮下脂肪織へと圧排性に増殖する．
c：明らかな角化傾向はなく，大型で奇怪な核を有する細胞や多核細胞が増殖する．
d：AE1/AE3 免疫染色では一部陽性である．
(b, c：木下麻衣子ほか．6 恥骨部腫瘍の1例．日本皮膚病理組織学会会誌 2006；22：22-5.)

　鑑別の際に最も苦慮するのは扁平上皮癌および皮膚に生じた undifferentiated pleomorphic sarcoma であろう．

　未分化な扁平上皮癌，あるいは spindle cell variant の扁平上皮癌は臨床的，病理組織学的に atypical fibroxanthoma と類似する 図5．atypical fibroxanthoma と上皮との関連性を示唆する報告も散見され，両者が同一スペクトラム上の疾患なのか異なる疾患であるのか，明確な結論はでていない．現在は，atypical fibroxanthoma はサイトケラチンは陰性でなければならない，と定義する病理学者が多い．しかし未分化な扁平上皮癌でもサイトケラチンの染色性が失われることがある．この際，鑑別には AE1/AE3 よりも CK34βE12 や CK5/6 など高分子サイトケラチンがより有用とされる．加えて p63 や，p63 のアイソフォームである p40 の陽性所見も扁平上皮癌を支持する結果となるが，p63 は atypical fibroxanthoma でも部分的に陽性となることがある．

　真皮を主座として生じた undifferentiated pleomorphic sarcoma は，以前は atypical fibroxanthoma も併せて浅在型の悪性線維性組織球腫（malignant fibrous histiocytoma：MFH）と呼ばれた．しかし，atypical fibroxanthoma の予

表1 atypical fibroxanthoma と pleomorphic dermal sarcoma の鑑別

	atypical fibroxanthoma	pleomorphic dermal sarcoma
臨床像	高齢者男性の露光部（頭部）	
	＜2cm まで	＜6〜7cm まで
病理組織像	真皮に限局，圧排性の増殖 壊死巣（−） リンパ管・脈管侵襲像（−） 神経周囲への浸潤像（−）	皮下脂肪織〜以深に浸潤性に増殖 50％で壊死巣（＋） リンパ管・脈管侵襲像（＋）のことあり 神経周囲への浸潤像（＋）のことあり
病理組織学的亜型	spindle cell clear cell pigmented granular cell change with osteoclast-like giant cells myxoid change with keloidal change in the collagen	spindle cell myxoid desmoplastic stromal change pseudoangiosarcomatous keloidal stromal change with osteoclast-like giant cell
免疫組織化学的所見	陰性：S-100 蛋白，cytokeratins, desmin, CD34 陽性になることあり：SMA, EMA, CD31（細胞質に陽性），p63, HMB45 しばしば陽性：CD10, CD99, CD68	陰性：S-100 蛋白，CD34, desmin, cytokeratins, ERG 陽性になることあり：SMA, CD31, EMA, Melan A, FLI1 しばしば陽性：CD10, CD68
予後	良好．まれに局所再発	low-grade malignant potential 局所再発，転移．まれに死亡例の報告がある

後は良好であることから，近年は皮膚に生じた undifferentiated pleomorphic sarcoma に対しては "pleomorfic dermal sarcoma" や，"undifferentiated pleomorphic sarcoma of skin" などの呼称が提唱されている．pleomorphic dermal sarcoma も臨床像は atypical fibroxanthoma と同様で，典型的には高齢男性露光部に生じる．病理組織学的にも高度な異型を有する紡錘形，多角形，類上皮様の細胞が真皮より皮下脂肪織，さらに深部へと浸潤性に増殖する．多彩な亜型を有する点も同様である．特異的な免疫組織学的マーカーはない **表1**．現状では除外診断として atypical fibroxanthoma あるいは pleomoprhic dermal sarcoma の診断となった際に，さらに明らかな深部への浸潤傾向を有する，など atypical fibroxanthoma の定義を満たさないものを pleomorphic dermal sarcoma と診断することとなる．

　atypical fibroxanthoma は臨床的に 2cm 大まで，病理組織学的にも深部皮下脂肪織へと浸潤することはなく圧排性の増殖形態を示し，また腫瘍内壊死，脈管侵襲像，神経周囲浸潤像はない．これらの所見に合致していることから本症例を atypical fibroxanthoma と診断した．

（田中麻衣子）

木村病，好酸球性血管リンパ球増殖症（類上皮血管腫）の鑑別

症例1　木村病（40代，女性）

■現病歴

16年前に右頬部に腫瘤が出現し，摘出術を施行された．2年前，1年前にも左頬部に腫瘤が出現し，それぞれ摘出されている．今回，左頬部，左耳下腺部，頸部，両側腋窩，背部，右前腕後面に，搔痒感を伴う無痛性腫瘤が出現し，頸部皮下腫瘤から生検が施行された．末梢血好酸球数は7.9%と増加し，血清IgE値は340 IU/mLと上昇していた．

病理所見　図1

皮下組織を主座とする病変で，好酸球・リンパ球・形質細胞・肥満細胞浸潤と，明瞭な胚中心を有するリンパ濾胞の過形成が認められる．好酸球浸潤の強い領域では，好酸球性膿瘍（eosinophilic microabscess）やリンパ濾胞の破壊像（eosinophilic folliculolysis）を認める．濾胞間には間質の線維化や，毛細血管・高内皮細静脈（high endothelial venule）の増殖を伴う．

木村病の概略

木村病（Kimura's disease）は，1937年に"eosinophilic hyperplastic lymphogranuloma"として中国で初めて報告された疾患で，好酸球増多と軟部組織の腫脹を特徴とする慢性炎症性疾患である．木村病という名称は，1948年に同一の病態を報告した東京慈恵会医科大学の木村哲二氏にちなむ．

木村病は，日本や中国をはじめとするアジア人に多く，性差は3〜10：1と男性優位である．臨床的には，頭頸部領域の軟部組織や唾液腺の無痛性腫瘤を主徴とし，周囲のリンパ節腫脹を伴うことが多い．逆にリンパ節腫脹のみで腫瘤がみられない症例も約10%存在する．縦隔，上下肢，腸管や骨での発生例も報告されている．合併症としては気管支喘息，アレルギー性鼻炎，蕁麻疹，アトピー性皮膚炎のほか，約20%の症例で腎病変が報告されている．腎病変の組織型は膜性腎症などさまざまであるが，約半数がネフローゼ症候群をきたす．

病因はいまだ不明である．何らかのアレルギー性疾患であると考える研究者が多く，その背景にHHV-8などのウイルス感染や，節足動物などの寄生虫感染を推定する者もいる．その病態にはCD4陽性Th2細胞の産生するIL-4, 5, 13が大きく関わっていると推測されており，IL-4, 13がB細胞に作用しIgE産生を誘導，また

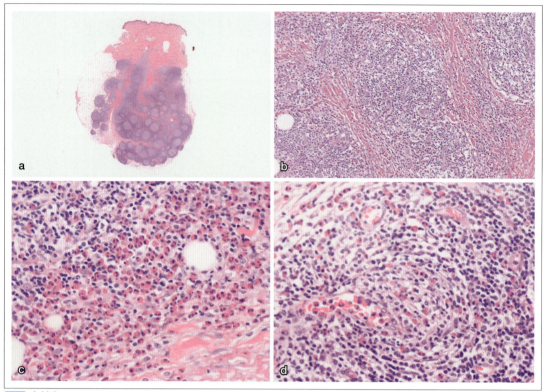

図1 木村病
a：病変は皮下組織を主座とし，胚中心の明瞭な多数のリンパ濾胞形成と間質の線維化を示す．
b：多数の好酸球浸潤とともに，間質の線維化，血管増生を認める．血管内皮の腫大は軽度である．
c：好酸球性膿瘍（eosinophilic microabscess）を認める．
d：胚中心への好酸球浸潤とリンパ濾胞の破壊像（eosinophilic folliculolysis）を認める．

IL-5やGM-CSFなどが好酸球に作用し，好酸球の浸潤やその寿命延長を誘導すると考えられている．

確立された治療法はない．放射線療法や免疫抑制剤などが試みられているが，本症例のように時間的・空間的に再発傾向が強く，報告によって異なるが，再発率は22%から60〜80%まで及ぶ．悪性化の報告はない．

症例2　好酸球性血管リンパ球増殖症（50代，男性）

■現病歴

左耳介に発生した掻痒を伴う紅色多結節性腫瘤に対し生検が施行された．

病理所見　図2

病変の主座は真皮に存在し，血管の増殖と炎症細胞浸潤を特徴とする．増殖血管の内皮細胞は腫大し，上皮様ないし組織球様形態を呈し，細胞質内空胞や管腔内への突出像が観察される．浸潤細胞はリンパ球主体で，好酸球，形質細胞や肥満細胞

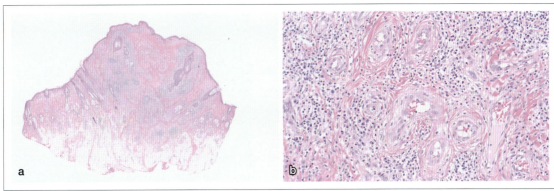

図2 好酸球性血管リンパ球増殖症
a：真皮内に炎症細胞浸潤を認める．リンパ濾胞も認められるが，木村病の症例に比較し少数である．
b：多数の血管増殖を認め，背景には好酸球を含む炎症細胞浸潤を伴う．血管内皮は腫大し，細胞質内空胞や内腔への突出が認められる．
（a：京都医療センター病理診断科：寺島　剛先生提供）

がさまざまな割合で混在している．リンパ濾胞は目立たない．この症例では認められないが，病変深部にはしばしば動静脈奇形を伴う．

ALHE の概略

　好酸球性血管リンパ球増殖症（angiolymphoid hyperplasia with eosinophilia：ALHE）は，1969 年に Wells らによって報告されたまれな疾患である．木村病が欧米においてまれであったこともあり，木村病と同一疾患であると考えられた時期もあったが，その臨床像が明らかになるにつれ，現在では両者を独立した疾患とする考えが大勢である．近年，ALHE から末梢 T 細胞性リンパ腫に移行したとする報告が散見され，一部の T 細胞性リンパ腫は初期に類似組織像をとりうると推測される．

　臨床的には，単発ないし多発する皮膚紅色結節を特徴とする．結節は頭頸部（87.1%），特に耳介（36.3%）に好発する．掻痒や出血，疼痛を伴うことがある．木村病とは異なり，明らかな人種差，性差はない．

　治療は切除が主体であるが，確立されたものはない．近年はイミキモド投与や少量シクロスポリン A 療法により寛解が得られたとする報告を散見する．再発率は 40% に及び，切除後再発までの期間は平均 4.2 年である．若年発症，長期にわたる罹病期間，多発・両側性病変，掻痒，疼痛，出血といった症状の存在が再発のリスクとなる．

木村病と ALHE の鑑別

　両疾患の臨床・病理組織学的特徴を 表1 にまとめた．以下に主な鑑別点について記す．
1. 臨床像：木村病では，ほぼ全例（98%）で好酸球増多，血清 IgE 上昇を認める

表1 木村病と ALHE の臨床的・病理組織学的特徴

		木村病	ALHE
臨床的特徴	性別	男性に多い	明らかな性差はない
	年齢	若年（10〜30歳代）	若年〜中年（平均37.6歳）
	人種	東洋人に多い	明らかな人種差はない
	皮膚病変	皮下結節、局所の腫脹	紅色結節
	皮膚病変の好発部位	頭頸部	頭頸部，特に耳介周囲
	大きさ	2〜10cm	0.5〜3cm
	ほかの症状	リンパ節腫脹（20%）	掻痒（36.8%），疼痛（20.2%），出血（25.3%）
	好酸球増多	ほぼ全例（98%）	20%程度
	血清 IgE 上昇	ほぼ全例	まれ
	合併症	気管支喘息，アレルギー性鼻炎，アトピー性皮膚炎，腎病変など	まれ
病理組織学的所見	病変の局在	皮下組織，筋組織	真皮主体
	血管増生	軽度	高度
	血管内皮	平坦〜軽度腫大	histiocytoid/epithelioid
	好酸球浸潤	高度，好酸球膿瘍や胚中心への浸潤を伴う	さまざま
	リンパ濾胞	常に認められる	認められることもある
	線維化	どの病期でも認められる	目立たない
	胚中心の IgE 陽性像	網目状に陽性	陰性

が，ALHE でも好酸球増多は 20% 程度に認められる.

2. 病変の主座：木村病は皮下組織を主座とし，唾液腺，リンパ節に及ぶのに対し，ALHE は基本的に真皮内病変であり，皮下組織に進展することは少ない.

3. 血管増殖：腫大した内皮を有する血管の増殖はいずれの疾患にもみられるが，ALHE のほうが増殖の程度も，内皮細胞の腫大や細胞質の空胞化も目立つことが多い.

4. 好酸球浸潤：好酸球浸潤の多寡は決定的な鑑別点ではないが，好酸球膿瘍や胚中心への好酸球浸潤は木村病で認められることが多い.

5. リンパ濾胞，間質の線維化：木村病ではリンパ濾胞形成が目立ち，濾胞間には線維化がみられる. ALHE ではいずれも目立たないことが多い. 胚中心における IgE 免疫染色態度の評価も一助となる.

以上の点に留意し検討することで両者の鑑別は可能と考えられるが，炎症や血管増殖の程度は症例や時期によって異なり，鑑別が難しいことがある. また，少数ながら ALHE と木村病の合併例の報告もあるため注意が必要である.

（寺本祐記，桜井孝規）

症例7 紡錘形細胞脂肪腫（粘液型）とその鑑別
70代，男性

■現病歴

18年前に右肩の無痛性腫瘤を自覚した．放置していたが，徐々に増大してきたため腫瘍の全摘術を受けた．腫瘍は皮下組織内に存在し，境界明瞭で薄い被膜に覆われていた．

病理所見

皮下組織内の境界明瞭な結節性病変である 図1 ．大きさは11×9×4cm．割面は全体に分葉状粘稠性で淡黄色部と灰白色ゼリー様半透明部が不規則に分布する．腫瘍の基部が一部筋膜と癒接していた．

腫瘍はきわめて薄い粗造な結合組織性被膜で覆われ，腫瘍内には，いわゆる「間質」と成熟脂肪細胞巣が斑状に分布する．間質には豊富な粘液沈着を背景に紡錘形細胞の粗な増殖，さまざまな太さの膠原線維束の錯綜（太い好酸性膠原線維束はropey collagenと称される），肥満細胞浸潤が認められる 図2a ．小型血管壁に硝子化がみられることがあるが顕著ではない．紡錘形細胞の胞体はきわめて細長い．しかし細胞核は短紡錘形の単核で核異型を示さず，病巣全体にわたってほぼ均質な核が分布する．本症例には多核巨細胞，核分裂像は認められなかった 図2b ．alcian blue染色によって間質の粘液は強く青染される 図2c ．免疫組織化学的に，紡錘形細胞はCD34陽性 図2d ，desmin，α-SMA，S-100蛋白，MDM2，CDK4陰性である．retinoblastoma蛋白（Rb）は血管内皮細胞核が陽性であるが，紡錘形細胞の核は陰性であった 図2e ．以上から，紡錘形細胞脂肪腫（粘液型）（spindle cell lipoma, myxoid variant）と診断した．

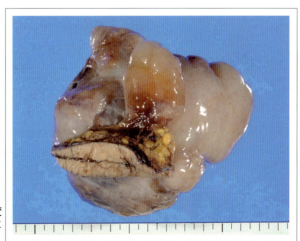

図1 皮下組織の境界明瞭な結節性病変
灰白色半透明なゼラチン様で部分的に淡黄色である．

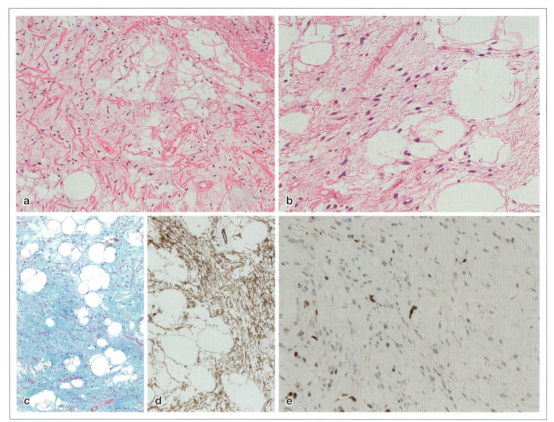

図2 紡錘形細胞脂肪腫
a：弱拡大．成熟脂肪細胞，豊富な粘液基質，太い好酸性膠原線維束（ropey collagen）を認める．
b：強拡大．紡錘形細胞の胞体は狭いが両極性に細く長い．核は"ずんぐり"した短紡錘形である．核異型を示さない．
c：PAS-alcian blue 二重染色．alcian blue に強く青染する粘液基質（酸性ムコ多糖）が豊富なので，ミキソイドと称される．
d：CD34 免疫染色．紡錘形細胞はびまん性に陽性を示す．
e：Rb 免疫染色．Rb は血管内皮細胞の核が陽性だが，紡錘形細胞の核は陰性である．

鑑別診断 表1 図3

　乳腺型筋線維芽細胞腫（mammary-type myofibroblastoma）は細胞異型を示さない CD34 陽性紡錘形細胞の増生とともに ropey collagen，脂肪細胞が認められるなど紡錘形細胞脂肪腫と酷似するが，紡錘形細胞は desmin 陽性である 図4．

　末梢神経性腫瘍（神経線維腫，神経鞘腫など）は紡錘形細胞脂肪腫の紡錘形細胞の核がまれに柵状配列を示すことがあるので神経線維腫や神経鞘腫などの鑑別が必要な場合がある．紡錘形細胞のバックル様うねりを示す細長い核は時として紛らわしいが，末梢神経性腫瘍は S-100 蛋白陽性である．

　富細胞性血管線維腫（cellular angiofibroma）は硝子化を伴う厚い血管壁の比較的太い血管が多数認められる．発生部位は外陰部や鼠径部が多い．

　粘液性脂肪肉腫（myxoid liposarcoma）は粘液が豊富な間質にクモの巣状の毛細血管網が形成され，円形細胞/脂肪芽細胞の増殖を示す．

　異型脂肪腫様腫瘍/高分化型脂肪肉腫（atypical lipomatous tumor/well differentiated liposarcoma）はたとえ少なくとも核異型を示す「間質細胞」の存在をと

表1 紡錘形細胞脂肪腫，異型紡錘形細胞脂肪腫様腫瘍／高分化型紡錘形細胞脂肪肉腫，異型脂肪腫様腫瘍／高分化型脂肪肉腫の鑑別

	紡錘形細胞脂肪腫	異型紡錘形細胞脂肪腫様腫瘍／高分化型紡錘形細胞脂肪肉腫	異型脂肪腫様腫瘍／高分化型脂肪肉腫
好発年齢	中年～老年	30代～老年	30代～老年
性差（男：女）	9：1	3：2	3：1
好発部位	皮下・真皮＞深軟部 後頸部・頭部・肩・背部＞四肢・体幹	皮下＞深軟部 四肢，頭頸部，肢帯	深軟部＞皮下 四肢・後腹膜＞精索／鼠径部
腫瘍の境界	明瞭	しばしば不明瞭，被膜不完全，浸潤性のことあり	通常明瞭（深軟部ではまれに浸潤性）
脂肪細胞	量はさまざま．細胞サイズ一定．核異型なし．	量はさまざま．細胞サイズ大小不整．異型核散在，単腔～多腔性脂肪芽細胞	量は種々，細胞サイズ大小不整．異型核散在，単腔～多腔性脂肪芽細胞
組織学的所見	紡錘形細胞／花弁状多核細胞：紡錘形細胞核異型（－），細胞密度（低～高）	紡錘形細胞：細胞核軽度異型（+），細胞密度（低～高）	紡錘形細胞：細胞核異型（+），細胞密度（低～中）．
間質／基質	膠原線維性～ミキソイド，ロープ様膠原線維（+）	膠原線維性～ミキソイド，ロープ様膠原線維（－）	膠原線維性，ロープ様膠原線維（－）
細胞核分裂像	まれ（ほとんどない）	まれ（平均1/50HPF未満）	少ない（4/10HPF以下）
免疫染色	CD34（+），S-100（－），Rb（－），MDM2（－），CDK4（－），p16（－）	CD34（60%例+），S-100（40%例+），desmin（20%例+），Rb（57%例－），MDM2/CDK4共発現（－），p16（－）	MDM2（+），CDK4（+），Rb（+，正常），p16（+）
遺伝子異常（FISH）	*MDM2*遺伝子（増幅なし）*RB1*遺伝子（欠失）	*MDM2*遺伝子（増幅なし）*RB1*遺伝子（欠失）	ring/giant chromosome（+），*MDM2*遺伝子（増幅あり），*RB1*遺伝子（保持）
生物学的態度	良性	不完全摘出で再発する．脱分化あり得る．転移例報告なし．	不完全摘出で再発する．脱分化あり得る．脱分化すれば転移あり得る．

らえることが重要である．異型脂肪芽細胞も認められるが，脂肪芽細胞の出現は診断上の必須要件ではない．MDM2, CDK4陽性である．

異型紡錘形細胞脂肪腫様腫瘍/高分化紡錘形細胞脂肪肉腫（atypical spindle cell lipomatous tumor/well-differentiated spindle cell liposarcoma）は分類上の帰属について議論があったが，従来の異型脂肪腫様腫瘍／高分化型脂肪肉腫とは異なる細胞遺伝学的特徴を有する新規の亜型とする見解が現在の趨勢である．紡錘形細胞は多少なりとも核異型を伴い，*Rb-1*遺伝子の欠失を示す．免疫染色では半数余の症例がRb陰性（核内発現陰性）である．FISHなどの遺伝子検索で*MDM2/CDK4*遺伝子（12q13-15）の増幅を認めない．免疫染色ではMDM2とCDK4の共発現を示さない．

隆起性皮膚線維肉腫（dermatofibrosarcoma protuberans：DFSP）は青壮年期

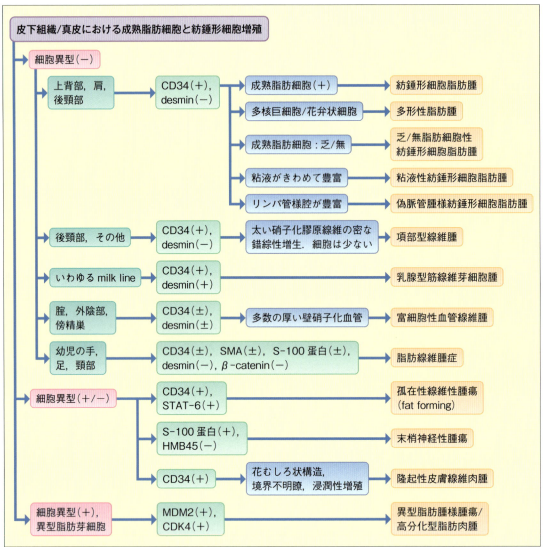

図3 鑑別診断のフローチャート

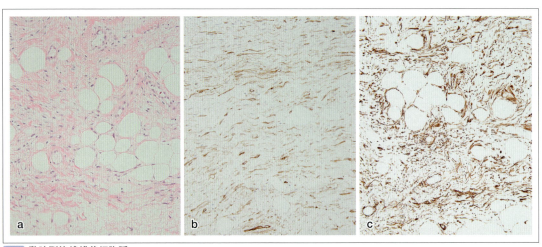

図4 乳腺型筋線維芽細胞腫
HE染色では紡錘形細胞脂肪腫と酷似する（a）．紡錘形細胞はCD34免疫染色（b），desmin免疫染色（c）にて陽性となる．

に好発，真皮から発生し，多くの場合，皮下脂肪組織内への浸潤が認められる．
CD34陽性の紡錘形細胞が花むしろ状，車軸状増殖を示す．

孤在性線維性腫瘍（solitary fibrous tumor）は短紡錘形ないし類円形の腫瘍細胞が特定の配列傾向を示すことなく（patternless pattern）増殖する．成熟脂肪細胞を伴うこともある．しばしば太い膠原線維束を伴う．血管周皮腫様血管腔の形成も認められる．腫瘍細胞はCD34陽性とともにSTAT-6が細胞核に発現することが重要である．

紡錘形細胞脂肪腫の概説と組織亜型の鑑別

紡錘形細胞脂肪腫は多く（80%程度）が上背部，肩，後頸部の皮下組織に発生する境界明瞭な良性腫瘍で，中高齢の男性に好発する（男女比≒9：1）．真皮発生例は女性がやや多い．

孤発性と多発性があり，多くの例で染色体13q14の欠失などの異常がある（細胞核におけるRbの免疫組織化学的陰性化がこれを間接的に示す） 図2e ．

紡錘形細胞の配列は不規則のことも束状に走行することもあり，細胞密度ともどもさまざまである．病理組織学的診断には紡錘形細胞の顕微鏡所見〔①細胞異型を示さない．②核はずんぐりした（stubby）短紡錘形ないし卵円形，③「穏和でこれといった特徴あるいは異様感を抱かせない（bland）」といった印象を与える．④核縁は滑らかで核膜の肥厚はなく，核網（クロマチン）は繊細．⑤核小体は目立たない．⑥核分裂像をほとんど認めない．⑦細胞質は狭いが両極性に細く長い．〕が役立つ．

四肢や筋膜下など好発部位以外に発生する紡錘形細胞脂肪腫は従来，高分化型脂肪肉腫と診断されることがあったが，近年，発生部位が好発部位以外の多くの組織や骨格筋層にも発生することが認識されるようになってきた．しかし異型脂肪腫様腫瘍/高分化型脂肪肉腫（あるいは高分化型紡錘形細胞脂肪肉腫）との慎重な鑑別が必要であることに変わりはない．

多核巨細胞が出現する場合は多形性脂肪腫と称される 図5a, b ．紡錘形細胞/多形性脂肪腫（spindle cell type/pleomorphic lipoma）と一括りに呼称されることが多い．多核巨細胞の核は花弁様の配列を示すことが多いので花弁様巨細胞（floret-like multinucleate cell）と呼ばれる 図5b ．CD34陽性である．なお，多核巨細胞は必ずしも明瞭な花弁様を示すとは限らないので，多形型脂肪肉腫と誤診しないことが肝要である．

特に真皮に発生する紡錘形細胞/多形性脂肪腫の多くは境界不明瞭で浸潤性であり 図5c ，加えて脂肪芽細胞が存在することもあるので，多核巨細胞を過剰評価しないように留意すべきである．

いわゆる「間質」の量や，膠原線維と粘液の量的関係は症例によってさまざまである．組織学的亜型として，①成熟脂肪細胞が豊富で紡錘形細胞が少ない亜型，②粘液がきわめて豊富で膠原線維が少ない亜型，③成熟脂肪細胞がきわめて少なく（あるいは全く含まれず），ほとんど「間質」成分からなる亜型（low-fat, fat-poorあるいはfat-freeと形容される．cellular variantと呼ばれることもある） 図5d ，

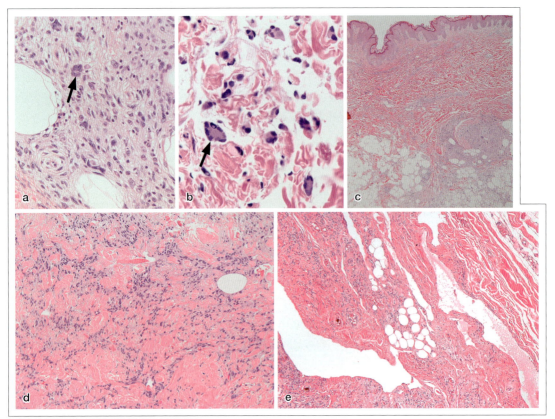

図5 紡錘形細胞/多形性脂肪腫の組織亜型
a, b：多形性脂肪腫．多核巨細胞（花弁様巨細胞）（➡）が認められる（b：強拡大像）．
c：紡錘形細胞脂肪腫．真皮に発生し，境界不明瞭である．
d：low-fat variant．成熟脂肪細胞がきわめて乏しい（図中に1個認められる）．膠原線維がきわめて優勢である．
e：偽脈管腫様亜型．腫瘍内に種々の形・大きさの脈管腫様腔・裂隙が頻繁に分布している．

④リンパ管様の間隙が迷路様に形成され偽脈管腫様（pseudoangiomatous）と称されるまれな亜型（pseudoangiomatous spindle cell lipoma）図5e，などが知られている．紡錘形細胞の形状は同じである．

なお，顔面の症例は皮下組織内に主病巣が存在しながら境界が浸潤性のことが多く，さらに筋膜下浸潤，骨格筋層浸潤を示すこともあるので悪性と過剰診断しないよう注意が必要である．

（多田豊曠，福嶋麻由，土田　孝）

参考文献

1章　病理診断の流れとポイント

- 真鍋俊明. 外科病理診断学 病理組織診断のつけ方・考え方. 京都：金芳堂；1998.
- Elder DE, et al., eds. Lever's Histopathology of the Skin, 11th ed. Philadelphia：Wolters Kluwer；2014.
- Patterson JW. Weedon's Skin Pathology, 4th ed. London：Elsevier；2015.
- LeBoit PE, et al., eds. World Health Organization Classification of Tumours of Pathology & Genetics of Skin Tumours. Lyon：IARC Press；2006.

2章　診断のための基本知識

ダーモスコピー

- 斎田俊明ほか編. カラーアトラス Dermoscopy. 第2版. 東京：金原出版；2005. p.1-251.
- Argenziano G, et al. Dermoscopy of pigmented skin lesions：results of a consensus meeting via the internet. J Am Acad Dermatol 2003；48：679-93.
- Saida T, et al. Significance of dermoscopic patterns in detecting malignant melanoma on acral volar skin：results of a multicenter study in Japan. Arch Dermatol 2004；140：1233-8.

皮膚科療域の画像診断

- 大畑恵之. 知っておきたい検査とその読み方. 皮膚科の臨床 2006；48：1453-68.
- Ogata D, et al. Accuracy of real-time ultrasound elastography in the differential diagnosis of lymph nodes in cutaneous malignant melanoma（CMM）：a pilot study. Int J Clin Oncol 2014；19：716-21.
- 吉川周佐. 悪性黒色腫 悪性黒色腫の検査・診断 画像診断 CT, MRI, US. 日本臨床 2013；71（増4）：274-7.

皮膚悪性腫瘍の治療

- 土田哲也ほか. 皮膚悪性腫瘍診療ガイドライン第2版. 日皮会誌 2015；125：5-75.
- National Comprehensive Cancer Network. version 3. 2016. p.23.
- DeFazio JL, et al. Variation in the depth of exsion of melanoma：a survey of US physicians. Arch Dermatol 2010；146：995-9.
- Brodland DG, Zitelli JA. Surgaical marigins for exsion of primary cutaneous squamous cell carcinoma. J Am Acad Dermatol 1992；27：241-8.
- Garcia-Zuazaga J, Olbricht SM. Cutaneous squamous cell carcinoma. Adv Dermatol 2008；24：33-57.
- Rowe DE, et al. Prognostic factors for local recurrence, metastasis, and survival rates in squamous cell carcinoma of the skin, ear, and lip. Implications for treatment modality selection. J Am Acad Dermatol 1992；26：976-90.
- 緒方　大ほか. 皮膚原発有棘細胞癌に対するセンチネルリンパ節生検の意義について. 日皮会誌 2013；123：3101-7.

3章　皮膚腫瘍の概要と鑑別診断

表皮系腫瘍　良性病変

- Weedon D. Tumors of the epidermis. In：Weedon D, editor. Weedon's Skin Pathology. 3rd ed. London：Churchill Livingstone Elsevier, 2010. p.668-708.

表皮系腫瘍　前癌症および悪性病変

- Tumors of the surface epithelium. In：Calonje JE, Brenn T, editors. McKee's Pathology of the Skin. Edinburgh：Elsevier/Saunders；2012. p.1106-15.

- Kirkham N, Aljefri K. Tumors and cysts of the epidermis. In：Elder DE, editor. Lever's Histopathology of the Skin. Philadelphia：Lippincott Williams & Wilkins；2014. p.987-96.
- Patterson JW. Epithelial dysplasias. In：Patterson JW. Weedon's Skin Pathology. 4th ed. London：Churchill Livingstone-Elsevier；2015. p.796-804.
- Kao GF, et al. Keratinocytic tumors. In：LeBoit PE, et al, editors. Pathology and Genetics of Skin Tumours (IARC WHO Classification of Tumours). Lyon：IARC Press；2005. p.26-44.
- Cassarino DS. Premalignant and malignant epidermal tumors. In：Cassarino DS. Diagnostic Pathology：Neoplastic Dermatopathology. Philadelphia：Lippincott Williams & Wilkins；2012：p.1-2, 34-65.
- Premalignant and malignant epidermal tumors. In：Patterson JW, Wick MR. Nonmelanocytic Tumors of the Skin (AFIP Atlas of Tumor Pathology：Series 4). Washington, DC：Armed Forces Institute of Pathology；1991. p.27-43.
- Tumors of the penis. In：Epstein JI. Tumors of the Prostate Gland, Seminal Vesicles, Penis, and Scrotum (AFIP Atlas of Tumor Pathology：Series 4). Washington, DC：Armed Forces Institute of Pathology；2011. p.427-39.
- 木村俊次．前癌症および偽癌．植木宏明ほか編．皮膚科専門医テキスト．改訂第2版．東京：南江堂；2002．p.637-47.
- 新井栄一．表皮系腫瘍．病理と臨床 2014；32：350-4.
- 倉園普子，木村鉄宣．ケラトアカントーマ．病理と臨床 2003；21：1344-50.

表皮系腫瘍 悪性病変

- LeBoit PE, et al. World Health Organization Classification of Tumours, Pathology and Genetics, Skin Tumours. Lyon：IARC press；2006. p.9-47, 121-63.
- Ackerman AB, Gottlieb GJ. Fibroepithelial tumor of pinkus is trichoblastic (Basal-cell) carcinoma. Am J Dermatopathol 2005；27：155-9.
- Sellheyer K, Krahl D. Basal cell (trichoblastic) carcinoma common expression pattern for epithelial cell adhesion molecule links basal cell carcinoma to early follicular embryogenesis, secondary hair germ, and outer root sheath of the vellus hair follicle：A clue to the adnexal nature of basal cell carcinoma? J Am Acad Dermatol 2008；58：158-67.
- de Zwaan SE, Haass NK. Genetics of basal cell carcinoma. Australas J Dermatol 2010；51：81-92.
- Gailani MR, et al. The role of the human homologue of Drosophila patched in sporadic basal cell carcinomas. Nat Genet 1996；14：78-81.
- Carucci JA, et al. Basal cell carcinoma. In：Goldsmith LA, et al. eds. Fitzpatrick's Dermatology in General Medicine. 8th ed. New York：McGraw-Hill；2012. p.1294-303.
- 石原和之．基底細胞癌．全国アンケートの集計と説明．Skin cancer 1994；9：80-3.
- 竹之内辰也．基底細胞癌．斎田俊明ほか編．皮膚科サブスペシャリティーシリーズ．1冊でわかる皮膚がん．東京：文光堂；2011. p.123-34.
- Sexton M, et al. Histologic pattern analysis of basal cell carcinoma. Study of a series of 1039 consecutive neoplasms. J Am Acad Dermatol 1990；23：1118-26.
- 塩見達志．基底細胞癌．深山正久ほか編．病理と臨床（臨時増刊号）．病理診断クイックリファレンス．東京：文光堂；2015. p.294.
- Michal M, et al. Cutaneous Adnexal Tumors. Philadelphia：Wolters Kluwer Health/Lippincott Williams and Wilkins；2012. p.177-200.
- 土田哲也ほか．皮膚悪性腫瘍診療ガイドライン第2版．日皮会誌 2015；125：5-75.
- 福田芳郎ほか．現代病理学大系 19 巻 C, 皮膚および付属器Ⅲ．東京：中山書店；1992.
- Al-Ghamdi A, et al. Vulvar squamous cell carcinoma in young women：a clinicopathologic study of 21 cases. Gynecol Oncol 2002；84：94-101.
- Mckee PH. Pathology of the skin with Clinical Correlations, 2nd ed. London：Mosby；1996.
- Elder D, et al. Lever's Histopathology of the skin, 8th ed. Philadelphia：Lippincot-Raven；1997.
- Ratushny V, et al. From keratinocyte to cancer：the pathogenesis and modeling of cutane-

ous squamous cell carcinoma. J Clin Invest 2012；122：464-72.
- Cassarino DS, et al. Cutaneous squamous cell carcinoma：a comprehensive clinicopathologic classification. Part 1. J Cutan Pathol 2006；33：191-206.
- 福本大輔ほか. 皮膚原発浸潤性有棘細胞癌（Primary Cuatneous Invasive Squamous cell carcinoma）の臨床病理学的検討：臨床病理学的新分類と予後の関係. 日皮会誌 2011；121：2247-55.
- Wick MR, et al. Diagnostic Immunohistochemistry（Dabbs, DJ ed.）, 3rd ed. Philadelphia：Churchill Livingstone, Elsevier；2010.
- Weedon D. Skin pathology, 3rd ed. London：Churchill Livingstone；2009.
- Barnhill RL. Textbook of Dermatopathology. 2nd ed. New York：McGraw-Hill；2004.
- 塩見達志. 皮膚病理診断に有用な組織模様. 皮膚科臨床アセット 9 エキスパートに学ぶ皮膚病理診断学. 東京：中山書店；2012. p.63-8.
- Weedon D. Skin pathology, 3rd ed. London：Churchill Livingstone；2009.
- Furukawa N, et al. Immunohistochemical Study of Epithelioma Cuniculatum－How to differentiate it from verrucous skin lesions on the feet in diabetic neuropathy. Nishinippon J Dermatol 2000；62：503-7.

付属器系腫瘍　毛包系腫瘍

- Ackerman AB, et al. Neoplasms With Follicular Differentiation. New York：Ardor Scribendi；2001.
- Kazakov DV, et al. Cutaneous Adnexal Tumors. Philadelphia：Walter Kluwer Health/Lippincott Williams & Wilkins；2012.

付属器系腫瘍　脂腺系腫瘍

- Lever WF, Schaumburg-Lever G. Tumors with sebaceous differentiation. In：Histopathology of the Skin, 7th ed. Philadelphia：J. B. Lippincott；1990. p.594-9.
- Lever WF, Schaumburg-Lever G. Carcinoma of sebaceous glands. In：Histopathology of the Skin, 7th ed. Philadelphia：J. B. Lippincott；1990. p.634-5.
- Patterson JW. Sebaceous tumors. In：Weedon's Skin Pathology, 4th ed. Edinburgh：Churchill Livingstone；2016. p.923-32.
- Troy JL, Ackerman AB. Sebaceoma. A distinctive benign neoplasm of adnexal epithelium differentiating toward sebaceous cells. Am J Dermatopathol 1984；6：7-13.
- Steffen C. Neoplasms with sebaceous differentiation. In：Farmer ER, Hood AF, eds. Pathology of the Skin, 2nd ed., New York：McGraw-Hill；2000. p.1035-58.
- Alsaad KO, et al. Skin adnexal neoplasms. part 1：an approach to tumours of the pilosebaceous unit. J Clin Pathol 2007：60：129-44.

付属器系腫瘍　汗腺系腫瘍

- LeBoit PE, et al., eds. WHO Pathology and Genetics Skin Tumours. Lyon：International Agency for Research on Cancer：2006.
- Patterson MD., ed. Weedon's Skin Pathology 4th ed. Amsterdam；Elsevier：2015.
- Thomas B, Phillip MK. Tumors of the sweat gland. In：McKee's Pathology of the skin with clinical correlations 4th ed. Phillip MK, et al. eds. Saunders an imprint of Elsevier Limited；2012. p.1508-68.
- Andrew Kanik, et al. Normal skin. In：Histology for Pathologists. Mills SE, ed. Philadelphia：Lippincott Williams & Wilkins；2012. p.4-5, 13-15, 24.
- Dmitry VK, et al., eds. Cutaneous adnexal tumors. Philadelphia：Lippincott Williams & Wilkins；2012. p.138-9.
- Cardoso JC, Calonje E. Malignant sweat gland tumours：an update. Histopathology 2015：67：589-606.
- Goto K. Imunohistochemistry for CD117（KIT）is effective in distinguishing cutaneous ad-

nexal tumors with apocrine/eccrine or sebaceous differentiation from other epithelial tumors of the skin. J Cutan Pathol 2015；42：480-8.
・Nishida H, et al. KIT（CD117）Expression in benign and malignant Sweat Gland Tumors. Am J Dermatopathol 2015；37：898-905.
・Ivan D, et al. Use of p63 expression in distinguishing primary and metastatic cutaneous adnexal neoplasma from metastatic adenocarcinoma to skin. J Cutan Pathol 2007；34：474-80.

間葉系腫瘍　線維性・線維組織球性腫瘍

・LeBoit PE, et al., eds. Pathology and Genetics of Skin Tumours（IARC/WHO Classification of Tumours）. Lyon：IARC press；2006.
・Fletcher CDM, et al., eds. WHO Classification of Tumours of Soft Tissue and Bone（WHO Classification of Tumours）. 4th ed. Lyon：IARC Press；2013.
・Costigan DC, Doyle LA. Advances in the clinicopathological and molecular classification of cutaneous mesenchymal neoplasms. Histopathology 2016；68：776-95.
・Cassarino D, et al. Fibrous and "fibrohistiocytic" tissue tumors. In：Cassarino D, editor. Diagnostic Pathology：neoplastic dermatopathology. Salt Lake City：Amirsys, Inc；2012. p.2-104.
・Brenn T, Hornick J. Cutaneous mesenchymal tumors. In：Hornick J, editor. Practical soft tissue pathology：a diagnostic approach. Philadelphia：Saunders；2013. p.385-436.
・Nonaka D, Bishop PW. Sarcoma-like tumor of head and neck skin. Am J Surg Pathol 2014；38：956-65.

間葉系腫瘍　脂肪性・筋性腫瘍

・LeBoit PE, et al., eds. Pathology and Genetics of Skin Tumours. WHO Classification of Tumours. Lyon：IARC Press；2006.
・Fletcher CDM, et al., eds. WHO Classification of Tumours of Soft Tissue and Bone. 4th ed. Lyon：IARC Press；2013.
・Kubota F, et al. Desmin-positivity in spindle cells：under-recognized immunophenotype of lipoblastoma. Pathol Int 2013；63：353-7.
・Rydholm A, Berg NO. Size, site and clinical incidence of lipoma. Factors in the differential diagnosis of lipoma and sarcoma. Acta Orthop Scand 1983；54：929-34.
・Matsuyama A, et al. Angioleiomyoma：a clinicopathologic and immunohistochemical reappraisal with special reference to the correlation with myopericytoma. Hum Pathol 2007；38：645-51.
・Panagopoulos I, et al. The recurrent chromosomal translocation t（12；18）（q14〜15；q12〜21）causes the fusion gene HMGA2-SETBP1 and HMGA2 expression in lipoma and osteochondrolipoma. Int J Oncol 2015；47：884-90.
・Chen BJ, et al. Loss of retinoblastoma protein expression in spindle cell/pleomorphic lipomas and cytogenetically related tumors：an immunohistochemical study with diagnostic implications. Am J Surg Pathol 2012；36：1119-28.
・Doyle LA, et al. Nuclear expression of STAT6 distinguishes solitary fibrous tumor from histologic mimics. Mod Pathol 2014；27：390-5.
・Thway K, et al. Diagnostic utility of p16, CDK4, and MDM2 as an immunohistochemical panel in distinguishing well-differentiated and dedifferentiated liposarcomas from other adipocytic tumors. Am J Surg Pathol 2012；36：462-9.
・Williams NP, Shue AC. Rhabdomyomatous mesenchymal hamartoma：clinical overview and report of a case with spontaneous regression. West Indian Med J 2009；58：607-9.

間葉系腫瘍　血管性腫瘍

・Sangueza OP, et al. Vascular tumours. and Lymphatic tumours. In：LeBoit PE, et al. eds. Pathology and Genetics of Skin Tumours（IARC/WHO Classification of Tumours）. Lyon：

IARC Press；2006. p.233-49.
- JE Calonje, et al. Vascular tumours. In：Fletcher CDM, et al. eds. WHO Classification of Tumours of Soft Tissue and Bone（World Health Organization Classification of Tumours）. 4th ed. Lyon：IARC Press；2013. p.136-58.
- Folpe AL, et al. Pericytic tumours. In：Fletcher CDM, et al. eds. WHO Classification of Tumours of Soft Tissue and Bone（World Health Organization Classification of Tumours）. 4th ed. Lyon：IARC Press；2013. p.115-20.
- Chapter 21-25. In：Weiss SW. Goldblum JR. eds. Soft Tissue Tumors, 5th ed. Amsterdam：Elsevier；2008. p.639-765.
- Sangüeza OP, Requena L. Pathology of Vascular Skin Lesions. New York：Humana Press；2003.
- Stockman DL. Diagnostic Pathology Vascular. Philadelphia：Elsevier；2016.
- 福本隆也．周皮細胞性腫瘍，血管およびリンパ管性腫瘍および腫瘍類似病変．木村鉄宣，廣瀬隆則編．皮膚軟部腫瘍アトラス．東京：秀潤社；2009. p.147-99.
- Requena L, Kutzner H. Vascular Tumors. In：Cutaneous Soft Tissue Tumors. Philadelpia：Wolters Kluwer；2015.
- 福永真治ほか．血管内皮腫，血管肉腫．小田義直編．癌診療指針のための病理診断プラクティス 骨・軟部腫瘍．東京：中山書店；2013. p.280-95.
- 今山修平ほか．脈管系．玉置邦彦編．最新皮膚科学大系 13．神経系腫瘍 間葉型腫瘍．東京：中山書店；2002. p.132-209.
- 平成 26-28 年度厚生労働科学研究費補助金難治性疾患等政策研究事業（難治性疾患政策研究事業）「難治性血管腫・血管奇形・リンパ管腫・リンパ管腫症および関連疾患についての調査研究」班．血管腫・血管奇形・リンパ管奇形診療ガイドライン 2017（第 2 版）．
ISSVA classification for vascular anomalies. http：//www.issva.org/

間葉系腫瘍　神経系，軟骨・骨形成性腫瘍

- Antonescu CR, et al. Tumors of the Peripheral Nervous System. In：AFIP Atlas of Tumor Pathology, 4th series, fascicle 19. Silver Spring：ARP Press；2013.
- Michal M, et al. Dendritic cell neurofibroma with pseudorosettes：a report of 18 cases of a distinct and hitherto unrecognized neurofibroma variant. Am J Surg Pathol 2001；25：587-94.
- Casadei GP, et al. Cellular schwannoma. A clinicopathologic, DNA flow cytometric, and proliferation marker study of 70 patients. Cancer 1995；75：1109-19.
- Fetsch JF, et al. Nerve sheath myxoma：a clinicopathologic and immunohistochemical analysis of 57 morphologically distinctive, S-100 protein- and GFAP-positive, myxoid peripheral nerve sheath tumors with a predilection for the extremities and a high local recurrence rate. Am J Surg Pathol 2005；29：1615-24.
- Busam KJ, et al. Atypical or worrisome features in cellular neurothekeoma：a study of 10 cases. Am J Surg Pathol 1998；22：1067-72.
- Giannini C, et al. Soft-tissue perineurioma. Evidence for an abnormality of chromosome 22, criteria for diagnosis, and review of the literature. Am J Surg Pathol 1997；21：164-73.
- Hornick JL, et al. Hybrid schwannoma/perineurioma：clinicopathologic analysis of 42 distinctive benign nerve sheath tumors. Am J Surg Pathol 2009；33：1554-61.
- Prieto-Granada CN, et al. Loss of H3K27me3 Expression is a Highly Sensitive Marker for Sporadic and Radiation-induced MPNST. Am J Surg Pathol 2016；40：479-89.
- Jo VY, Fletcher CD. Epithelioid malignant peripheral nerve sheath tumor：clinicopathologic analysis of 63 cases. Am J Surg Pathol 2015；39：673-82.
- Feng H, et al. Clonal integration of a polyomavirus in human Merkel cell carcinoma. Science 2008；319：1096-100.

リンパ・組織球・造血系腫瘍　偽リンパ腫

- Cerroni L. Skin Lymphoma：The Illustrated Guide. 4th ed. Hoboken：Wiley-Blackwell；

2014.

・Patterson JW. Weedon's Skin Pathology. 4th ed. London：Churchill Livingstone；2016.

リンパ・組織球・造血系腫瘍　皮膚 B 細胞性悪性リンパ腫

・Willemze R, et al. EORTC classification for primary cutaneous lymphomas：a proposal from the Cutaneous Lymphoma Study Group of the European Organization for Research and Treatment of Cancer. Blood. 1997 90：354-71.

・Willemze R, et al. WHO-EORTC classification for cutaneous lymphomas. Blood 2005；105：3768-85.

・Swerdlow SH, et al., eds：WHO Classification of Tumours of Haematopoietic and Lymphoid Tissues. Lyon：IARC；2008.

・Swerdlow SH, et al. Cutaneous B-cell lymphoproliferative disorders：report of 2011 Society for Hematopathology/European Association for Haematopathology workshop. Am J Clin Pathol 2013：515-35.

・Morgan EA, Murphy GF. Cutaneous lymphomas and leukemias. In：Elder DE, ed, Lever's Histopathology of the Skin. Piladelphia：Wolters Kluwer；2015, p.1116-202.

リンパ・組織球・造血系腫瘍　原発性皮膚 T 細胞性悪性リンパ腫

・Swerdlow SH, et al., eds. WHO Classification of Tumours of Haematopoietic and Lymphoid Tissues. 4th ed. Lyon：IARC Press；2008.

・Morgan EA, Murphy GF. Cutaneous lymphomas and Leukemias. In：Elder DE, editor. Lever's Histopathology of the Skin. Philadelphia：Wolters Kluwer；2014, p.1116-202.

・Kempf W, et al. Cutaneous lymphomas：an update. Part 1：T-cell and natural killer/T-cell lymphomas and related conditions. Am J Dermatopathol 2014；36：105-23.

・Pimpinelli N, et al. Defining early mycosis fungoides. J Am Acad Dermatol 2005；53：1053-63.

・Vandergriff T, et al. Defining early mycosis fungoides：validation of a diagnostic algorithm proposed by the International Society for Cutaneous Lymphomas. J Cutan Pathol 2015；42：318-28.

・Olsen E, et al. Revisions to the staging and classification of mycosis fungoides and Sézary syndrome：a proposal of the International Society for Cutaneous Lymphomas (ISCL) and the cutaneous lymphoma task force of the European Organization of Research and Treatment of Cancer (EORTC). Blood 2007；110：1713-22.

・日本皮膚科学会，日本皮膚悪性腫瘍学会．科学的根拠に基づく皮膚悪性腫瘍診療ガイドライン第 2 版．東京：金原出版；2015.

リンパ・組織球・造血系腫瘍　non-lymphoid 病変

・Swerdlow SH, et al., eds. WHO classification of Tumours of Haematopoietic and Lymphoid Tissues. Lyon：IARC；2008.

・Takahashi E, Nakamura S. Histiocytic sarcoma：an updated literature review based on the 2008 WHO classification. J Clin Exp Hematop 2013；53：1-8.

・Swerdlow SH, et al. The 2016 revision of the World Health Organization classification of lymphoid neoplasms. Blood 2016；127：2375-90.

・Go H, et al. Frequent detection of BRAF (V600E) mutations in histiocytic and dendritic cell neoplasms. Histopathology 2014；65：261-72.

・Emile JF, et al. Revised classification of histiocytoses and neoplasms of the macrophage-dendritic cell lineages. Blood 2016；127：2672-81.

・Selmi C, et al. Multicentric reticulohistiocytosis：a critical review. Curr Rheumatol Rep 2015；17：511.

・Shadel BN, et al. Cutaneous and systemic plasmacytosis in an Asian male born in the North American continent：a controversial entity potentially related to multicentric Castleman disease. J Cutan Pathol 2010；37：697-702.

転移性腫瘍

- Hussein MR. Skin metastasis：a pathologist's perspective. J Cutan Pathol 2010；37：e1-20.
- Wang WL, et al. Sarcoma metastases to the skin：a clinicopathologic study of 65 patients. Cancer 2012；118：2900-4.
- Johnson WC. Metastatic carcinoma of the skin. In：Elder DE, editor. Lever's Histopathology of the Skin. Philadelphia：Wolters Kluwer；2015, p.1417-28.
- Patterson JW. Cutaneous metastases. In：Weedon's Skin Pathology. London：Elsevier；2016. p.1118-28.
- Mahalingam M, et al. The diagnostic utility of immunohistochemistry in distinguishing primary skin adnexal carcinomas from metastatic adenocarcinoma to skin：an immunohistochemical reappraisal using cytokeratin 15, nestin, p63, D2-40, and calretinin. Mod Pathol 2010；23：713-9.
- Lee JJ, et al. p40 exhibits better specificity than p63 in distinguishing primary skin adnexal carcinomas from cutaneous metastases. Hum Pathol 2014；45：1078-83.

5章　症例の実際

症例1　汗孔癌の鑑別

- 山元　修ほか．汗孔癌の病理組織学的診断の落とし穴．古江増隆ほか編．エキスパートに学ぶ皮膚病理診断学．東京：中山書店；2012. p. 416-9.
- 高山良子ほか．Porocarcinoma と病理学的に鑑別が問題となった皮膚原発性上皮性悪性腫瘍の5症例．西日皮膚 2010；72：467-72.
- Ansai S, et al. Immunohistochemical Differenatiation of Extra-Ocular Sebaceous Carcinoma from Other Skin Cancers. J Dermatol 2004；31：1182-6.
- 岡島加代子ほか．Bowen 病の附属器上皮内進展に関する病理組織学的検討．日皮会誌 2005；115：2389-93.
- 安齋眞一ほか．日光角化症の附属器上皮内進展に関する病理組織学的検討．日皮会誌 2007；117：1737-43.
- Goto K, et al. CD117（KIT）is a useful immunohistochemical marker for differentiating porocarcinoma from squamous cell carcinoma. J Cutan Pathol 2016；43：219-26.
- Abenoza P, Ackerman AB. Porocarcinomas. In：Neoplasms with eccrine differentiation. Philadelphia：Lea & Febiger；1990. p.415-31.
- 伊東慶悟ほか．Poroid cell neoplasms 421 例の臨床病理学的検討 第4報：病理組織学的随伴所見．日皮会誌 2009；119：173-82.

症例2　keratoacanthomatous lesion の鑑別

- Takai T, et al. Natural course of keratoacanthoma and related lesions after partial biopsy：clinical analysis of 66 lesions. J Dermatol 2015；42：353-62.
- Misago N, et al. Infundibular（follicular）and infundibulocystic squamous cell carcinoma：a clinicopathological and immunohistochemical study. Am J Dermatopathol 2011；33：687-94.
- Misago N, et al. Crater/ulcerated form of infundibular squamous cell carcinoma：A possible distinct entity as a malignant（or high-grade）counterpart to keratoacanthoma. J Dermatol 2015；42：667-73.
- Ogita A, et al. Histopathological diagnosis of epithelial crateriform tumors：Keratoacanthoma and other epithelial crateriform tumors. J Dermatol 2016；43：1321-31.

症例3　Spitz 母斑の鑑別

- Spitz S. Melanoma of childhood. Am J Pathol 1948；24：591-609.
- Barnhill RL. The Spitzoid lesion：rethinking Spitz tumors, atypical variants, 'Spitzoid mel-

anoma' and risk assessment. Mod Pathol 2006 ; 19 ; S21-33.
・Kamino H. Spitzoid melanoma. Clin Dermatol 2009 ; 27 ; 545-55.
・泉 美貴. Spitz 母斑. みき先生の皮膚病理診断 ABC ③メラノサイト系病変. 東京：学研メディカル秀潤社；2009. p.42-56.

症例 4　verrucous carcinoma とその鑑別

・Schwartz RA. Verrucous carcinoma of the skin and mucosa. J Am Acad Dermatol 1995 ; 32 ; 1-21.

症例 5　atypical fibroxanthoma とその鑑別

・Calonje E, et al. atypical fibroxanthoma. In ; Fletcher CDM, editors. WHO Classification of Tumours of Soft Tissue and Bone（World Health Organization Classification of Tumours). 4th ed. Lyon ; IARC Press ; 2013 ; 202-3.
・Luzar B, Calonje E. Morphological and immunohistochemical characteristics of atypical fibroxanthoma with a special emphasis on potential diagnostic pitfalls ; a review. J Cutan Pathol 2010 ; 37 ; 301-9.
・McCalmont TH. Correction and clarification regarding AFX and pleomorphic dermal sarcoma. J Cutan Pathol 2012 ; 39 ; 8.
・Brenn T. Pleomorphic dermal neoplasms ; a review. Adv Anat Pathol 2014 ; 21 ; 108-30.
・Miller K, et al. Pleomorphic dermal sarcoma ; adverse histologic features predict aggressive behavior and allow distinction from atypical fibroxanthoma. Am J Surg Pathol 2012 ; 36 ; 1317-26.
・Henderson SA, et al. p40 is more specific than p63 for the distinction of atypical fibroxanthoma from other cutaneous spindle cell malignancies. Am J Surg Pathol 2014 ; 38 ; 1102-10.
・Mirza B, Weedon D. Atypical fibroxanthoma ; a clinicopathological study of 89 cases. Australas J Dermatol 2005 ; 46 ; 235-8.
・Beer TW, et al. Atypical fibroxanthoma ; a histological and immunohistochemical review of 171 cases. Am J Dermatopathol 2010 ; 32 ; 533-40.
・López L, Vélez R. Atypical Fibroxanthoma. Arch Pathol Lab Med 2016 ; 140 ; 376-9.
・Patton A, et al. Myxoid atypical fibroxanthoma ; a previously undescribed variant. J Cutan Pathol 2009 ; 36 ; 1177-84.

症例 6　木村病，好酸球性血管リンパ球増殖症（類上皮血管腫）の鑑別

・Kuo TT, et al. Kimura's disease. Involvement of regional lymph nodes and distinction from angiolymphoid hyperplasia with eosinophilia. Am J Surg Pathol 1988 ; 12 ; 843-54.
・Kapoor NS, et al. Kimura disease ; diagnostic challenges and clinical management. Am J Otolaryngol 2012 ; 33 ; 259-62.
・Katagiri K, et al. In vivo expression of IL-4, IL-5, IL-13 and IFN-gamma mRNAs in peripheral blood mononuclear cells and effects of cyclosporin A in a patient with Kimura's disease. Br J Dermatol 1997 ; 137 ; 972-7.
・Adler BL, et al. Epidemiology and treatment of angiolymphoid hyperplasia with eosinophilia （ALHE）; A systematic review. J Am Acad Dermatol 2016 ; 74 ; 506-12. e11.
・Gonzalez-Cuyar LF, et al. Angiolymphoid hyperplasia with eosinophilia developing in a patient with history of peripheral T-cell lymphoma ; evidence for multicentric T-cell lymphoproliferative process. Diagn Pathol 2008 ; 3 ; 22.
・Kempf W, et al. Angiolymphoid hyperplasia with eosinophilia ; evidence for a T-cell lymphoproliferative origin. Hum Pathol 2002 ; 33 ; 1023-9.
・Andreae J, et al. Severe atherosclerosis of the aorta and development of peripheral T-cell lymphoma in an adolescent with angiolymphoid hyperplasia with eosinophilia. Br J Dermatol 2005 ; 152 ; 1033-8.

- Esmaili DD, et al. Simultaneous presentation of Kimura disease and angiolymphoid hyperplasia with eosinophilia. Ophthal Plast Reconstr Surg 2008；24：310-1.
- Ramchandani PL, et al. Angiolymphoid hyperplasia with eosinophilia masquerading as Kimura disease. Br J Oral Maxillofac Surg 2005；43：249-52.
- Helander SD, et al. Kimura's disease and angiolymphoid hyperplasia with eosinophilia：new observations from immunohistochemical studies of lymphocyte markers, endothelial antigens, and granulocyte proteins. J Cutan Pathol 1995；22：319-26.

症例7　紡錘形細胞脂肪腫（粘液型）とその鑑別

- Marino-Enriquez A, et al. Atypical spindle cell lipomatous tumor. Clinicopathologic characterization of 232 cases demonstrating a morphologic spectrum. Am J Surg Pathol 2017；41：234-44.
- Cheah A, et al. Spindle cell/pleomorphic lipomas of the face：an under-recognized diagnosis. Histopathology 2015；66：430-7.
- Chen BJ, et al. Loss of retinoblastoma protein expression in spindle cell/pleomorphic lipomas and cytogenetically related tumors：an immunohistochemical study with diagnostic implications. Am J Surg Pathol 2012；36：1119-28.
- Mentzel T, et al. Well-differentiated spindle cell liposarcoma（'atypical spindle cell lipomatous tumor'）does not belong to the spectrum of atypical lipomatous tumor but has a close relationship to spindle cell lipoma：clinicopathologic, immunohistochemical, and molecular analysis of six cases. Mod Pathol 2010；23：729-36.
- Billings SD, Folpe AL. Diagnostically challenging spindle cell lipomas：a report of 34 "low-fat" and "fat-free" variants. Am J Dermatopathol 2007；29：437-42.
- French CA, et al. Intradermal spindle cell/pleomorphic lipoma：a distinct subset. Am J Dermatopathol 2000；22：496-502.
- Hawley IC, et al. Spindle cell lipoma–a pseudoangiomatous variant. Histopathology 1994；24：565-9.

索引

太字：病理写真

A
abortive keratoacanthoma **9**
Angiosarcoma of the scalp 54
ascent 179
atypical fibroxanthoma 364, **365**, **366**
　　――と pleomorphic dermal sarcoma の鑑
　　別 368
atypical Spitz nevus 358

B
band-like pattern **274**
Behçet 病 308
Bowen 型日光角化症 80, 84
Bowen 病 16, 40, 79, **83**
　　クレーター状―― **349**
　　――様の乳房外 Paget 病 **85**
Bowen 様丘疹症 **84**, 85
Breslow 分類 187, 189
buckshot 179

C
Cassarino による分類 96
CD30 陽性 T 細胞リンパ増殖性疾患 296,
　297
Clark 分類 5, 187, 189
Clark 母斑 33
clear and orderly storiform pattern 11
cytoplasmic fragments 12

D
decapitation secretion 9, **10**
desmoplastic Spitz nevus 355, **356**
dusty nuclei **9**

E
EORTC 分類 282
Erdheim-Chester 病 312, 315, **316**
Ewing 肉腫 22

H
Halo 母斑 161, **164**
hands of bananas **119**
histioid 6
histoid pattern 7
Hutchinson 徴候 39, 174

I
involuting stage **9**

K
Kamino 小体 **11**, 158
Kaposi 肉腫 11, 12, 242, **243**, **244**
Kaposi 肉腫様血管内皮細胞腫 242

L
Langerhans 細胞組織球症 309, 312, 313,
　314
Langerhans 細胞肉腫 314
Langerhans 細胞微小肉芽腫 304
Lever's Histopathology of the Skin 2
lymphoglandular bodies **12**

M
Merkel 細胞癌 9, 21, **23**, 54, 66, 266,
　267, **324**
　　――の病期分類 55

N
nodular pattern **274**

O
organoid pattern **7**

P
Pagetoid phenomenon 20
pagetoid spread 161, **162**
Paget 様細網症 293, 308
palisading of basaloid cells 9, **10**
Pautrier 微小膿瘍 11, **12**, 293, 304, 305
pink and bule sign 80
pleomorphic dermal sarcoma と atypical
　fibroxanthoma の鑑別 368
promontory sign 11, **12**
pseudomyogenic hemangioendothelioma
　210

Q
Queyrat 紅色肥厚症 79, **86**

R
Reed 母斑 159, **160**, 354, **355**
regressing keratoacanthoma **9**
resembling an organ 6
reticulohistiocytoma 203, **204**
Rosai-Dorfman 病 312, 316, **317**

S
Sézary 症候群 66, 295, 309

——の TNMB 分類　56
sharp slanting border　80
Spitzoid melanoma　356, **358**
Spitz 母斑　11, 158, **160**, **353**, **354**
　　——と悪性黒色腫の鑑別点　357
storiform pattern　**12**
Sutton 母斑　162

T
tadpole　**10**
tumor thickness　49
tumor with shadow cells　10, **11**
tumor with tadpole like structures　**10**

V
verrucous carcinoma　360, **361**, 362
　　——と扁平上皮癌との鑑別　360

W
Weedon's Skin Pathology　2
WHO 分類　2
Woringer-Kolopp 病　293

あ
悪性黒子　**82**, **159**
悪性黒子型メラノーマ　**33**
悪性黒色腫　22, 23, 46, 58, **162**, 356
　　——と Spitz 母斑の鑑別点　357
　　——における成熟傾向の消失　**183**
　　——の CT　43
　　——の TNM 分類　**188**
　　——の進行期における基本形　175
　　——の代表的肉眼所見　175
悪性混合腫瘍　144, **145**
悪性青色母斑　176, 185, **186**
悪性単純性汗腺棘細胞腫　**84**
悪性末梢神経鞘腫瘍　**254**, 264, **265**
悪性リンパ腫　12, 22, 280
アトピー性皮膚炎　305
アポクリン癌　**10**, 19, 140, **141**
アポクリン系腫瘍　9
アポクリン腺腫瘍の特徴　131

い
異型脂肪腫様腫瘍　215, **216**
異形成母斑　166, **168**
異型線維黄色腫　27, 202, **203**

異型リンパ球　**12**
イチゴ状血管腫　233, **234**

う
ウイルス関連偽リンパ腫　277
ウイルス性疣贅　71, 361

え
エクリン汗孔腫　39
エクリン腺腫瘍の特徴　131
エラストグラフィ　42
炎症性線状疣贅状表皮母斑　74
円柱腫　18, 136, **137**

お
横紋筋腫　223
　　成人型——　**224**
横紋筋腫様間葉系過誤腫　223
横紋筋肉腫　223
太田母斑　169, **172**

か
外傷性神経腫　249, **250**
外毛根鞘癌　18, **112**
外毛根鞘腫　18, 77, 93, 110, **111**
芽球性形質細胞様樹状細胞腫瘍　309, **310**
　　——と節外性 NK/T 細胞リンパ腫，原発
　　　　性皮膚γδT 細胞リンパ腫の鑑別　310
褐色脂肪腫　**213**
化膿性肉芽腫　230, **232**
顆粒球肉腫　309
顆粒細胞腫　**263**
汗管癌　19
汗管腫　10, 18, 132, **133**
汗管腫様癌　148, **149**
汗管線維腫　139, **140**
汗孔角化症　73
汗孔癌　146, **147**, 338, **339**, **341**
汗孔細胞　19
汗孔腫　**8**, 18, 19, 132, **134**
環状紅斑　321
管状癌　19
乾癬　305
汗腺癌　18, 19, 145, **146**
汗腺腫　18, 133, **134**
貫通型母斑　162, **165**
汗囊腫　131, **132**

間葉系腫瘍　2, 5

き
偽癌性過形成　95
偽上皮腫性過形成　**73**
基底細胞癌　3, 9, 14, **15**, **35**, 51, 63,
　90, **91-93**
　　──の再発リスク分類　52
木村病　369, **370**
急性痘瘡状苔癬状粃糠疹　304, **307**
棘融解性棘細胞腫　78
巨細胞線維芽細胞腫　**205**
偽リンパ腫　**277**, **303**
　　──と皮膚 B 細胞リンパ腫の鑑別　281
　　──と皮膚 T 細胞リンパ腫の鑑別　281
　　──の分類　275
偽リンパ腫性毛包炎　278
筋周皮腫　239, **240**
菌状息肉症　11, 66, 280, 292, **294**, 305,
　308
　　──の TNMB 分類　56

く
クチクラ構造　**340**
クチクラ細胞　19
グロムス腫瘍　**239**

け
形質芽細胞性リンパ腫　**288**
血管芽細胞腫（中川）　**235**
血管奇形　226
血管脂肪腫　**215**
血管内大細胞型 B 細胞リンパ腫　**288**
血管内乳頭様内皮細胞過形成　231, **233**
血管肉腫の CT　43
血管パターン　37
血管平滑筋腫　219, **221**
結節状浸潤パターン　**274**
結節性筋膜炎　**199**
　　──と未分化肉腫の鑑別　200
結節性紅斑　308
ケラトアカントーマ　17, 79, **87**, 350
　成熟期──　**344**
　増殖期──　**343**
　　──の悪性変化　**345**
　　──様扁平上皮癌　**346**

ケロイド　192, **193**
腱鞘巨細胞腫　201, **202**
原発性皮膚 B 細胞リンパ腫　308
原発性皮膚 CD4 陽性小・中細胞型 T 細胞リ
　ンパ増殖性疾患　303, 304
原発性皮膚 CD8 陽性進行性表皮向性細胞傷
　害性 T 細胞リンパ腫　302, 308
原発性皮膚γδT 細胞リンパ腫　301
　　──と節外性 NK/T 細胞リンパ腫，芽球
　　　性形質細胞様樹状細胞腫瘍の鑑別　310
原発性皮膚びまん性大細胞型 B 細胞リンパ
　腫（下肢型）　285, **287**
原発性皮膚辺縁帯リンパ腫　283, **284**,
　285, **286**, 304
原発性皮膚末梢性 T 細胞リンパ腫　308
原発性皮膚末端 CD8 陽性 T 細胞リンパ腫
　302
原発性皮膚濾胞中心リンパ腫　284, **286**

こ
硬化性線維腫　**197**
好酸球性血管リンパ球増殖症　**231**, 370,
　371
格子様パターン　32
硬性下疳　321
光線性類細網症　274,276
後天性指尖被角線維腫　200, **201**
後天性リンパ管拡張症　230, **231**
骨外性骨肉腫　271, **273**
骨髄性白血病　309
コンジローマ　321
混成神経鞘腫瘍　261

さ
再発性色素細胞母斑　162, **165**
細胞増殖型青色母斑　168, **171**
柵状被包性神経腫　250, **251**
サクランボ血管腫　**236**

し
色素細胞母斑　30, **33**, 155, 156, **158**
色素性 Spitz 母斑　**33**
色素性病変　30
　　──の改訂二段階診断法　31
色素性紡錘形細胞母斑　159
糸球体様血管腫　232, **233**

390　索引

指趾乳頭状癌　149, **150**
指状嵌入細胞肉腫　312,314
脂腺癌　20, **21**, 85, 127, **128**
脂腺腫　125, **126**
脂腺腺腫　123, **124**
脂腺増殖症　**121**
脂腺嚢腫　122, **123**
脂肪芽細胞腫　211, **212**
脂肪腫　212, **213**
脂肪肉腫　**217**
樹状細胞神経線維腫　254, **255**
樹状細胞性腫瘍の分類　312
出血性病変　**37**
種痘性水疱症様リンパ増殖性疾患　300
腫瘍細胞
　　——のアポトーシス像　**183**
　　——の異型細胞像　**181**
　　——の核異型像　**182**
　　——の核分裂像　**183**
シュワン細胞腫　254, **256**, **262**
　　——の亜型　**257**
小局面状類乾癬　276
小細胞癌の皮膚転移　**323**
小児掌蹠偽リンパ腫性被角血管腫　279
静脈奇形　**227**
静脈湖　228, **229**
脂漏性角化症　**36**, **70**, 75, 76
腎癌　327
　　——の皮膚転移　**328**
神経外胚葉性腫瘍　22
神経芽腫　22
神経莢腫　258, **260**
神経周膜腫　259, **261**, **262**
神経線維腫　251, **252**, **253**
尋常性白斑　164
尋常性疣贅　101
真皮内母斑　**157**
真皮メラノサイト系母斑　155, 166
　　——の分類　169

せ
正常汗腺　**153**
青色母斑　**33**
成人 T 細胞白血病／リンパ腫　300, **301**
成人型線維肉腫　207

青白色構造　35
蟲毛性嚢腫　122
赤色調小湖　37
石灰化上皮腫　115
節外性 NK/T 細胞リンパ腫　298, **299**
　　——と原発性皮膚γδT 細胞リンパ腫, 芽
　　　球性形質細胞様樹状細胞腫瘍の鑑別
　　　310
接触皮膚炎　276
線維性丘疹　**193**, 194
線維形成性悪性黒色腫　25, 176, 184, **185**
線維状パターン　32
線維毛包腫　118, **119**
腺管腺腫　**135**
線状苔癬　305
センチネルリンパ節　62
先天性血管腫　233, **234**
先天性色素細胞母斑　160, **162**
腺様嚢胞癌　**143**

そ
爪下外骨腫　269, **270**
爪甲下悪性黒色腫　174
増殖性外毛根鞘性腫瘍　17, 109, **110**
組織球性腫瘍の分類　312
組織球性肉腫　312, 313

た
大細胞性棘細胞腫　**75**
帯状浸潤パターン　**274**
苔癬型リンパ球浸潤　**184**
苔癬状慢性色素性紫斑症　278
多形性脂肪腫　377, **378**
多形線維腫　**198**
多中心性細網組織球症　312, 316
ダーモスコピー所見　31
淡明細胞性棘細胞腫　**76**

ち
虫刺症　279

つ
通常型青色母斑　167, **171**

て
低悪性腫瘍　**153**
　　——における筋上皮様細胞　**154**

デスモイド型線維腫症　**193**
転移性悪性黒色腫　**186**
転移性腫瘍　2
転移性腺癌　322
転移性肉腫　324
転移性扁平上皮癌　323

と
頭部血管肉腫　53，65
冬眠腫　**213**
洞様毛細血管腫　**236**

な
軟骨様汗管腫　19
軟部軟骨腫　268，**269**

に
肉芽腫様弛緩皮膚　293
日光角化症　16，**40**，76，79，80，**81**
日光黒子型メラノーマ　**39**
日光黒子　76
乳癌　324
　　——の皮膚転移　**325**
乳児筋線維腫症　**204**
乳児型線維肉腫　207，**209**
乳児血管腫　233，**234**
乳児指趾線維腫症　**193**
乳児線維性過誤腫　194，**195**
乳腺型筋線維芽細胞腫　**376**
乳頭状汗管囊胞腺腫　137，**138**
乳頭状汗腺腫　138，**139**
乳房 Paget 病　19
乳房外 Paget 病　19，**20**，51，64，85，**142**
　　Bowen 病様の——　**85**
　　——の病期分類　52，53

ね
粘液癌　19，**144**

は
肺癌の皮膚転移　**326**
肺小細胞癌　22
播種性若年性黄色肉芽腫　312，**315**
ハッチンソン徴候　39，174
斑状類乾癬　304，**307**
反転性毛包角化症　70，**88**，106，**107**

ひ
被角血管腫　**37**，**230**
　　——の亜型　229
皮下脂肪織炎様 T 細胞リンパ腫　297，**298**，
　　308
皮丘網状パターン　32
皮丘平行パターン　32
肥厚性瘢痕　192
皮溝平行パターン　30
微小細静脈血管腫　**238**
非小細胞癌　326
微小囊胞性付属器癌　19，147，**148**
皮膚 B 細胞リンパ腫　67
　　——と偽リンパ腫の鑑別　281
皮膚形質細胞増多症　312，**319**
皮膚血管肉腫　245，**247**，**248**
皮膚原発腫瘍　2
皮膚原発退形成性大細胞型リンパ腫　296，
　　308
皮膚骨腫　270，**271**
皮膚混合腫瘍　138，**140**
皮膚神経鞘粘液腫　257，**258**
皮膚線維腫　27，40，195，**196**
　　——と隆起性皮膚線維肉腫の鑑別　197
皮膚 T 細胞リンパ腫と偽リンパ腫の鑑別
　　281
皮膚動静脈血管腫　**237**
皮膚平滑筋肉腫　221，**222**
皮膚メラノーマ病期分類　47
皮膚リンパ球腫　278
皮膚リンパ球浸潤　279
皮膚リンパ腫　54，66，**277**，280
肥満細胞症　312，317，**318**
鋲釘状血管腫　237，**238**
表在拡大型メラノーマ　**34**
表在性皮膚脂肪腫性母斑　211
標的状血鉄素性血管腫　237，**238**
表皮系腫瘍　2
表皮囊胞　321
表皮剝脱性棘細胞腫　77
表皮母斑　**74**

ふ
部位特異性母斑　165，**166**
副耳　268，**269**

392　索引

富細胞型神経莢腫　28，**29**
房状血管腫　**235**
付属器系腫瘍　2，4

へ
ヘアピン様血管　36
平滑筋過誤腫　220，**221**
胼胝腫　361
扁平上皮癌　3，14，48，61，84，93，94，**95**，338，**361**，**367**
　管腔様構築がみられる――　**340**
　偽血管様――　**99**
　基底細胞様細胞および有棘細胞様細胞で構成される――　**339**
　棘融解性――　**99**
　クレーター状毛包漏斗部――　**347**
　高分化型――　95，**96**
　中分化型――　96
　低分化型――　96，**97**
　――と verrucous carcinoma との鑑別　360
　日光角化症から生じたクレーター状――　**348**
　紡錘形細胞――　**10**，**99**
　――を伴ったケラトアカントーマ　345，**346**
扁平苔癬　82
扁平苔癬様角化症　70

ほ
紡錘形細胞型血管腫　**238**
紡錘形細胞脂肪腫　**214**，**374**，**378**
母斑細胞母斑　155

ま
マダニ　278
慢性円板状エリテマトーデス　**82**
慢性湿疹　**307**

み
未分化肉腫　**200**
　――と結節性筋膜炎の鑑別　200
脈管奇形　225

む
無色素性メラノーマ　**38**

め
メラノアカントーマ　70
メラノサイト系腫瘍　2，4，23

も
毛芽腫　17，93，113
　大結節型――　**114**
毛細血管拡張　228
毛細血管拡張性肉芽腫　230
毛鞘棘細胞腫　**108**
毛盤腫　118，**119**
毛包向性菌状息肉症　293，**294**
毛包腫　**8**，103，**104**
毛包上皮腫　17，113，**114**
　線維硬化性――　**114**
毛包性ムチン沈着症　307
毛包腺腫　105，**106**
毛包漏斗部腫瘍　104，**105**
毛母癌　17
毛母細胞癌　117，**118**
毛母腫　10，**11**，17，115，**116**

や
薬疹　277，**307**

ゆ
有棘細胞癌　3
　――の TNM 分類　49
　――の病期分類　50
疣状癌　100，**101**
疣状血管腫　235，**236**
疣贅状異常角化腫　**72**

ら
らせん腺癌　150，**152**
らせん腺腫　135，**136**

り
立毛筋性平滑筋腫　218，**219**
隆起性皮膚線維肉腫　11，12，27，**28**，**206**
　――と皮膚線維腫の鑑別　197
リンパ管奇形　227，**228**
リンパ球・組織球・造血系腫瘍　2，5
リンパ腫様角化症　276
リンパ腫様丘疹症　296，304，308

る
類上皮型血管内皮腫　244

類上皮血管腫　369
類上皮肉腫　27
　　──，遠位型　**209**
ループス脂肪織炎　308

老人性血管腫　**236**
老人性色素斑　**39**
濾胞樹状細胞肉腫　314

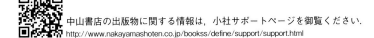
中山書店の出版物に関する情報は,小社サポートページを御覧ください.
http://www.nakayamashoten.co.jp/bookss/define/support/support.html

癌診療指針のための病理診断プラクティス
皮膚腫瘍
ひ ふ しゅよう

2017年9月15日　初版第1刷発行©　〔検印省略〕

総編集 ──	青笹克之（あおざさかつゆき）
専門編集 ──	清水道生（しみずみちお），新井栄一（あらいえいいち）
発行者 ──	平田　直
発行所 ──	株式会社 中山書店
	〒112-0006 東京都文京区小日向4-2-6
	TEL 03-3813-1100（代表）　振替 00130-5-196565
	https://www.nakayamashoten.jp
印刷・製本 ──	三報社印刷株式会社

Published by Nakayama Shoten Co.,Ltd.　　　Printed in Japan
ISBN 978-4-521-74270-0
落丁・乱丁の場合はお取り替え致します

本書の複製権・上映権・譲渡権・公衆送信権（送信可能化権を含む）
は株式会社中山書店が保有します．
[JCOPY]＜(社)出版者著作権管理機構 委託出版物＞
本書の無断複写は著作権法上での例外を除き禁じられています．複
写される場合は，そのつど事前に，(社)出版者著作権管理機構（電話
03-3513-6969，FAX 03-3513-6979，e-mail: info@jcopy.or.jp）の許諾を
得てください．

本書をスキャン・デジタルデータ化するなどの複製を無許諾で行う行
為は，著作権法上での限られた例外（「私的使用のための複製」など）
を除き著作権法違反となります．なお，大学・病院・企業などにおいて，
内部的に業務上使用する目的で上記の行為を行うことは，私的使用に
は該当せず違法です．また私的使用のためであっても，代行業者等の
第三者に依頼して使用する本人以外の者が上記の行為を行うことは違
法です．

臨床病理検討会の進め方・活かし方

これからの診療にCPCを活かす23の症例

CPCの作法

総編集◎ 青笹克之（大阪大学名誉教授）
　　　　菅野祐幸（信州大学）

分担編集◎ 長沼　廣（仙台市立病院）
　　　　　松原　修（平塚共済病院/がん研究会がん研究所）
　　　　　手島伸一（湘南鎌倉総合病院）
　　　　　中塚伸一（関西労災病院）
　　　　　岡　一雅（兵庫県立西宮病院）
　　　　　谷本昭英（鹿児島大学）

コンテンツおよび
サンプルページの
ご案内はコチラ

978-4-521-74408-7
B5判/並製
オールカラー/232頁
定価（本体10,000円+税）

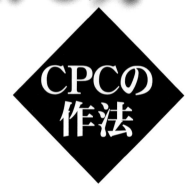

これからの新しい CPC 運営のための羅針盤

本書は CPC（臨床病理検討会）の内容を詳しく解説したわが国最初の本である．CPC への参加は臨床研修医のみならず，一線で活躍中の医師にとって大変有意義なものであり，医療の質の担保になくてはならないものである．
本書の目的は「CPC の作法」の標準を示すことにある．これまで，わが国では CPC に求められる内容や運営方法について系統的に述べた書籍はなかった．これを土台として工夫を積み重ねることが充実した CPC につながるものと確信している．

総編集　青笹克之

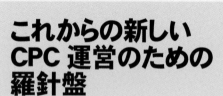 中山書店　〒112-0006 東京都文京区小日向4-2-6　TEL 03-3813-1100　FAX 03-3816-1015
https://www.nakayamashoten.jp/